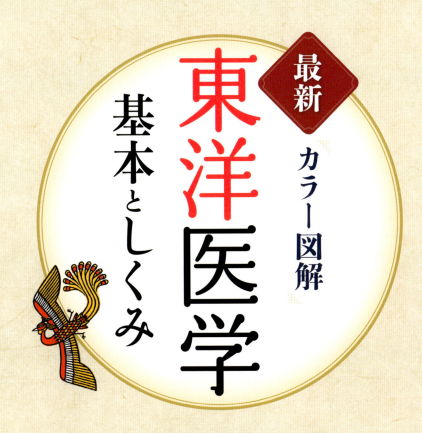

最新 カラー図解
東洋医学
基本としくみ

仙頭クリニック院長
医学博士
仙頭正四郎
監修

西東社

東洋医学の世界の入り口として

　2000年以上の歴史を持つ東洋医学は、長い経験の蓄積が基本にある伝統医学です。しかしその根本は、単なる経験の受け渡しではありません。注意深い観察、そしてその観察結果を、自然の摂理として考察することを積み重ねて作り上げられた理論体系を柱にしています。

　その柱は、私たちにとって決して特殊なものではありません。なぜなら東洋医学では、人の体や病気を、身の回りの出来事や自然界で目にする変化・現象をもとにした身近な原理原則から捉え、人間の体を、大自然の一部、大宇宙と一体となったものとして考えます。それゆえ、東洋医学を知るためといっても、必ずしも難しい理論を学習しようとする必要はありません。例えば季節の移り変わりや大自然のことわりなど、誰もが実際に経験したことのある仕組みを人の体に置き換えて考えてみればよいのです。

　本書では、こうした東洋医学の理論から実際の治療までを、図を活用してわかりやすく紹介しています。この1冊を通して、東洋医学の基礎を理解していただくことができるのではないかと思います。

　ただし、東洋医学を本当に理解するためには、自分の目で見て考え、自分を信じて、自身の判断を頼りに結論を導く姿勢が大切だと感じています。

　かといって難しく考える必要はありません。肩の力を抜き、納得いくまでじっくり考えて、自然界や生活、今まで生きてきた中で見聞きし、体験したすべてを投入して問題と向き合うことが、東洋医学の世界への一番よい入り口だと信じています。そして本書が、そのきっかけとなることを願っています。

仙頭クリニック院長・医学博士　仙頭正四郎

Contents

書籍ご購入者特典 ……………… 8

第1章 東洋医学の基礎理論 …………… 9〜66

東洋医学の定義・歴史 ………………………………… 10
東洋医学と西洋医学の健康観 ………………………… 12
東洋医学の基礎理論① 整体観 ………………………… 14
東洋医学の基礎理論② 陰陽論 ………………………… 16
東洋医学の基礎理論③ 五行学説 ……………………… 18
五行色体表 ……………………………………………… 20
東洋医学の基礎理論④ 気・血・津液 ………………… 22
気とは …………………………………………………… 24
気の不調 ………………………………………………… 26
血とは …………………………………………………… 28
血の不調 ………………………………………………… 30
津液とは ………………………………………………… 32
津液の不調 ……………………………………………… 34
気・血・津液の状態診断 ……………………………… 36
東洋医学の基礎理論⑤ 臓象学説 ……………………… 40
腎とは …………………………………………………… 42
腎に蓄えられる精とは ………………………………… 44
腎の不調 ………………………………………………… 46
脾とは …………………………………………………… 48
脾の不調 ………………………………………………… 50
肝とは …………………………………………………… 52
肝の不調 ………………………………………………… 54
肺とは …………………………………………………… 56

肺の不調	58
心とは	60
心の不調	62
六腑とは	64
Column 人生を豊かにする陰陽の相対性	66

第2章 東洋医学の 診察・診断法

67 〜 108

四診で診察する	68
四診の技術	70
四診① 望診	72
望診の一種、舌診とは	74
四診② 切診	76
切診の一種、脈診とは	78
切診の一種、腹診とは	80
四診③ 聞診	82
四診④ 問診	84
八綱弁証で診断する	88
表裏・寒熱・虚実・陰陽	90
八綱弁証で証を分析する	94
本証と標証	96
病因病機に従い治療法を決定	98
病因…誘因と素因による複合的な現象	100
病因① 外邪	102
病因② 内邪	104
外邪の影響を受ける内邪	106
Column 東洋医学による診察の症例	108

漢方薬による治療法　109〜162

- 西洋医学との治療法の違い …………………………… 110
- 異病同治と同病異治 ……………………………………… 112
- 漢方薬による治療 ………………………………………… 114
- 漢方薬の入手場所と処方方法 ………………………… 116
- 漢方薬の服用方法と副作用 …………………………… 118
- 生薬の基本的な作用の分類 …………………………… 120
- 気の薬 ……………………………………………………… 122
- 熱の薬 ……………………………………………………… 124
- 血の薬 ……………………………………………………… 126
- 津液の薬 …………………………………………………… 128
- 五臓の薬① 腎の薬 ……………………………………… 130
- 五臓の薬② 脾の薬 ……………………………………… 132
- 五臓の薬③ 肝の薬 ……………………………………… 134
- 五臓の薬④ 肺の薬 ……………………………………… 136
- 五臓の薬⑤ 心の薬 ……………………………………… 138
- 症状別漢方薬の選び方① かぜ ………………………… 140
- 症状別漢方薬の選び方② 冷え ………………………… 142
- 症状別漢方薬の選び方③ 疲れ ………………………… 144
- 症状別漢方薬の選び方④ 肩こり ……………………… 146
- 症状別漢方薬の選び方⑤ 肥満 ………………………… 148
- 主な漢方処方一覧 ………………………………………… 150
- 代表的な生薬一覧 ………………………………………… 156
- **Column** 漢方薬のエビデンスについて …………… 162

鍼灸・気功による治療法 …… 163〜210

経絡に働きかける治療 ………………………………… 164
正経十二経脈 …………………………………………… 166
奇経八脈 ………………………………………………… 173
経穴とは ………………………………………………… 174
経穴の種類と寄穴・阿是穴 …………………………… 176
経穴・奇穴の見つけ方、押し方 ……………………… 182
鍼治療とは ……………………………………………… 184
鍼治療の方法 …………………………………………… 186
灸治療とは ……………………………………………… 188
Column さまざまな分野でとり入れられる鍼灸治療 …… 190
手技療法による治療 …………………………………… 192
按摩療法 ………………………………………………… 194
指圧療法 ………………………………………………… 196
マッサージ ……………………………………………… 198
気功 ……………………………………………………… 200
外気功と内気功 ………………………………………… 202
内気功① 調身 ………………………………………… 204
内気功② 調息 ………………………………………… 206
内気功③ 調心 ………………………………………… 208
Column 日本漢方と中医学の違いとは ………………… 210

第5章 東洋医学の食養生　211〜238

- 薬膳について ……………………………………… 212
- 体質別の薬膳① 脾虚 ……………………………… 214
- 体質別の薬膳② 腎陽虚 …………………………… 216
- 体質別の薬膳③ 血虚 ……………………………… 218
- 体質別の薬膳④ 陰虚 ……………………………… 220
- 体質別の薬膳⑤ 気滞 ……………………………… 222
- 体質別の薬膳⑥ 湿熱 ……………………………… 224
- 体質別の薬膳⑦ 血瘀 ……………………………… 226
- 体質別の薬膳⑧ 湿痰 ……………………………… 228
- 食材のもつ作用 …………………………………… 230
- 薬草茶のもつ作用 ………………………………… 236
- Column 中医学とアロマテラピー ……………… 238

第6章 東洋医学による現代病治療　239〜249

- 現代病治療と東洋医学 …………………………… 240
- 現代病治療と東洋医学① 糖尿病 ………………… 242
- 現代病治療と東洋医学② アレルギー疾患 ……… 244
- 女性の病気と東洋医学 …………………………… 246
- 女性の病気と東洋医学 不妊・子宮の病気 ……… 248

- さくいん …………………………………………… 250

書籍ご購入者特典

1 十四経脈&経穴網羅マップ 薬膳食材リスト 特大ポスター

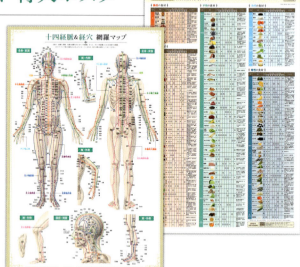

本書は、経脈経穴図と薬膳のための食材リストが一覧になった大判両面ポスターが付録となっています。経脈経穴図は十四経脈（正経十二経脈、督脈、任脈）とその全経穴が3Dイラストで一覧に。食材リストは、食材の四気（熱性・温性・平性・涼性・寒性）と五味（酸・苦・甘・辛・鹹）、主な作用と適した体質が一覧になっており、薬膳を作る時に便利です。

2 東洋医学 体質WEB診断（気・血・津液の状態診断）

本書の36ページにて紹介している東洋医学における体質傾向（気・血・津液の状態）を、WEBでかんたんに診断することができます。ポスター裏面に記載されているログインID・パスワードをご用意いただき、以下の手順でご利用ください。

1 診断ページにアクセスする

以下のURL、もしくは右のQRコードよりアクセスしログインIDとパスワードを入力します。また、診断ページには、西東社ホームページ右側のメニューからもアクセスいただけます。

https://www.seitosha.co.jp/touyouigaku/index.php

2 チェック項目に回答する

表示される22の項目に、YES、NOで回答してください。最後に「診断結果を見る」のボタンをクリックしてください。

3 診断結果を確認する

東洋医学におけるあなたの体質傾向が表示されます。自身の体質を知った上で、本書の内容と合わせて適切な改善法を実践しましょう。

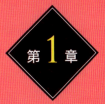

第1章 東洋医学の基礎理論

難解なイメージのある東洋医学だが、根本的な理論をきちんと学べば、その世界の奥深さと魅力がおのずとわかってくる。東洋医学ならではの健康観やそのしくみなどを、わかりやすい図解とともに紹介していこう。

東洋医学の基礎理論

東洋医学の定義・歴史

主なキーワード 漢方薬 経絡 経穴 鍼 灸 按摩 指圧 手技療法 薬膳 養生法

自然治癒力を引き出す中国由来の伝統医学

　東洋医学は、体の自然治癒力を引き出すことで、健康維持や病気の改善を目指す伝承医学である。2000年以上前の古代中国で生まれたもので、その治療法には植物や動物、鉱物などを薬として用いる漢方薬（→P114）や、経絡（→P164）や経穴（→P174）の概念を利用した鍼（→P184）や灸（→P188）、按摩（→P194）や指圧（→P196）などの手技療法（→P192）、薬膳（→P212）や薬草茶（→P236）などで日常生活にとり入れることができる養生法などがある。

　これに対し、普段私たちが受けている一般的な治療は西洋医学（現代医学）と呼ばれる。西洋医学は、「悪いところはメスや薬でとり除く」という考え方が大きな特徴であり、自然治癒力を引き出すことで治癒を目指す東洋医学とは、この点が大きな違いといえる。

　西洋医学は科学の発達とともに著しい進歩を遂げていて、とくにウィルス性の病気やガンなどの治療においては大きな成果を上げている。しかしその半面、薬の副作用が及ぼす悪影響や、検査で異常が見つからない病気には対策が講じられないなどの問題点もある。今、東洋医学が注目を集めている理由の1つに、この西洋医学のマイナス面を補うものとして、期待されていることがある。

　なお、東洋医学には中国伝統医学のみをさす場合と、インド医学やチベット医学などを含め、アジアで誕生した伝統医学全般をさす場合とがあるが、本書では前者を「東洋医学」として扱うこととする。

日本の文化や風土に合うように独自に発展

　現代の日本で用いる東洋医学は、古代中国から渡ってきたものがそのまま受け継がれているわけではない。東洋医学が中国から日本に伝えられたのは5〜6世紀頃だが、それ以来、日本で独自の発展を遂げ、とくに平安時代から江戸時代中期に大きく発展した。

　明治になると、明治政府の方針もあり、西洋医学が日本の医学の中心となる。しかし東洋医学の研究は脈々と続けられ、1976年に医療用漢方製剤（エキス剤）が保険適用となったことを機に見直される。2002年には大学の医学部教育でも、漢方の基本的な概念を学ぶカリキュラムが導入され、医師を目指す者は誰もが東洋医学について学ぶようになった。今や東洋医学は、現代医療に欠かせない存在なのだ。

東洋医学にはさまざまな治療法がある

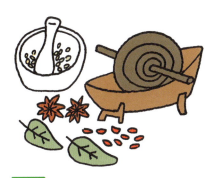

漢方
漢方とは、植物の根や葉、花、種のほか、鉱物や動物、昆虫などを原料として作られた漢方薬を用いて病気を治療する医学。さまざまな漢方薬の処方が確立されている。

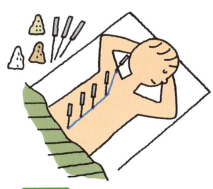

鍼・灸
鍼治療や灸治療とは、体にあるツボと呼ばれるものの一種である経穴や、経絡と呼ばれる経穴と経穴を結んだ経路などを、鍼や灸で刺激して体調を改善する治療法だ。

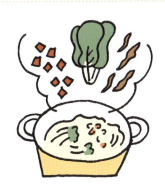

養生法（薬膳、薬草茶など）
食事や運動、睡眠など、生活習慣の中でとり入れることのできるもので、病気の予防や病後のケアなどに役立つ。薬効のある食材を用いる薬膳や薬草茶なども挙げられる。

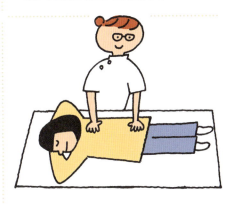

手技療法（按摩、指圧など）
道具を用いずに素手で経穴や経絡を刺激する治療法。中国で生まれた按摩や日本で生まれた指圧などのほか、近年はヨーロッパ生まれのマッサージも東洋医学に用いられている。

> **まとめ** さまざまな手法で体の内側に働きかけて、自然治癒力を引き出す医療が東洋医学

東洋医学の基礎理論

東洋医学と西洋医学の健康観

主なキーワード　健康観　恒常性　変動性

西洋医学の健康観では「正常値や基準値」を重視

　東洋医学と西洋医学は、その健康観（健康についての考え方）にも大きな違いがある。

　西洋医学には、「体や心がある一定の状態を保つことが健康、そこから外れたら病気」という健康観が根底にある。例えば、体温が平熱であれば正常だが、熱が上がったら病気であると考え、正常に戻すために、熱を下げる薬を処方する。同じように、脈拍や血圧、血糖値、心電図など、数値化や映像化したデータをとり、そのデータが正常値で一定していることが健康である、と考えるのである。こうした考え方は、恒常性と呼ばれている。

　恒常性に基づく健康観は、「数値をもとに戻す」というように目的を明確にできるため、わかりやすい。しかしながら、体調が悪いのに数値的には正常といったケースや、反対に元気なのに測定値が異常というケースについては説明がつかず、また、測定できない現象を把握することが困難といった側面もある。

東洋医学の健康観は「体調とは常に変化するもの」

　これに対し、東洋医学では「体の中のすべてのものは絶えず変化していて、その状態こそが健康である」という健康観が土台になっている。そして、その変化が何らかの理由で停滞すると、不調や病気が生じると考えるのだ。こうした考え方は変動性と呼ぶことができる。

　私たちの心や体は、食事や住まい、天候、人間関係などにおいて、常に外界からさまざまな影響を受けている。それと同時に、加齢や体質の変化、疲労、ストレスといった体内からの影響も受けている。ただ、こうした体の内外からの影響を受けても、それを跳ね返すことができるだけの自然治癒力があれば、健康を保つことができる。

　ところが、何らかの理由でその影響に順応できなくなると、全身のバランスが崩れ、体の中の変化に異常が生じてしまう。これが不調であり、病気である。東洋医学ではこうした症状を治療する場合、体内のバランスがどう崩れているのかに着目し、患者自らの力でそのバランスをとり戻せるように、治療を行う。例えば発熱をした場合、熱を下げる治療をするのではなく、熱で体力を消耗しないようにサポートしつつ、熱に対抗する力を高めるように治療をするのだ。

◆西洋医学の健康観…心身を一定の状態に保つことが大切◆

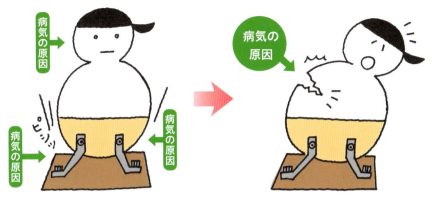

西洋医学では一定の状態にあるのが健康と考える。例えるなら、足元をボルトで固定し、どんな病気の原因にさらされようとも体を一定の状態に保つ、というような健康観だ。

一定の状態に保とうとするため、想定を超える病気の攻撃を受けると耐え切れなくなり、急激にバランスを崩してしまう。そのため、ある日突然病気になったような感覚になる。

◆東洋医学の健康観…体の中のすべては絶えず変化している◆

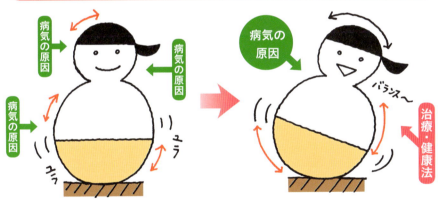

東洋医学では環境に応じて変化できる状態を健康と考える。例えるならさまざまな影響で傾いても、自然治癒力でバランスをとり、起き上がりこぼしのように起き上がる状態だ。

自然治癒力で対応できない病気の攻撃を受けた場合は、治療や健康法によってバランスを保つ。そのため治療や健康法は、病気の攻撃による体の傾き方に合わせて選ばれる。

まとめ 東洋医学では「体は絶えず変化している」と考えるため、治療や健康法は単一ではない

東洋医学の基礎理論

東洋医学の基礎理論① 整体観

【主なキーワード】 整体観 陰陽論 木 火 土 金 水 五行学説

「人間の体は自然の一部である」という考えに基づく

　東洋医学では、「人間は自然の一部であり、人間の体の中にも自然界と同じ構造がある」と考える。これが、東洋医学の理論の根底にある整体観だ。

　例えば、自然界では熱い空気は上方へ上がり、冷たい空気は下方へと下がる。一方人間の体でも、一般的に上半身はほてりやすく下半身は冷えやすいという傾向があり、これは先に述べた自然界での現象と一致している。ほかにも、自然界では水は上方から下方に流れるが、人体でも同様に水分は上半身から下半身へと流れるため、上半身よりも下半身がむくみやすいということがいえる。このように、自然界で起こる現象と人間の体に起こる現象は、同じ原理や法則で生じていると考えられるのだ。また、「人間の体は絶えず変化し続けている」という東洋医学の健康観も、朝昼晩、春夏秋冬と常に変化し続ける自然界と人間の体が同じ構造を持っているという、この整体観に根差したものだといえる。

　この整体観から、東洋医学では自然界を観察して見出した法則をもとに、人間の体における病気の考え方や治療法の理論などが確立された。太陽と月に象徴される自然界の大原則を表した陰陽論(➡P16)や、自然界を構成する要素を木・火・土・金・水(➡P18)の5つに分けた五行学説(➡P18)などが、その基本となるものだ。

自然界のバランス理論をもとに体の状態を考える

　自然界では太陽が大地に熱エネルギーを与え、それによって海や湖から水分が蒸発して雲となり、やがて雨を降らすという水の循環が繰り返されている。しかし、もし太陽の熱が強すぎたり海や湖の水量が少なすぎたりすると、大地は完全に干上がってしまうし、太陽の熱が弱すぎたり水量が多すぎたりすると、海や湖の水は温まらず、循環できなくなる。自然が健全な状態を保つためには、太陽の熱量と海や湖などの水分量のバランスがとれていることが大切であるとわかる。

　この自然界の法則は、人間の体内の水分循環のしくみにも置き換えることができる。乾燥体質の人は、熱が強すぎるか、水分が少なすぎる可能性が考えられ、冷えが強い人は熱が弱すぎるか水分が多すぎる可能性が考えられるというわけだ。このように、自然界のバランス理論を用いて体の状態を判断するのも、整体観の大きな特徴である。

自然界と同じ現象が人間の体の中でも起こっている

自然界では…

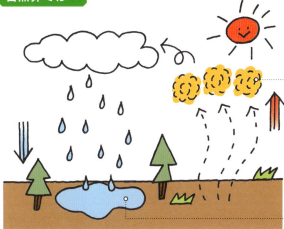

海や湖の水が熱せられると気化して軽くなり上方へと昇る

地上で熱せられた水分は蒸発して気化し、熱を持ったまま上へと昇っていく。昇る際に、その熱さが周りの空気を温める。

冷たい雨は重たく空気を冷やしながら下方へと降る

雲の中で生じた水滴はその重さから、下へと降り注ぐ。また、水滴は冷たい性質をもつので、周りの空気を冷やしていく。

人間の体の中では…

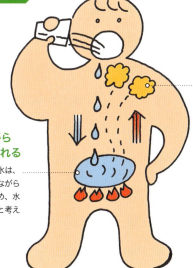

温められた水は気化して熱を持った状態で上半身のほうへと昇る

体内の水分が体の熱エネルギーによって温められると、自然界と同様に気化し、熱を蓄えた状態で上へと昇る。そのため熱は、上半身に溜まりやすいと考えられている。

水は体を冷やしながら下半身のほうへと流れる

口から飲んで体内に入った水は、自然界と同様に体を冷やしながら下へと流れ落ちる。そのため、水分は下半身に溜まりやすいと考えられている。

「体の中に自然がある」と考えれば、体内での変化を推察することができる

第1章 東洋医学の基礎理論　東洋医学の基礎理論① 整体観

東洋医学の基礎理論

東洋医学の基礎理論② 陰陽論

主なキーワード 整体観 陰陽論 陰 陽 熱 陽証 陰証

自然界の現象は対立した2つの性質に分けられる

「人間は自然の一部であり、人間の体の中にも自然界と同じ構造がある」という整体観から、古代中国の人々はさまざまな自然界の法則を見出し、理論を確立していった。その中で最も基本的な理論が、「万物は、例えば夜の月と昼の太陽のように、対立した性質をもつ2つの要素に分けることができる」という陰陽論である。

陰とは夜の月のように、静かで暗く、冷たい状態を象徴している。そしてその本質は内向きの力が働く凝集の性質である。対する陽は昼の太陽のように、動的で明るく、熱い状態を象徴している。そしてその本質は、外向きの力が働く拡散の性質である。この陰と陽という分け方で人間の活動を考えると、陰にあたるのは鎮静、睡眠、滋養などの静の活動、陽にあたるのは興奮、活動、消耗などの動の活動になる。

陰陽のバランスが崩れると、体に不調が生じる

陰と陽は、片方の勢いが弱まればもう片方の勢いが強まる、片方が引けば片方が押すというように刻一刻と優劣の関係を変化させている。例えば、朝目覚めると体は睡眠状態から活動状態へと切り替わり、陰が優勢な状態から陽が優勢な状態へと変わり始める。昼間にしっかりと活動した体は、夕方に近づくとだんだんと疲れて活動性が鈍くなり、休息をとろうとする。これは、陽が優勢な状態から、陰が優勢な状態へと移り変わっているといえるのだ。このように陰と陽は、どちらか一方が強くなりすぎないようにバランスを保っている。

しかし、本来は陰が優勢となる夜になっても昼間同様に活動し続けてしま

うと、陽が過剰な状態になる。すると、興奮しすぎたり、目がさえて眠れなくなったり、熱が過剰になって体がほてったりしてしまう。こうした陽が強すぎる状態を、陽証という。

反対に、本来は陽が優勢となる昼になっても目を覚まさずに寝続けてしまうと、陰が過剰になってしまう。すると、元気が出ない、倦怠感がある、体の熱が不足して冷えやすいといった状態に陥ってしまう。こうした陰が強すぎる状態は、陰証と呼ぶ。

陰陽のどちらか一方が過剰に盛んになったり、過剰に少なくなったりすると、バランスが崩れ、正常な状態ではなくなってしまう。それが、不調となって現れてしまうのだ。

陰陽の本質は「陽は放散」「陰は凝集」

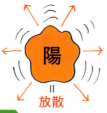
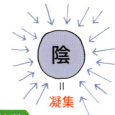

陽の性質
外に向かう／上昇する／躍動的／大きなスペースを占める／重量が軽い／濃度が薄い／明るい／熱を生む／乾燥する

陰の性質
内に集まる／下降する／動きが静か／凝縮して狭い範囲を占める／重量が重い／濃度が濃い／暗い／冷たい／湿潤を生む

陰と陽は優劣関係を変化させバランスを保っている

陰陽の関係を1日の変化で考えると、陰が最も強い夜中から徐々に陰が衰え、陽は徐々に強くなって、やがて陽が最も強い真昼（正午）になる。1年の変化でも同様のことがいえる。中央の図（太極図）は、こうした陰陽の連続的な変化を表わしている。

陽が極まった状態
1日でいうと…正午
1年でいうと…夏至

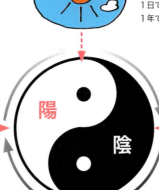

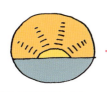

陰と陽が同じバランスでこれから陽が増える状態
1日でいうと…日の出
1年でいうと…春分

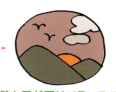

陰と陽が同じバランスでこれから陰が増える状態
1日でいうと…日の入り
1年でいうと…秋分

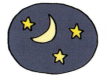

陰が極まった状態
1日でいうと…夜中
1年でいうと…冬至

まとめ
陰陽論を用いることで、体に起こる複雑な現象を総合的な視点で分析できる

東洋医学の基礎理論

東洋医学の基礎理論③ 五行学説

{ 主なキーワード } 陰陽論 五行学説 木 火 土 金 水 五行 相生 相克

木・火・土・金・水が五行の構成要素

陰陽論では自然界や人間を陰と陽の2つの視点から見たが、それを補う概念が五行学説である。これは「自然界や人間の体は木・火・土・金・水という5つの要素から成り立ち、各要素はある一定の法則に基づき、互いに関係を持ちながら、バランスをとっている」という考え方のことだ。

この木・火・土・金・水とは、自然界にあるものの象徴で、その性質はそれぞれ次のように考えられている。木は、樹木が枝葉を伸ばして成長していくように、四方に柔軟に広がっていく性質をもつ。火は、炎や熱のように、勢いよく上昇する軽やかさやものを燃やす性質を表している。土は養分やミネラルを豊富に含み、いろいろな生命や鉱物が生じる様子から、豊潤さや濃厚さといった性質を表す。金は人間の手で形を変えることができる金属の様子から、従順さや変更、改革といった変化の性質をさす。そして水は、流れる川のように周囲を潤し、冷やしながら下方に流れる性質を表している。

東洋医学では、こうした五行の性質が人間の生体機能にも存在すると考えており、各要素がバランスよく機能している状態を健康と捉えるのだ。

生み育てる関係の相生と、抑制する関係の相克

五行は、相生と相克という2つの関連性によってバランスを保っている。

相生とはある要素が特定の要素を生み出す関係のこと。五行をあてはめると、木は火を、火は土を、土は金を、金は水を、水は木を生み出すと考えられている。しかし、この相生ばかりが繰り返されると、各要素の勢いは過剰に増してしまう。相生の関係では、木が燃えて火を生み、火が燃え尽きて土となり、土が堆積して鉱石（金属）を生み、鉱石が折り重なる地層からは水が湧き、水は木を大きく育て、その大きな木が燃えるとより大きな火が生まれ…となるが、これを繰り返すと生み出されるものが増え続けてしまい、バランスが崩れてしまう。

その相生とは反対に働く力で、各要素の勢いを抑制し、縮小していく関係が、相克である。例えば水は火を消し、火の熱が金を溶かすというように、互いの性質を打ち消すよう働くのだ。

このように五行とは、相生と相克が強まったり弱まったりしながら全体の調和を保っている。そしてこのバランスが崩れると、体に不調が生じるのだ。

自然界は木、火、土、金、水の5つの要素から成り立つ

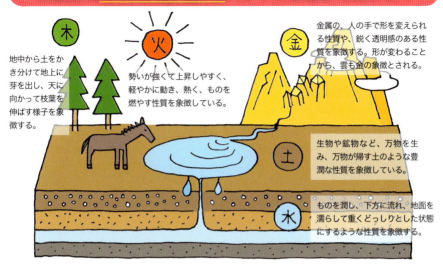

5つの要素は相生、相克の関係でバランスを保つ

相生 5つの要素それぞれがほかの特定の要素を生み出す関係。

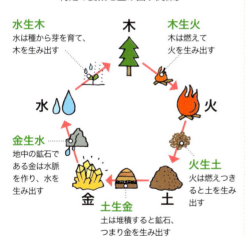

相克 5つの要素それぞれがほかの特定の要素を抑制する関係。

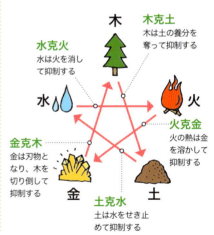

まとめ 木・火・土・金・水の5つの要素が体内で相互関係をもつと考えるのが五行学説

東洋医学の基礎理論

五行色体表

主なキーワード 五行学説 木 火 土 金 水 五行色体表 五臓 六腑

五行と自然界や人体の関連を示すのが五行色体表

五行学説で示される木・火・土・金・水の属性は、自然界や私たち人間の体内にもあてはまる。

例えば季節であれば、木は春、火は夏、土は長夏（晩夏）、金は秋、水は冬、時間であれば、木は朝、火は昼、土は午後、金は夜、水は夜中、気候（天候）であれば、木は風、火は暑、土は湿、金は燥（乾燥）、水は寒となる。ほか

にも方角、穀類、畜獣など、自然界におけるすべてのものが五行の中のどれかに属していると考えられている。

同じように、人体にまつわるもの（臓腑や器官、機能や体の変化、感情、心の動きなど）も五行のどれかにあてはまる。こうした自然界や人間のさまざまなものの関連性をまとめたものが、五行色体表（➡右ページ）だ。

体内の臓腑や心の状態は5つに大別される

五行色体表では、私たちの体や心は五臓（➡P40）、六腑（➡P64）、五充（五臓と関連の深い体の部位）、五官（病変が表れやすい感覚器）、五変（病気の時に現れやすい様子や動作）などに細かく分類されていて、それぞれが五行の各要素に属している。例えば、五臓の肝（➡P52）、六腑の胆（➡P64）、五充の筋、五官の目、五志の怒は木に属しているのだ。

このように、木・火・土・金・水に属する各要素は、5つのグループと考えることができ、各グループの要素はそれぞれ関連がある。そして、ある要素に異変が現れた場合、同じグループのいずれかの要素が原因であったり、いずれかの要素が治療に役立ったりすると考えられている。

例えば、皮膚にかゆみなどが現れた場合、皮膚（皮毛）は金のグループに属しているので、金の段をたどると肺（➡P56）や大腸（➡P64）などの機能の低下が原因だと考えられる。その、肺や大腸の機能低下を招いた一因としては、悲しみの感情が過剰になった可能性が考えられる。また、同じ金のグループである鼻の症状や、せきなども併発しているかもしれない。そして治療するには、乾燥した気候に注意をして、辛味に属する薬や食べ物をとり入れるべきだと考えられる。

このように五行色体表は、1つの症状に対して、どの臓腑に問題があり、その原因は何で、どんな症状を併発する可能性があり、効果的な治療法は何かを推察する手がかりとなるのだ。

自然と人体の関連性を分類した五行色体表

五行	人体										自然界		
	五臓	五腑※	五充	五官	五変	五声	五志	五味	五香	五色	五季	五気	五時
五臓と対応する臓	五臓と対応する臓	五臓と関係の深い腑	五臓と関連の深い体の部位	病変が現れやすい感覚器	病気の時の様子や動き	病気の時に出す音や声	病気の時の感情、もしくは病気をもたらす感情	病気の時の感情、もしくは病気をもたらす感情	病気の改善につながる薬や食べ物の味	病気の時に発する匂い	病気の時の皮膚の色	五臓が活発になりやすい季節	病気の外因となる気候	五臓が活発になりやすい時間
木 →	肝	胆	筋	目	握(握る)	呼(呼び叫ぶ)	怒	酸	臊(小便臭い)	青	春	風	平旦(朝)
火 →	心	小腸	脈	舌	憂(うわごと)	笑	喜	苦	焦(焦げ臭い)	赤	夏	暑	日中(昼)
土 →	脾	胃	肉	口	噦(しゃっくり)	歌(歌う)	思(思う)	甘	香(香ばしい匂い)	黄	長夏(晩夏)	湿	日西(午後)
金 →	肺	大腸	皮毛(皮膚)	鼻	咳(せき)	哭(悲しみ泣く)	悲	辛	腥(魚臭い)	白	秋	燥(乾燥)	日入(夜)
水 →	腎	膀胱	骨	耳	慄(おののく)	呻(うなる)	恐	鹹(塩辛い)	腐(腐った匂い)	黒	冬	寒	夜半(夜中)

※「三焦」を加えると六腑と呼ばれる。

東洋医学の**基礎理論**

東洋医学の基礎理論④ 気・血・津液

{ **主なキーワード** 気 血 津液 津 液 }

体のしくみや病気の成り立ちに欠かせない概念

東洋医学で、体のしくみや病気の成り立ちを考えるときに欠かせない概念の1つが、気・血・津液という3つの要素だ。気・血・津液とは、いずれも体内を巡っているもので、巡る範囲やその役割において、それぞれ異なる特徴をもっている。

気（➔P24）は東洋医学の中でもとくに重要な概念の1つであり、生命活動の根源となる目に見えないエネルギーをさしている。3つの要素の中では巡る範囲が最も広く、特定の組織内ではなく全身を自由に行き来しているのが特徴だ。

血（➔P28）は、西洋医学でいう血液とほぼ同じ意味だが、東洋医学では血液そのものをさすだけでなく、その働き（組織や器官に栄養素や酸素を送るなど）や循環作用なども含んだ、やや広い概念として捉えている。3つの要素の中では巡る範囲が最も狭く、血管内を一定方向に巡っている。また、血は気を運び、目的地でその気を放出するという役割もある。

津液（➔P32）は体液など、体内に存在する血液以外の水分をさす。津液はさらに津と液に分けられ、津は体内を自由に巡るのに対し、液は関節内の滑液や細胞内の体液として、特定の組織内を巡るという違いがある。

気・血・津液はお互いに関係性をもっている

気・血・津液は単独で機能しているのではなく、お互いに関わり合って機能している。例えば、気は血や津液が作られるもととなっており、循環の調整役もしている。一方、血の栄養分は、気の材料になる。津液は気や血とともに全身を巡り、気や血の機能を支える媒体として働く。

こうした気・血・津液の働きは、巡っていることで初めて機能するもので、巡りに異常が生じると体に不調が現れる。巡りの異常は、それぞれの量が不足している場合と、動きそのものが乱れている場合とがある。そのため、気・血・津液の状態を把握する際は、それぞれの量と動きについて分析することが大切だ。

気・血・津液の量に着目する際は、それぞれの原料が不足していないか、または生成メカニズムに問題がないかを分析する。気・血・津液の動きに着目する場合は、動きの原動力となる要素（熱など）や、動きを調整するメカニズムに問題がないかを分析する。

気・血・津液は関連しながら全身を巡っている

気・血・津液の役割を火にかけた鍋に例えると…

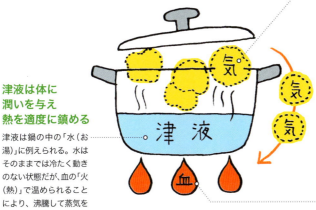

気は生命活動の原動力 血と津液のもととなる

気は鍋に例えると「蒸気」にあたる。蒸気が機関車の動力となるように、気は生命活動の原動力となる。また同時に、空気として「火」である血が燃えるための材料にもなる。

津液は体に潤いを与え熱を適度に鎮める

津液は鍋の中の「水(お湯)」に例えられる。水はそのままでは冷たく動きのない状態だが、血の「火(熱)」で温められることにより、沸騰して蒸気を生み、動きが活発になる。

血は熱源となる栄養を体に供給する

各器官の熱源となる栄養を供給する血は、鍋に例えると「火(熱)」になる。火は空気(酸素)があって初めて燃えるように、血は気が供給されて初めて作られ、働くことができる。

気の巡りが悪くなると…

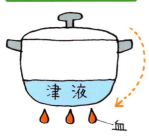

血と津液のもととなる気が不足した状態のため、血の勢いが弱くなり、津液の動きも悪くなる。

血の巡りが悪くなると…

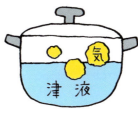

津液に熱が伝わらないため、動きが鈍くなる。また、蒸気である気を生み出せないため、気の不足を招く。

津液の巡りが悪くなると…

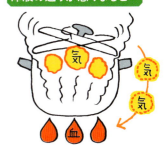

津液が不足した状態なので、血が持つ熱が過剰になる。すると気も熱を帯び、勢いが強くなりすぎる。

気・血・津液のバランスが崩れて不調を招く

まとめ 気・血・津液は、相互に影響し合いながら体内を絶えず巡ることで健康を維持している

第1章 東洋医学の基礎理論 東洋医学の基礎理論④ 気・血・津液

東洋医学の基礎理論

気とは

主なキーワード 気 先天の気 後天の気 推動作用 温煦・気化作用 化生作用 統血作用 防衛作用 固摂作用

先天の気と後天の気が結合したものが気

生命活動の根源的なエネルギーである気は、目には見えない無形の存在であり、血（➡P28）や津液（➡P32）といった有形の要素と結びついて初めてもつ力を発揮できる。気と血や津液との関係は例えるなら、気は電流のようなものであり、血や津液はモーターなどの機器に置き換えることができる。電流が、モーターに使用されることで動力として機能するように、気も血や津液を伴って働くのだ。

気は腎（➡P42）に生まれつき蓄えられている先天の気と、体の外からとり入れられた後天の気が結びついて生成される。後天の気には、食べ物から作り出される水穀の気と、呼吸からとり入れられる清気とがある。一般的に「気」というと、この後天の気と先天の気が結びついて生成された気のことをさし、元気（真気）とも呼ばれる。

気の働きは大きく5つに分かれている

気はその働きから、宗気、営気、衛気、臓腑の気、経絡の気の5つに分類することができる。なかでも重要な役割を持つのが宗気、営気、衛気である。

宗気とは、呼吸や心臓の拍動に使われる気で、気・血・津液が体内を巡る原動力となるほか、成長や発育を促す推動作用を担っている。宗気は五臓（➡P40）の肺（➡P56）や心（➡P60）の働きと関連が深い。

営気は血管内を流れていて、血を生成して全身に栄養を補給する気。津液が体の表層部から深層部、もしくは、上半身から下半身へと巡る粛降（➡P32）の働きを先導し、体温調節などの温煦・気化作用や消化吸収などの化生作用、血を血管の外に漏出させないよう

にする統血作用といった体の深層部での機能を担う。脾（➡P48）や肺、心の働きと関連が深い。

衛気は血管内から血管外へと流れ、血管外をくまなく巡る気。津液が体の深層部から表層部、もしくは下半身から上半身へと巡る宣散（➡P32）の働きを先導し、とくに体の表層部では、外部から侵入する有害な物質を排除する防衛作用や、発汗や排尿を調整する固摂作用を担っている。肝（➡P52）や肺の働きと関わるほか、腎に蓄えられた熱源である腎陽（➡P42）とも深く関わっている。

臓腑の気は五臓それぞれに働く気であり、経絡の気は体内を走る経絡（➡P164）に働く気である。

第1章 東洋医学の基礎理論　気とは

気(元気)は先天の気と後天の気が結びついたもの

元気(真気)
先天の気と後天の気が肺の働きで結びつけられ、気(元気・真気)が生成される。

後天の気
水穀の気と清気からなる。水穀の気は食べ物をもとに脾の働きによって作り出され、肺へ。清気は呼吸によりとり入れられた大気をもとに肺で作られる。

先天の気
親から受け継いだ先天の気は腎に蓄えられており、肺に運ばれて後天の気と結びつく。

元気(真気)はさらに5つに分類される

- **宗気**：胸の中で働く気。呼吸や心臓の拍動などをつかさどる。
- **営気**：血管内を流れる気。血を生成し、全身に潤いと栄養を与える働きをもつ。
- **衛気**：血管外をくまなく流れる気。免疫機能、汗腺調節、臓腑を温める、皮膚を潤滑に保つなどの働き。
- **臓腑の気**：五臓それぞれに働く気。
- **経絡の気**：各経絡に働く気。

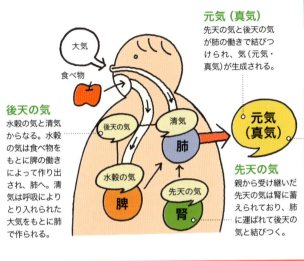

気の推動、温煦・気化、化生、防衛、固摂・統血などの働き

推動作用(マクロ)
体の成長や発育を促す作用。日々の生理機能や代謝にも関連する。

防衛作用
病気の原因物質の侵入を防ぎ、排除する作用。免疫機能に相当する。

温煦・気化作用
温煦は体全体を温める作用。気化は冷たく重いものを温めて軽くすることで、血や津液を巡らせるための第一歩となる作用。

統血作用
血管の外に血を漏出させないようにする作用。

化生作用
消化吸収や酸素を取り入れ二酸化炭素を排出するガス交換など、物質を利用可能なものに転化させる作用。

固摂作用
排泄や分泌の調節など、物質を必要に応じて外側に放出する作用や、体に必要なものの漏出を防止する作用。

推動作用(ミクロ)
血や津液を全身にくまなく巡らせる作用。

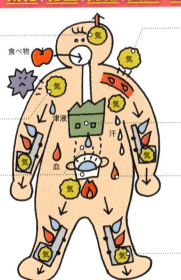

まとめ　気は生命力の源で、目に見えないエネルギーとして体内をくまなく巡り、機能している

東洋医学の基礎理論

気の不調

主なキーワード　気　気虚　気滞　気陥　気逆　補気　行気　益気昇堤　降気　理気

気の不足は気虚、動きの乱れは気滞、気陥、気逆に

体の中を巡る気は、その巡りに異常が生じると体にさまざまな病態が現れる。巡りの異常は、その巡るものの量が不足している場合か、また上昇したり下降したりする動きが乱れている場合に起こる。

気の量が不足していると気虚という病態が現れ、動きが乱れている場合は気滞、気陥、気逆などといった病態が現れる。

気の不調の原因はさまざま。治療法も異なる

気虚は気が不足することで生じる病態だ。気の不足は、生まれつきもっている先天の気が足りないために起こる場合もあるが、多くは栄養不足、清気や水穀の気の補給不足、過労、加齢、不摂生、慢性病などが原因となる。

気虚になると、気の作用そのものが低下して症状を引き起こす。すると推動作用の低下によって発育不全や疲れやすさを招き、温煦・気化作用の低下は冷えや下痢、むくみなどを招く。化生作用の低下は消化不良ややせすぎを招き、防衛作用の低下は風邪を引きやすい状態にし、固摂作用の低下は皮下出血などをもたらす。こうした気虚の治療は、気の不足を補う補気（→P98）という方法が中心となる。

気滞は気が滞ることで生じる病態で、ストレスや考えすぎ、運動不足などが原因で起こる。症状には、胸やおなかが張る、げっぷやガスが出やすく、出ると症状が軽くなる、月経の前後に胸が張る、のどや胃がつかえる、胸焼け、目の充血などがある。気滞の治療においては、気の流れをよくする行気（→P99）という方法が用いられる。

気陥は気が下降しすぎるか、上昇する力が不足して起こる病態のこと。脾（→P48）が担う作用の1つで、栄養分を体の上方に運ぶ昇清作用（→P48）が低下することが主な原因だ。立ちくらみや下墜感（墜落するような感覚）、内臓下垂、脱肛などが生じやすい。治療には、気を上に持ち上げる益気昇堤（→P99）という方法が用いられる。

気逆は気が上昇しすぎるか、下降する力が不足して起こる病態で、気の流れの異常のほか、外邪（→P102）が一因となることもある。せきや息苦しさ、げっぷや吐き気、頭痛、めまいなどが起こりやすい。気逆の治療には、上がった気を下げる降気（→P99）や、気を本来の流れに調整する理気（→P98）という方法が行われる。

26

気の不調には気虚、気滞、気陥、気逆がある

気虚

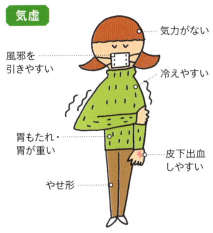

- 気力がない
- 風邪を引きやすい
- 冷えやすい
- 胃もたれ・胃が重い
- 皮下出血しやすい
- やせ形

気の量が不足している、または気の働きが低下している病態が気虚。体全体がパワー不足となり、右図のほかに食欲不振、消化不良、体重減少などの症状を伴う傾向がある。

気滞

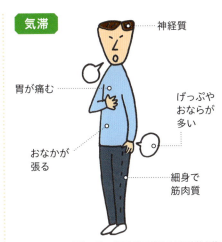

- 神経質
- 胃が痛む
- げっぷやおならが多い
- おなかが張る
- 細身で筋肉質

気が滞っている場合、重い感じや張る感じのある症状を伴うのが特徴。滞った気は熱を帯びて体の上部に上昇しやすいため、顔のほてりや目の充血などが現れることもある。

気陥

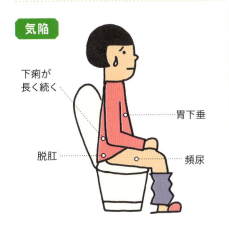

- 下痢が長く続く
- 胃下垂
- 脱肛
- 頻尿

気の巡りの下降する力が強すぎたり上昇する力が弱すぎたりすると、気陥になる。上図のほかに立ちくらみや墜落するような感覚などを伴うこともある。

気逆

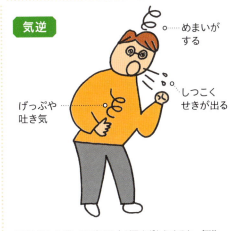

- めまいがする
- しつこくせきが出る
- げっぷや吐き気

気が上昇しすぎたり下降する力が弱すぎたりすると、気逆になる。肺の気が逆上すると喘息やしつこいせきなどが起こり、胃の気が逆上するとげっぷや吐き気などが現れる。

気の量が不足すると気虚、気の動きが乱れると気滞、気陥、気逆の病態になる

東洋医学の基礎理論

血とは

主なキーワード 血 腎精 水穀の気 水穀の精微 清気 養営作用 滋潤作用

血の働きは気の働きと密接に関連している

血とは、西洋医学の血液とほぼ同じ意味だが、血液の成分や血液循環なども加えた少し広い概念をさしている。

血は、五臓の腎(→P42)に蓄えられている腎精(→P44)と、脾(→P48)によってとり込まれた水穀の気と津液(この2つを合わせて水穀の精微ともいう)、肺(→P56)からとり込まれた清気が結びついて生成される。肺で生成された血は心(→P60)に送られ、さらに全身の血管へと送られる。

こうした血の生成には気のエネルギーが必要とされるのだが、血と気にはこれ以外にも密接な関連性がある。

血は気に先導されて血管の中を一定方向に巡ったり、気の統血作用によって、血が血管の外に漏出しないように調整されたりしているのだ。

一方、血は気を運びながら体内を巡り、目的地で気を放出するという"気の運搬役"としての役割を担っている。

つまり血と気は、相互に力を供給し合う関係であり、どちらか一方の巡りが悪くなると、もう一方の機能にも悪影響を与える関係でもあるのだ。そのため、血の不調が現れたときは、血を先導している気の状態もあわせて考慮する必要がある。

血は全身の血管を巡り、栄養や潤い、熱を運ぶ

血には大きな2つの作用として、全身の組織に酸素や栄養を与える養営作用と、髪や爪、筋肉、皮膚などの各器官に潤いを与える滋潤作用がある。

養営作用によって与えられた栄養は、諸臓器が活動するために必要な燃料や材料となるものである。そのため血は、諸臓器の機能を活性化させるうえで重要な存在となっている。また、血が提供した燃料をもとに諸臓器で熱が生み出されることから、血はその熱を運ぶ役割も担っている。

滋潤作用には、全身に潤いを送ることで髪や筋肉、皮膚、爪などをみずみずしく保ち、各組織を正常に機能させる役割がある。また、視覚、嗅覚、味覚などの五感の感覚を正常に機能させる働きも担っている。なかでも、視覚との関わりが深い。

また、血には大脳機能に対する鎮静作用があり、精神の興奮を静め、睡眠や記憶、意識の安定を図る働きがある。そのため、血が不足するとこうした精神活動にも悪影響が生じる。

このほか、女性の場合は、月経や妊娠・出産とも深く関わっている。

血は腎精と水穀の気、津液、清気から作られる

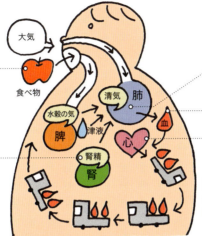

食べ物から脾の働きによってとり出された水穀の気と津液は、肺に運ばれて血の材料となる。

呼吸からとり入れられた大気から、肺で清気が作り出される。

肺で水穀の気、津液、清気、腎精が結びついて血が生成される。

生命力を生み出すもととなる腎精が、腎から肺へと運ばれて血の材料となる。

肺で作られた血は心に送られ、心から全身の血管に送り出されて巡っていく。

各器官に栄養を届ける養営作用と潤いを与える滋潤作用

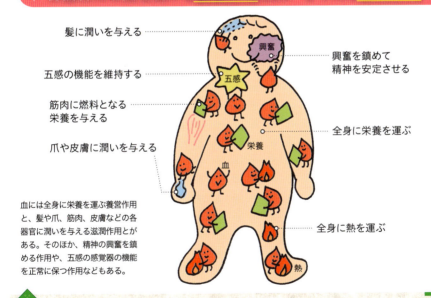

髪に潤いを与える

興奮を鎮めて精神を安定させる

五感の機能を維持する

筋肉に燃料となる栄養を与える

全身に栄養を運ぶ

爪や皮膚に潤いを与える

血には全身に栄養を運ぶ養営作用と、髪や爪、筋肉、皮膚などの各器官に潤いを与える滋潤作用とがある。そのほか、精神の興奮を鎮める作用や、五感の感覚器の機能を正常に保つ作用などもある。

全身に熱を運ぶ

まとめ 血と気の働きは相互に密接に関連するため、血の異常は気の異常を伴うことが多い

東洋医学の**基礎理論**

血の不調

主なキーワード 血　血虚　血瘀　血熱　気虚　気滞　養血　活血　清営涼血

血の不足は血虚、動きの乱れは血瘀や血熱を招く

血は気や津液と同様、体の中を巡り続けることで生体機能を正常に保っている。そのため、巡りに異常が生じると、さまざまな不調が現れてくる。

血における巡りの異常は、量が不足している場合は血虚という病態が現れ、動きが乱れている場合は血瘀や血熱といった病態が現れる。いずれの場合も、治療の際には血の巡りを先導する気の状態を考慮する必要がある。

血の不調には気の状態を考慮した治療が必要

血虚は血が不足して起こる病態だ。血が作られる過程に関わる腎(➡P42)、脾(➡P48)、肺(➡P56)などのどこかに問題が起きたり、出血や月経などで血の消費が著しかったりすると、血の全体量が不足して血虚になる。

また、血を生み出す際は気がエネルギーとして使われるため、気が不足した気虚も血虚を引き起こす一因となる。そのほか、血の巡りが悪いために部分的に血虚が生じることもある。この場合は血の巡りを先導する気が滞る(気滞の状態)ことで起こると考えられている。

血虚の主な症状は、顔色が悪い、皮膚の乾燥、めまい、目のかすみ、こむら返り、不眠、動悸、手足のしびれ、過少月経などである。治療では血を補う養血(➡P98)という方法が基本となるが、血虚を引き起こしている要因にも目を向け、ほかの治療も組み合わせることが不可欠である。

血瘀は血の動きが悪くなって体内の一部に滞って生じる病態である。その原因は、血の巡りを先導する気が不足した気虚、気が滞った気滞、熱の不足、熱の過剰により血がドロドロになる、津液が病的なかたまりになった湿(➡P34)などが血の巡りをさえぎるなど、さまざまなものが考えられる。

代表的な症状には痛み、出血、皮膚の黒ずみ、目の下のくま、色素沈着、筋腫(子宮筋腫など)、固まった月経血、便秘、肩こりなどがある。治療は、血の流れをよくする活血(➡P99)という方法が基本となるが、血瘀を引き起こしている原因に応じてほかの治療も組み合わせることが重要である。

血熱とは血に熱がこもっている病態で、血の通り道、血が作用する臓腑や器官に症状が出る。出血や鼻血、血尿、女性なら月経過多などが代表的な症状だ。治療には、血の不要な熱を冷ます清営涼血(➡P99)が用いられる。

血の不調には血虚、血瘀、血熱がある

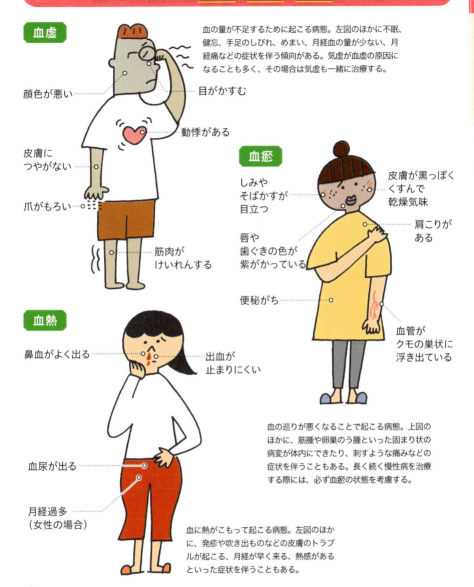

血虚

血の量が不足するために起こる病態。左図のほかに不眠、健忘、手足のしびれ、めまい、月経血の量が少ない、月経痛などの症状を伴う傾向がある。気虚が血虚の原因になることも多く、その場合は気虚も一緒に治療する。

- 顔色が悪い
- 目がかすむ
- 動悸がある
- 皮膚につやがない
- 爪がもろい
- 筋肉がけいれんする

血瘀

- しみやそばかすが目立つ
- 皮膚が黒っぽくくすんで乾燥気味
- 唇や歯ぐきの色が紫がかっている
- 肩こりがある
- 便秘がち
- 血管がクモの巣状に浮き出ている

血の巡りが悪くなることで起こる病態。上図のほかに、筋腫や卵巣のう腫といった固まり状の病変が体内にできたり、刺すような痛みなどの症状を伴うこともある。長く続く慢性病を治療する際には、必ず血瘀の状態を考慮する。

血熱

- 鼻血がよく出る
- 出血が止まりにくい
- 血尿が出る
- 月経過多（女性の場合）

血に熱がこもって起こる病態。左図のほかに、発疹や吹き出ものなどの皮膚のトラブルが起こる、月経が早く来る、熱感があるといった症状を伴うこともある。

まとめ 血の量が不足すると血虚、血の動きが乱れると血瘀や血熱の病態になる

第1章 東洋医学の基礎理論　血の不調

東洋医学の基礎理論

津液とは

主なキーワード 津液 津液 腎陰 腎陽 宣散 粛降 滋潤作用 濡養作用

腎陰と食べ物から得た水分で作られる

体内に存在する水分のうち、血以外のものを津液と呼ぶ。津液は津と液に分けることができ、津はサラサラとした体表部を巡る水分、液はねっとりとした体の深層部を巡る水分をさす。

津液は、後天的な素材と先天的な素材とが結びつき生成される。先天的な素材は、腎（→P42）に蓄えられている水分、腎陰（→P42）である。腎陰は、腎に蓄えられている熱源の、腎陽（→P42）に温められ、その水分が気化して脾（→P48）へと送られる。

一方、後天的な素材は食べ物（水穀）からとり入れる。食べた物から胃で精（→P44）、小腸（→P64）で液、大腸（→P64）で津がとり出され、それぞれ脾に送られる。そして脾で、腎陰と精、液、津とが結びつき、津液が生成

されるのだ。

脾で生成された津液は肺（→P56）に送られ、宣散と粛降という2つの経路に分かれて全身を巡っていく。宣散は体の上部や表層部に向かって散布されるように広がりながら巡る経路であり、粛降は体の下部や深層部に向かってしみ込むように巡る経路である。

宣散によって巡るのは主に津で、体表部に潤いを与え、やがて汗や吐く息に含まれる水蒸気などの形で体外に放散される。一方、粛降によって巡るのは主に液で、血管内を巡ったり、皮膚の真皮内や関節部分をコンドロイチンなどの形となって潤すなど、組織の構造体となって機能する。粛降によって巡った津液はやがて腎に回収され、老廃物とともに尿となって排泄される。

津液の重要な働きは滋潤作用と濡養作用

津液の働きは、水分を媒介することで気や血の機能を支えることだ。気の機能を支える働きを滋潤作用、血の機能を支える働きを濡養作用という。

滋潤作用とは皮膚や粘膜などの体表部を巡って潤いを与えたり、汗などの形で余分な熱や老廃物を体外に排出したりする働きをいう。主に、津液のうちの津の働きであり、津が気とともに

宣散によって体表部を巡ることにより実現する作用である。

濡養作用とは体内の深部や組織体などを巡って、諸臓器に栄養を届けたり関節内の滑液となって関節の動きを滑らかに保ったりする働きをいう。主に、津液のうちの液の働きであり、血の働きの一部として粛降の経路を巡って担っている作用である。

精、液、津がとり込まれ、腎陰と結びついて津液を生成

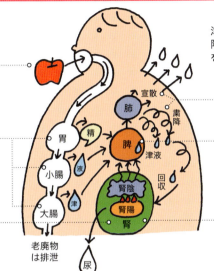

津液のもととなる後天的な素材は、食べ物（水穀）から得られる水分である。

食べ物は消化吸収の過程で、胃では精、小腸では液、大腸では津がとり出され、それぞれ脾へと送られる。

腎には、先天的な素材である腎陰が蓄えられている。腎陰は水分のもとであり、腎陽の熱で気化され、脾へと送られる。

津液は、肺から宣散と粛降の経路に分かれ、全身を巡っていく。

脾で、先天的な素材である腎陰と、後天的な素材である精、液、津が結びつき、津液が生成される。生成された津液は肺に送られる。

粛降によって体の深層部を巡った津液は、やがて腎に回収され、老廃物とともに尿となって排泄される。

津液には滋潤作用や濡養作用などの働きがある

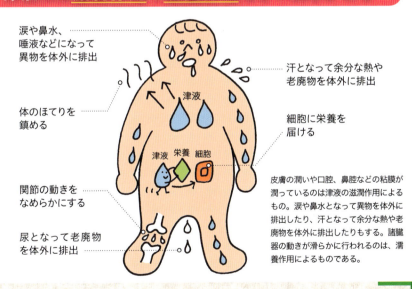

涙や鼻水、唾液などになって異物を体外に排出

体のほてりを鎮める

関節の動きをなめらかにする

尿となって老廃物を体外に排出

汗となって余分な熱や老廃物を体外に排出

細胞に栄養を届ける

皮膚の潤いや口腔、鼻腔などの粘膜が潤っているのは津液の滋潤作用によるもの。涙や鼻水となって異物を体外に排出したり、汗となって余分な熱や老廃物を体外に排出したりもする。諸臓器の動きが滑らかに行われるのは、濡養作用によるものである。

まとめ 津液のうち主に津の宣散により滋潤作用、液の粛降により濡養作用が行われる

第1章 東洋医学の基礎理論　津液とは

33

東洋医学の基礎理論

津液の不調

主なキーワード　津液　陰虚　湿　痰飲　湿熱　補陰　利湿　清熱

津液の不足は陰虚、過剰は湿や湿熱を招く

　津液はその巡りに異常が生じると、さまざまな不調が現れてくる。気や血では、巡りの異常の原因は量の不足、もしくは動きの乱れにあると考えたが、津液の場合、量の過不足が動きの乱れに直結する。そのため、津液の巡りの異常によって生じる病態は、量が不足する場合と過剰になる場合とに大別して考えることができる。

　量が不足する場合は陰虚という病態が現れ、量が過剰な場合は湿、痰飲、湿熱といった病態が現れる。

津液の不足や過剰は部分的に起こることも多い

　陰虚は津液が不足することで生じる病態である。高熱や長期の発熱、過剰な発汗などによって津液を消耗したり、津液を生成する腎（→P42）や脾（→P48）の働きが低下すると津液が不足して生じる。主な症状として、皮膚などの乾燥、赤み、ほてり、空ぜき、便秘などが見られる。

　陰虚の治療には、津液を補う補陰（→P98）という方法を行う。しかし、津液の不足が部分的に生じている場合も多いので、どの部位の津液が不足しているのかを考慮することが重要だ。

　湿は、津液が部分的に過剰になって滞った病態である。水分のもとである腎陰を温めて気化させる熱源・腎陽の力が低下して、津液の巡りに偏りが生じて起こる。症状は、体のだるさ、頭の重さ、胃内停水（胃に水が溜まっている感じ）、口の中の粘り、むくみ、下痢、頻尿などがある。湿がさらに進むと痰飲となり、湿の症状に加え、めまいや耳鳴り、不整脈が現れる。湿の治療は、余分な水分を排出する利湿（→P99）という方法が中心となる。

　湿熱は、湿の状態が長期に及んで熱を帯びたり、湿がほかの病的な熱と結びついたりして生じる病態である。湿は陰であり、熱は陽であるため、本来両者は打ち消し合う関係にある。しかしこの両者が結びついて共存するために、利湿を行えば熱が強まり、熱をとろうとすれば湿が強まるといった複雑な状態をもたらしてしまう。主な症状には、黄色く粘る痰や浸出液（炎症などによりにじみ出る液体）が出る、口が粘る、口が渇くが水分は摂りたくない、熱感を伴うだるさなどがある。

　治療は利湿に加え、熱を冷ます清熱（→P98）という方法を同時に行うのが基本だが、湿と熱の程度に応じて利湿と清熱の比重を調整する必要がある。

津液の不調には陰虚、湿、湿熱がある

陰虚

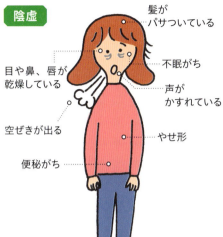

- 髪がパサついている
- 目や鼻、唇が乾燥している
- 不眠がち
- 声がかすれている
- 空ぜきが出る
- やせ形
- 便秘がち

津液の量が不足することによって起こる病態。津液は陰の性質をもつため、津液が不足すると陰が足りない状態となってしまう。体に余分な熱が残りやすく乾燥傾向にあるため、左図のほかに、熱感や寝汗などを伴う場合もある。

湿

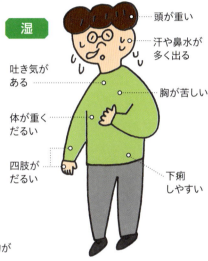

- 頭が重い
- 汗や鼻水が多く出る
- 吐き気がある
- 胸が苦しい
- 体が重くだるい
- 四肢がだるい
- 下痢しやすい

湿熱

- 髪の毛が薄い
- 吹き出物が目立つ
- 暑がりで汗っかき
- 胸苦しさや吐き気がある
- がっちりとした肥満タイプ
- 皮膚に化膿・炎症が出やすい

津液が部分的に過剰になって滞ることにより起こる病態。上図のほかに、胃に水が溜まっている感じがしたり、雨の日や湿度の高い日に体調が悪くなりやすいといった傾向が現れたりする。湿がさらに進むと痰飲となり、めまいや耳鳴り、不整脈などの症状が加わる。

湿が体内の余分な熱と結びついて生じる病態が湿熱。湿は陰の性質、熱は陽の性質を持つため、湿熱は陰と陽が絡み合う複雑な状態で、やっかいな病気を引き起こす。

まとめ 津液の量が不足すると陰虚、過剰になると湿、痰飲、湿熱といった病態になる

東洋医学の基礎理論
気・血・津液の状態診断

WEBでかんたん診断！（→P8）

日常的に感じる症状や生活習慣などから、気・血・津液の状態を診断することができる。
ここではそれをグラフで示して、体質の傾向を把握する方法を紹介しよう。

診断方法

22のチェック項目のうち、自分に該当する項目の横列にある数字すべてに○をつける。次にA〜Hの縦列ごとに○のついた数字すべてを合計して下欄に記入し、10以上になったものは2で割る。

	チェック項目	A	B	C	D	E	F	G	H
1	胸やおなかが張って苦しいことが多い	–	–	–	–	3	1	–	1
2	イライラしやすく怒りっぽい	–	–	–	2	3	–	–	–
3	不眠になりやすい	–	–	3	2	3	–	1	–
4	黄色い粘りのある痰や鼻水がよく出る	–	–	–	–	–	3	–	–
5	尿がよく濃い黄色になる	–	–	–	–	1	3	–	–
6	肩がこりやすい	–	–	–	–	3	1	3	1
7	唇や歯ぐきの色が紫に近い	–	–	–	–	–	–	3	–
8	頭が重く感じられることが多い	1	–	–	–	–	1	–	3
9	雨の日や湿度の高い日は体調が悪くなりがち	–	–	–	–	–	–	–	3
10	皮膚が乾燥してカサカサしている	–	–	3	1	–	–	1	–
11	舌の縁がギザギザになっている	3	1	–	–	–	–	–	2
12	舌苔がびっしりついていて厚みがある	2	1	–	–	–	2	–	2
13	舌の裏の静脈が太くふくらんで見える	–	–	–	–	–	–	3	–
14	食が細いほうだ	3	–	–	–	–	–	–	–
15	下痢や軟便になることがよくある	3	1	–	–	–	–	–	2
16	よく、腰やひざに疲れや脱力感を覚える	–	3	–	–	–	–	–	–
17	むくみを感じることが多い	–	3	–	–	–	–	–	–
18	髪の毛が抜けやすい	–	2	3	–	–	1	1	–
19	目が疲れたり、乾燥しやすい	–	–	3	1	–	–	–	–
20	筋肉がけいれんしたり、つりやすい	–	–	3	1	1	–	–	–
21	体温は高くないが、体が熱っぽく感じる	–	–	–	3	2	1	–	–
22	疲労時や夜によく手のひらや足の裏が熱くなる	–	–	–	3	–	–	–	–

❶ ○をつけた数の合計 ……………

A	B	C	D	E	F	G	H

❷ ①の数字を2で割った数値 ……………

A	B	C	D	E	F	G	H

（※❶の数字が、10以上になった場合、❶を2で割った数値を入れる。小数点以下は四捨五入。
　10未満の場合は❶の数字をそのまま入れる）

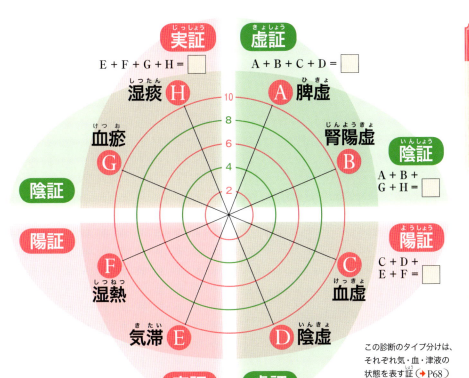

円グラフのつけ方

左ページの❷の結果を、上の円グラフの🅐～🅗の線上の数値にあたる場所に印をつける。それぞれの印を線でつなぐ。

円グラフの見方

グラフの中でとくに出っ張りの目立つところは、その体質の傾向が強いことを示している。例えば、「🅐脾虚」が一番出っ張っていた場合、脾虚の傾向が最も強いことを示す「脾虚タイプ」と考える。同じくらいに目立つ出っ張りが複数ある場合は、それぞれの体質の要素を複合して強くもっていることになる。各体質の詳細は38～39ページ参照。

実証・虚証・陽証・陰証について

各体質名の下にある計算法で数値を出す。その数字が大きい体質の傾向が強いことを示す。

実証 過剰の状態。運動をして余分なものを消費したり、食べすぎや飲みすぎをやめて、気・血・津液の巡りをよくすることが大切である。	**虚証** 不足の状態。過労を避け、体を鍛えたり睡眠を十分とるなどして、心身にゆとりをもつように工夫を。
陽証 「陽」が過剰の状態。興奮状態や乾燥などの傾向が考えられる。過度な労働や辛いものや味の濃いものを控えること。	**陰証** 「陰」が過剰の状態。体の活動に必要な熱の不足、体の活動力の低下が考えられる。冷えを避け、運動をして熱を増やすことが大切。

（➡実証・虚証・陽証・陰証の詳細はP90～93）
※『読体術』（仙頭正四郎著・農文協刊）の一部を改編

8種類の体質傾向

A 脾虚（ひきょ）

胃腸が弱く疲れやすい体質

脾虚とは、消化機能を担うと同時に気・血・津液を生成する役割ももつ脾（→P48）の作用が低下している体質。胃腸が弱く、気・血・津液のもととなる水穀の気をとり出す力が少ないため、生命エネルギーである気が不足気味。このため疲れやすい、風邪を引きやすいといった傾向が見られる。体質改善をするには、食べすぎや冷たい飲食物の摂りすぎなど、脾の働きを低下させるような食生活を改めることが大切だ。

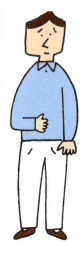

B 腎陽虚（じんようきょ）

熱不足で冷えが強い体質

腎陽（→P42）とは、腎（→P42）に蓄えられている熱源のこと。腎陽虚はこの熱源が不足した、冷えが強い体質である。腎陽には津液のもととなる腎陰（→P42）を温めて津液を巡らせる役割があるが、腎陽虚の場合、熱が少なく腎陰を十分に温められない。そのため津液の巡りが悪く、皮膚にポチャポチャと水が溜まりがちになる。体を冷やさないよう注意し、気を消耗しないよう十分休息をとることが重要だ。

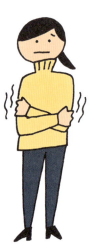

C 血虚（けっきょ）

女性に多い血が不足した体質

全身を巡って諸臓器に栄養を届けるのが血であり、血虚とはこの血が不足した状態をいう。血虚の場合、血が十分に巡っていないために諸臓器が栄養不足となって十分働かず、皮膚の乾燥や筋肉の疲れ・引きつり、手足のしびれ、冷えなどを引き起こしやすい。

体質改善を図るためには、ニンジンやホウレンソウ、ヒジキなど血のもととなる食材をしっかり摂り、十分に睡眠をとることを心掛けるのが基本である。

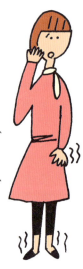

D 陰虚（いんきょ）

津液不足で乾燥気味の体質

陰とは体を潤す津液のことであり、陰虚とは津液が不足した状態をさす。水分不足になると相対的に熱が強くなるため、皮膚や髪が乾燥気味だったり、熱がないのに熱っぽく感じたりといった傾向が見られる。過労や睡眠不足、ストレスなどは津液を過剰に消耗するため、陰虚を引き起こす原因となりやすい。

体質改善を図るには、過労などの過度の活動を控え、夜は十分に睡眠をとることが大切だ。

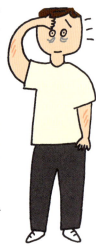

E 気滞 きたい

気の滞りで
イライラしがちな体質

　生命エネルギーである気の巡りが滞っている状態が気滞だ。気の全体量に異常がなくても部分的に気が過剰に集まっているため、それ以外の場所では気が少ない。気が余った状態と不足の状態が同居しているため、元気なようで疲れやすい、顔はほてるのに手足は冷たいといった症状がある。げっぷやおならも多い。ストレスや抑うつ感、考えごとや心配ごとが原因になりやすいので、リラックスすることが肝心だ。

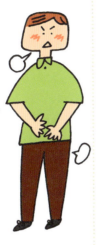

F 湿熱 しつねつ

余分な津液と
熱がこもった体質

　過剰に溜まった津液が病的な熱と結びつくと、ドロドロとした状態になる。このドロドロが体内に溜まった体質を湿熱といい、暑がりで汗っかき、体格ががっちりしているといった特徴がある。ドロドロとしたものは熱を帯びた状態で1カ所に滞るため、かゆみや腫れ、吹き出物、化膿などを引き起こす。体質改善のためには、湿熱のもととなる甘いものや辛いもの、油っこいものなどを控えることが大切だ。

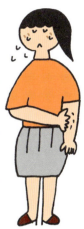

G 血瘀 けつお

皮膚が黒っぽい、
血が滞った体質

　血の巡りが滞っている体質を血瘀という。血が滞っていると黒っぽく見えるため、皮膚の色が浅黒くつやがないといった傾向が見られる。血の巡りが悪いと冷えが生じやすいほか、肩こりや頭痛、月経痛なども現れる。血瘀を招く主な原因には、血の巡りを先導する気が不足している、もしくは滞っていることが挙げられる。体質改善を図るためには、気の滞りの原因となるストレスを解消するのが有効だ。

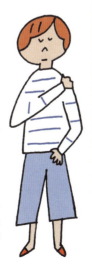

H 湿痰 しつたん

津液が過剰な
水太り体質

　津液が過剰に溜まると湿となり、さらに湿が固まって動きが悪くなると痰となる。この湿や痰が体内に溜まっている体質を湿痰と呼ぶ。湿痰は体じゅうに水袋を抱えているような状態なので、気温に左右されやすく、寒がりで暑がりの傾向がある。水太りの人にこのタイプが多く、色白で疲れやすい特徴もある。
　体質改善をするには、水分の摂りすぎを改め、適度な運動をとり入れるのが効果的である。

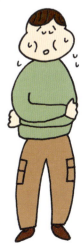

東洋医学の基礎理論

東洋医学の基礎理論⑤ 臓象学説

主なキーワード 腎 脾 肝 肺 心 臓象学説 五臓 逆相克

木・火・土・金・水を人体の5つの臓に割りあてる

　東洋医学には、「自然界や人間は木・火・土・金・水という5つの要素から成り、互いに関わり合いながらバランスをとっている」という考え方があり、これを五行学説という。この五行学説に基づいて、生体機能を腎（→P42）、脾（→P48）、肝（→P52）、肺（→P56）、心（→P60）という5つの臓に分類する考え方を臓象学説といい、5つの臓を五臓と呼ぶ。

　五行が自然界でお互いに関わり合いながらバランスを保っていたのと同じように、五臓もまた人体でお互いに関わり合いながらバランスを保ってい

る。五行の木にあたるのは肝、火（太陽）にあたるのは心、土にあたるのは脾、金にあたるのは肺、水にあたるのは腎となり、五行における相生や相克のようなバランス関係が、五臓についても同様にあてはまる。臓象学説とは、こうした五臓の関係性をもとに、体内の状態や病気の原因、治療法などを見立てる時の重要な指針となる。

　ただし、臓象学説でいうところの腎・脾・肝・肺・心は、西洋医学でいう腎臓、脾臓、肝臓、肺、心臓と必ずしもイコールではないため、両者を混同しないことが大切だ。

五臓の生理機能は「腎→脾→肝→肺→心」の逆相克

　臓象学説は五行学説に基づいているため、五臓においても相生や相克の関係が成り立っている。しかし五臓の正常な生理機能を捉えるなら、逆相克の関係で考えるとわかりやすい。

　逆相克とは相克の逆の関係のことだ。相克では、ある臓が特定の臓の役割を抑制する関係であるのに対し、逆相克は、ある臓が、特定の臓が機能するために必要とする素材を提供して正常な機能を支える、協調関係をさす。

　逆相克は、右ページの上段の図のように、相克の図の矢印が反対向きにな

る関係性になるが、これを順に一列に並べ替えると、腎→脾→肝→肺→心となる。腎で蓄えられていた先天的な素材が脾にとり込まれ、脾で気・血・津液が生成されると肝によってとり出され、肝から肺へと送られ、肺から全身を巡っていく。そして、その一連の生体機能を統括しているのが心となる。

　こうした逆相克の関係は、右ページの下段の図のような自然界のエネルギー循環に置き換えて考えられる。ここにも、「人間の体は自然の一部である」という整体観の考え方が反映されている。

五臓の逆相克は自然界のエネルギー循環にあてはまる

逆相克 ある臓が特定の臓の役割を抑制する相克とは逆の関係のことをいい、ある臓が、特定の臓が必要とする素材を提供する関係をいう。

肝→肺（肺克肝の逆相克）
肝が木のように上向きに伸び上がろうとする力を、肺がバリアとなってさえぎることで有効な力にする。

心→腎（腎克心の逆相克）
腎は心から熱を供給されることで、水分のもとである腎陰を気化させて津液を作ることができる。

腎→脾（脾克腎の逆相克）
腎に蓄えられた水分のもとである腎陰は、脾によって後天的な素材と結びつけられて津液になる。

脾→肝（肝克脾の逆相克）
脾によってとり出された水穀の気は、木が土から養分を吸い上げるように肝によって引き出され、肺に送られる。

肺→心（心克肺の逆相克）
先天的な素材と後天的な素材を原料に肺で作られた血は、心に注がれて全身へと送り出される。

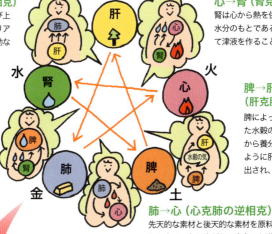

[上の逆相克の関係を順に並べ替えると、自然界のエネルギー循環と一致する]

心＝太陽
自然界の営みが太陽を中心とするように、腎・脾・肝・肺の機能は心によって統括されている。

肺＝雲（鉱山から出現した雲）
肺である雲は、雲の下の自然環境を守るバリアとなっている。

肝＝木
肝である木は上向きに伸び上がり、大気中に酸素を放散する。

脾＝大地の土
脾は土であり、土の養分は木である肝に吸い上げられる。

腎＝川や海、湖の水
腎は川や海、湖であり、蓄えられている水分は大地である脾に利用される。

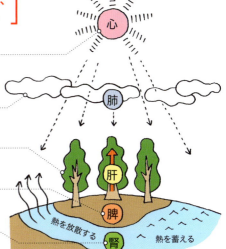

まとめ 五臓を逆相克の関係で捉えて病気の原因を分析するのが臓象学説

東洋医学の基礎理論

腎とは

{ **主なキーワード** 腎 先天の本 津液 肺 粛降 腎陰 心 腎陽 }

生命力のもととなる臓で、成長、発育、生殖に関わる

西洋医学における腎臓は、排尿や体内にとり込まれた不要物のろ過などを担う臓器である。東洋医学でいう腎にも、そうした働きがあるが、実はそれはごく一部で、もっと深く生命に直結しているとされる。

腎は成長、発育、生殖に関する働きを生涯にわたって調整するとても重要な生命力のもとで、先天の本といわれる。幼年期から青年期にかけての成長、発育、生殖に関わり、腎の勢いが衰えると、肉体も老いるとされる。例えば乳幼児は髪も少なく、歯も生えていないが、成長とともに生え揃うようになり、反対に加齢とともにこれらは抜け

ていく。これは腎の勢いが増したり、衰えたりした結果なのだ。この腎の勢いの変化をふまえ、生命の誕生から老年期に至るまでの期間を、生・長・壮・老・已の5つに区切ることができる。

このほか、腎は性機能や排卵、月経などの生殖機能の周期的変化をつかさどったり、骨や歯、髪の成長や、加齢による変化に関係している。

臓象学説(→P40)で、腎の役割は自然界における海や湖に相当すると説明したが、海は生命が誕生した場所であり、多種多様に繁栄させた場所でもあることを考えると、腎が生命力のもとであることもよく理解できるだろう。

腎陰と腎陽が津液の巡りを支える

腎のもう1つの大きな特徴は、津液の代謝機能に関わっている点である。

腎は五臓のうちで最も体の深層部に位置する臓であり、体の一番深く低いところで体内を巡った津液を受け止めている。例えるなら、"雲"にあたる肺(→P56)から粛降によって降ってきた"雨(津液)"を腎で受け止め、水がめのようなものに溜めているイメージだ。この、腎に蓄えられた予備の津液を腎陰という。

さらに、腎は"太陽"にあたる心(→P60)

の熱を蓄えてもいる。海や湖が太陽の熱を蓄えて気温調整をするのと同様だ。この腎に蓄えられた熱は腎陽という。

予備の津液である腎陰は、そのままでは津液として機能しない。腎陽の熱により温められて、気化することで脾(→P48)に送られ、初めて津液を生成する材料となるのだ。

腎陰は体全体における水分のもとであり、腎陽は体全体における熱源でもあることから、腎陰は真陰、腎陽は真陽とも呼ばれる。

腎は成長・発育・生殖をつかさどる先天の本

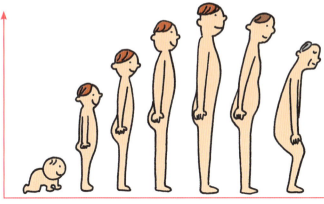

腎に蓄えられた先天的な生命力は、生涯にわたって成長、発育、生殖に関する働きを左右する。その盛衰の変化を生、長、壮、老、已の5段階で表現する。

生（乳幼児期）
親から受け継いだ先天的な生命力は、まだ目覚めたばかりであるため、発達が十分ではない状態。

長（7〜16歳ぐらい）
腎の働きが活発化し、歯が生え変わって髪が豊かに伸びる。14歳頃には生殖能力も備わる。

壮（17〜32歳ぐらい）
発育が頂点に達し、生命力が充実する。肌にはつやがあり、筋肉が引き締まった体格に。

老（33〜50歳ぐらい）
腎の働きが徐々に衰えていく。白髪や脱毛が進行したり、生殖能力が衰え始めたりする。

已（死）
後天的な生命力が十分に供給されなかったり、先天的な腎の働きが尽きると、死を迎える。

腎は津液の代謝機能で重要な役割を担う

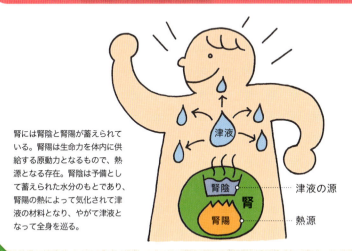

腎には腎陰と腎陽が蓄えられている。腎陽は生命力を体内に供給する原動力となるもので、熱源となる存在。腎陰は予備として蓄えられた水分のもとであり、腎陽の熱によって気化されて津液の材料となり、やがて津液となって全身を巡る。

> **まとめ**
> 腎は生命活動の原動力を提供するとともに、体内の津液の働きに大きな影響力をもつ

第1章 東洋医学の基礎理論　腎とは

東洋医学の基礎理論

腎に蓄えられる精とは

【主なキーワード】 腎　精　先天の精　後天の精　腎精

気・血・津液の材料となる大事な素材

　腎は成長や発育、生殖をつかさどる生命力のもとであるが、そのなかでも最も根源的な存在が精である。

　精とは、生命力を生み出す根源となるものである。しかしそれは、水を与えない限り芽を出さない植物の種のようなものであり、生命力を内封しているが生命活動は止まった状態のものをさしている。

　精には先天の精と後天の精がある。先天の精は母親から受け継ぎ、生まれつき持っている精で、その勢いの強さが持って生まれた体力を左右し、病気のかかりやすさなどにも影響する。一方、後天の精は、食べ物からとり入れた栄養（水穀の精微）から得られる精で、後天的に生命力の根源となるものを補充する存在だ。

　先天の精が不足すると、成長不良やおねしょ、小児喘息など、幼少時代に問題が生じる。一方、後天の精が不足すると、男性ではインポテンツ、女性では不妊症になりやすい。高齢になって髪や歯が抜けたり、腰が痛くなったり、もの忘れが起こったりするのも、後天の精が不足していると考えられる。

　先天の精と後天の精は体内で結びつき、腎に蓄えられて気・血・津液を生み出すためのもととなる。この、腎に蓄えられた精を腎精という。

腎精は骨や髄、末梢神経、大脳機能に深く関わる

　腎は骨の発育と深く関わっているが、とくに腎精は骨を健康に保つ役割を担っている。また、骨の中にある髄を生み出すのも腎精であり、脊髄や大脳、末梢神経の機能にも関わっている。さらに、歯の成長や生え変わりも腎精が関係している。

　腎精が不足すると発育不良の原因となるほか、生殖機能や排尿機能などの機能不全、加齢現象とも捉えられるような病態が現れる。

　腎精の不足は、未熟児や早産で生まれたことにより母親から先天の精を十分に受け継ぐことができなかったために起こる場合もあるが、多くは過労や睡眠不足、極度の肉体疲労、過度のセックスなどによる腎精の消耗がその原因となる。

　先天の精や後天の精、そして腎精を不足させないためには、腎を健康に保つことが大切である。まずは休息や睡眠をきちんととって、規則正しい生活を心がけ、体を酷使する状況を作らないことが大切だ。

先天の精と後天の精が結びつくと腎精となる

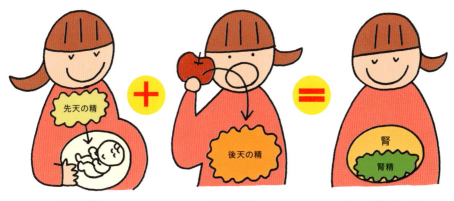

先天の精
生まれる前に母親から受け継いだ、生命力を生み出す根源となるものを、先天の精という。

後天の精
食べ物（水穀）から得られる生命力を生み出す根源となるものを、後天の精という。

2つが結びつくと…
先天の精と後天の精が結びついたものは、腎に蓄えられる。蓄えられた精を、腎精と呼ぶ。

腎精は骨や歯、髄を作り、末梢神経や大脳機能に関与

骨や歯の健康を保つためには腎精を消耗しないようにして勢いを温存することが大切

腎は骨の発育と深く関わり、腎精は骨の健康を保つ役割を持っている。骨や歯にとってカルシウムは材料に過ぎず、骨や歯を病気から守るためには腎精の勢いが強いことが重要となる。また、腎精は髄を生み、その延長にある脊髄や末梢神経、大脳機能を健全に保つ働きも担っている。

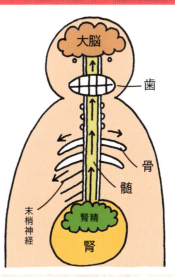

まとめ 腎精は先天の精と後天の精が結びついたものであり、腎に蓄えられた生命力の根源

第1章 東洋医学の基礎理論 ── 腎に蓄えられる精とは

東洋医学の基礎理論

腎の不調

主なキーワード 腎 先天の本 腎陰 腎陽 腎陰虚 腎陽虚

生殖機能の異常や排泄異常、骨・目・耳に症状が出る

腎は成長、発育、生殖をつかさどる先天の本であり、津液の代謝においても重要な役割を果たしている。そのため、人体の成長や骨格形成、生殖機能、排泄機能などに関連する症状は、腎の不調の現れである場合が多い。主なものに、子どもにおける知能の発育不全や骨格の発育不良、不妊、無月経、子宮発育不全、排卵異常、無精子症・精子過少症、インポテンツ、早漏などの

生殖機能異常、尿閉（尿路の異常により尿が排出できない状態）、排尿に勢いがない、頻尿、夜尿、失禁、下痢、便秘などの排泄異常がある。

また、腎の働きと関連が深い髪や歯、骨、腰、耳、目などにも、腎の不調が現れやすい。白髪、脱毛、歯が抜ける、骨粗しょう症、難聴、耳鳴り、めまい、視力障害、白内障などは、腎に関連する症状であると考えられる。

腎陰虚や腎陽虚はほかの臓にも影響を及ぼす

腎に蓄えられている腎陰は、体全体の水分のもとであり、腎陽は体全体における熱源となるため、両者は生体の陰陽バランスを左右する存在となる。そのため、腎に不調が生じ、腎陰や腎陽の不足を招いてしまうと、体全体において陰または陽が不足した状態となるのだ。腎陰の不足によって体全体が陰虚の状態になる病態を腎陰虚、腎陽の不足によって体全体が陽虚になる病態を腎陽虚という。

腎陰虚は腎陰が不足しているため、津液不足による全身症状を招くのが特徴である。症状としては、めまい、耳鳴り、腰のだるさなど、腎と関わりの深い器官の不調に加えて、乾燥や熱感といった陰虚の症状が現れる。また、

腎陰虚は肝（→P52）、肺（→P56）、心（→P60）にも影響が及びやすく、肝に及ぶと頭痛や目のかすみ、肺に及ぶと乾いたせきや口の渇き、心に及ぶと動悸や不眠などの症状を伴う。

腎陽虚は、腎陽が不足し、熱不足による全身症状を招く病態だ。症状としては腎陰虚同様にめまい、耳鳴り、腰のだるさがあるのに加え、顔色が白い、元気がない、寒がる、四肢が冷たい、多尿、頻尿などが現れる。さらに脾（→P48）や心に影響が及ぶと、水様便、食欲低下、むくみなどの症状も加わる。

腎陰も腎陽も、過労、食生活の乱れ、過度のセックスなどによって消耗される。腎の不調を防ぐためには、これらに気をつけることが大切だ。

46

腎の不調の代表格は腎陰虚と腎陽虚

腎陰虚　腎陰が不足して現れる病態。めまい、耳鳴り、腰のだるさなどの症状が出やすい。腎陰は体全体の津液のもととなるので、腎陰が不足すると津液の不足につながる。

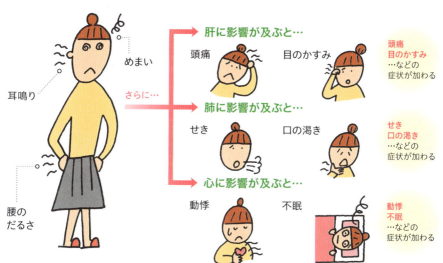

腎陽虚　腎陽が不足して現れる病態。腎陰虚の症状に加え、虚弱、冷えなどの症状が出やすい。腎陽が不足すると、体全体の熱の不足や元気不足につながる。

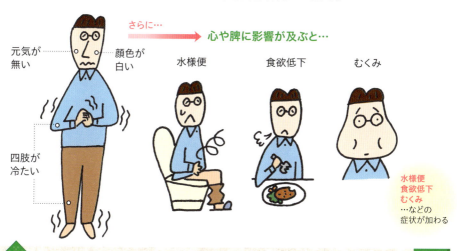

まとめ
腎の異常は全身の陰陽バランスを崩し、腎陰虚や腎陽虚を引き起こす

東洋医学の基礎理論

脾とは

{ 主なキーワード } 脾 後天の本 化生作用 運化作用 昇清作用 統血作用

腎の「先天の本」を補充する「後天の本」

　東洋医学で考える脾にはさまざまな働きがあるが、それらを1つに括ると、腎とともに生命の基礎的機能を担う役割を果たしているといえる。西洋医学でいう脾臓は、老化した赤血球を除去したり、血小板を溜め込んだりする臓器であるため、東洋医学の脾とは考え方がかなり異なる。

　腎が、親から受け継いだ先天的な生命力を蓄えている先天の本であるのに対し、脾は食べ物などから後天的に生命力を補充することから、後天の本と呼ばれている。先天の本は単独では生命力を発揮することができないが、後天の本と結びつくことによってその生命力が目覚め、活性化する。例えるなら、植物の種はそのままでは芽が出ないけれど、土に植えて水を与えることで芽を出し、生命活動が始まることとよく似ている。この場合、種にあたるのが先天の本である腎、土や水にあたるのが後天の本である脾といえる。

気・血・津液を巡らせ、気の働きを補助する役割も

　脾には、食べ物から水穀の気をとり出す働きがあるが、それ以外にも化生作用、運化作用、昇清作用、統血作用などの働きがある。

　化生作用とは、食べ物からとり出した水穀の気を材料にして、気・血・津液を作り出す働きである。その化生作用によって生成された気・血・津液は、運化作用によって全身に運ばれる。一方、食べ物からとり出された水穀の気は、昇清作用によって上方に運ばれ、肺（→P56）へと送られて気の生成に利用される。

　また、脾には血管内での働きもある。血が血管内を一定方向に巡るように導き、同時に血が血管から漏出するのを防ぐ統血作用を担っているのだ。

　こうした脾の働きは気の働きと関係が深く、化生作用、統血作用、運化作用（気における推動作用）は、それぞれ気の働きを補うものでもある。

　脾の働きと関連の深い器官は、口である。口は脾への入り口であり、口での刺激が唾液を分泌させ、食べ物から水穀の気をとり出すために必要な消化液の分泌を促す引き金になっている。

　そのほかにも脾は、消化器、手足、筋肉（肉）、真皮（肌）、皮下脂肪とも関連が深い。脾の働きが最も反映されやすい部分は唇で、その色やつやを見ることで、脾の状態をある程度判断することができると考えられている。

48

脾は水穀の気をとり出し、先天の気と結びつける後天の本

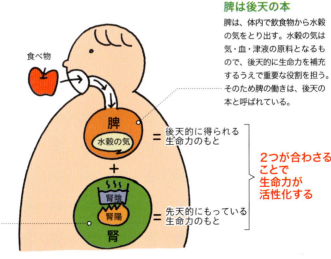

脾は後天の本
脾は、体内で飲食物から水穀の気をとり出す。水穀の気は気・血・津液の原料となるもので、後天的に生命力を補充するうえで重要な役割を担う。そのため脾の働きは、後天の本と呼ばれている。

腎は先天の本
腎に蓄えられている腎陰や腎陽は、先天的な生命力の根源となる。それは単独では生命活動を担うことができず、脾による後天の本と結びつくことによってはじめて生命力を提供することができる。

脾の化生作用、運化作用、昇清作用、統血作用

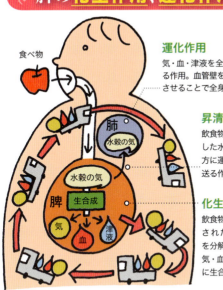

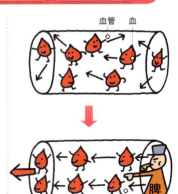

運化作用
気・血・津液を全身に運搬する作用。血管壁を適度に収縮させることで全身に巡らせる。

昇清作用
飲食物からとり出した水穀の気を上方に運び、肺まで送る作用。

化生作用
飲食物からとり出された水穀の気を分解吸収して、気・血・津液などに生合成する作用。

統血作用
血が多方向に進もうとするのを一定方向に導く作用。血管から血が漏出するのも防ぐ。

> **まとめ** 後天の本である脾は、先天の本である腎とともに生命の基礎的機能を担っている

第1章 東洋医学の基礎理論 ― 脾とは

東洋医学の基礎理論

脾の不調

主なキーワード 脾 脾気虚 脾陽虚 昇清作用 統血作用 脾気下陥 脾不統血

脾の不調は気・血・津液の不調も招く

脾は、気・血・津液の生成と全身への運搬に関わるため、脾の働きに異常が生じると、気・血・津液の異常も引き起こしてしまう。さらに、気・血・津液はそれぞれが関わり合いながら体内を絶えず巡ることで健康を維持しているため、気・血・津液の異常は生命力が低下した病態を招いてしまう。その代表的なものが脾気虚だ。

脾気虚は、脾の機能が低下して気が不足している病態である。全身の倦怠感や無力感といった気虚の症状に、食欲不振、腹部に不快感や鈍痛がある、

食べると腹部が張る、下痢、吐き気やげっぷが多いといったさまざまな胃腸症状が加わるのが特徴である。

さらに脾気虚の病態が進行すると、脾陽虚と呼ばれる病態になる。この場合、脾気虚の症状に加えて腹部の冷え、下痢、皮膚の蒼白などの症状が見られる。脾気虚の治療には気を補う補気（→P98）という方法と、脾の機能を正常にする健脾（→P99）という方法が基本となり、脾陽虚の治療には温める力を補う温陽（→P98）が基本として用いられる。

昇清、統血作用が下がるとさまざまな病態が現れる

脾には、栄養分などが体内を巡る方向を上向きにする昇清作用や、血が血管から漏出しないようにする統血作用など、さまざまな働きがある。そのため、脾の異常は個々の働きの低下ももたらし、さまざまな病態を引き起こす。

昇清作用が低下すると、脾気下陥と呼ばれる病態が生じる。脾気虚の症状に加えて胃が重い、胃もたれ、胃下垂、立ちくらみ、脱肛（肛門が肛門の外に脱出した状態）といった症状が見られる。脾気下陥の治療には、補気が基本的に用いられる。

また、統血作用が低下すると、脾不

統血と呼ばれる病態になる。血が血管の外に漏出するようになるため、皮下出血や血便といったさまざまな出血性の症状が現れる。脾不統血の治療は、止血という方法が基本となる。

このような脾の不調が現れた場合は、水分の摂りすぎを控え、無理に食事を摂ろうとせず、空腹を感じた時に食事をするよう心がけることが大切だ。また、脾の働きを正常にするためには温めることが大切なので、体を冷やす食べ物は避けたほうがいい。筋肉をよく動かして活動量を高め、夜は十分に睡眠をとることも有効だ。

脾の不調は脾気虚がベースとなって起こる

脾気虚 脾の機能が低下して現れる病態。全身の倦怠感や無力感、食欲不振、食べ物の味がしない、腹部に不快感や鈍痛を感じる、手足がだるいといった症状が出やすい。

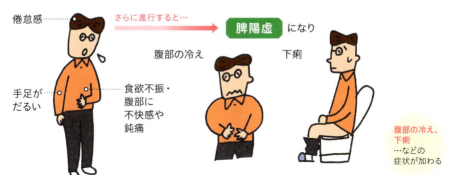

脾気下陥 栄養分などが体内を巡る方向を上向きにする脾の昇清作用が低下して生じる病態。胃もたれや脱肛など、臓器や器官が下に落ちる症状が見られる。

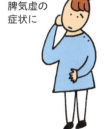

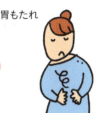

脾気虚の症状に ＋ 胃もたれ　脱肛
脾気虚の症状、胃もたれ、脱肛…などの症状が加わる

脾不統血 血が血管から漏出しないようにする脾の統血作用が低下して生じる病態。さまざまな出血性の症状が現れる。

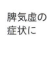
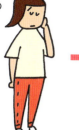
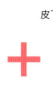
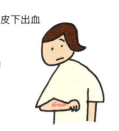
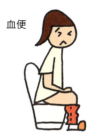

脾気虚の症状に ＋ 皮下出血　血便
脾気虚の症状、皮下出血、血便…などの症状が加わる

まとめ 脾は気・血・津液の生成と運行に関わるため、脾の不調は気・血・津液全般に及ぶ

第1章 東洋医学の基礎理論　脾の不調

東洋医学の基礎理論

肝とは

主なキーワード 肝　疏泄作用　蔵血作用

肝は空に向かって伸び上がる木のような役割をもつ

　五臓を自然界のものに置き換えると、腎は海や湖にあたり、脾は大地の土にあたる。腎と脾はいずれも地上に根ざしている存在といえるが、これは腎と脾が生命の基礎的な機能を担っており、五臓全体の働きの土台となっていることを示している。そして肝は、その土台に根を下ろし、大地の養分を吸い上げて上へと伸び広がっていく木に相当する役割をもっている臓だ。

　東洋医学における肝は西洋医学でいう肝臓とは異なり、主な働きとして疏泄作用があると考えられている。疏泄作用とは、全身に気・血・津液を巡らせる働きと、気・血・津液を必要なところに必要な分量だけ配分する働きをさしているのだが、この2つの働きに共通するのが、木が上向きに伸び広がるように気・血・津液を上向き・外向きに放散して体のすみずみまで行き渡らせるという性質である。

　この上向き・外向きに伸び広がるという性質は、感情を伸びやかに保つという働きにもつながっている。そのため、肝が異常をきたすと、イライラ、怒りっぽい、急にカッとなる、抑うつといった情緒の乱れが生じやすい。

　肝がもつもう1つの大切な働きに、蔵血作用がある。これは、血を必要に応じて体内に配分したり、巡る量を調整したりする働きだ。肝の蔵血作用が正常に機能していれば、十分な量の血が体内を巡ることができるが、蔵血作用が低下すると血があまり供給されなくなり、さまざまな問題が生じる。

　このように肝は、気・血・津液の巡りを調整する役割を担っている。そして同時に、腎と脾という生体機能の土台部分と、太陽にあたる心や雲にあたる肺といった生体機能の上位部分との中間に位置し、それぞれへの橋渡し役となっている。

筋肉や自律神経、爪、目などとの関連も深い

　また、肝は筋肉とも深い関わりをもっている。脾も筋肉と関わりがあるが、脾は筋肉に対してエネルギー源となるのに対し、肝は筋肉の円滑な運動機能を維持するのに役立っている。そのため、手足のマヒやしびれ、けいれ

んなどは、脾ではなく肝の異常で起こると考えられている。

　そのほか、自律神経系（なかでも血管や筋肉の収縮・緊張をつかさどる交感神経）や爪、目、毛髪、皮膚の真皮などの器官も、肝と関連している。

腎と脾が作る生命力を、肝が上向き・外向きに放散

肝は大地の養分を吸い上げて空に向かって伸びる樹木のような性質があり、気血を下部や深部から、上部や外部に放散させる働きをもつ。腎と脾によって形作られた生命の原動力を、躍動させる役割をもつため、陽の側面をもっているといえる。

腎に蓄えられた生命の根源は、脾によって増幅され、生命の原動力として利用できる形になる。これは自然界に例えると大地の養分にあたり、陰の要素といえる。

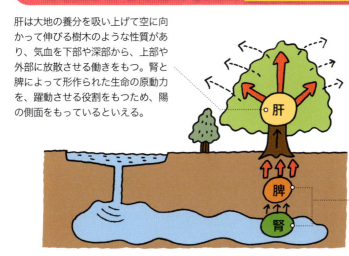

肝には疏泄作用、蔵血作用がある

疏泄作用

体全体に気、血、津液を滞りなく巡らせる働きと、巡らせる量を適切に配分調整する働きのこと。気の順調な巡りを保つ作用や、脾の運化作用を促進する作用も含まれる。

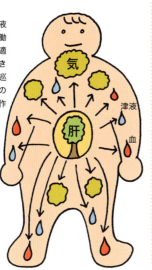

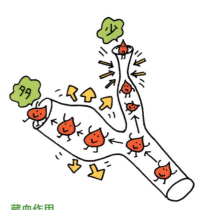

蔵血作用

血の体内における流量を調節し、適切に配分する働きのこと。自律神経を介した血管神経の働きで、血管の拡張や収縮を調整することで血の巡る量を調整する。

まとめ 腎と脾によって生成された生命の原動力を、肝が必要に応じて全身に調整配分する

第1章 東洋医学の基礎理論　肝とは

東洋医学の基礎理論

肝の不調

主なキーワード 肝 疏泄作用 蔵血作用 虚証 肝血虚 実証 肝気鬱結

ほかの臓に影響しやすく、病態が複雑化しやすい

肝の不調における大きな特徴は、体だけでなく、情緒など精神面にも大きな影響を与える点だ。影響を受けやすい器官には、自律神経系や血液系、骨格筋、目などが挙げられる。

肝は、疏泄作用や蔵血作用によって、気・血・津液や全身の諸器官と深く関わっている。そのため、肝に不調が起こると、全身の生体機能に多大な影響を与えるうえ、不調が胃（➡P64）や肺（➡P56）、脾、心（➡P60）といったほかの五臓にも移りやすい。その結果、病態が複雑化したり、治療が難しくなったりすることも多い。

肝血の不足や疏泄作用の低下が、肝の病態を招く

肝の不調は、肝の機能が低下することで起こる虚証（➡P88）の病態・肝血虚と、肝の機能が亢進する（過剰になる）ことで起こる実証（➡P88）の病態・肝気鬱結とに大別される。

肝血虚は、肝血（肝にある血）が不足した状態。出血などで血が大量に失われたり、栄養失調により血の供給が足りなくなったりすると起こる。血の不足により全身に栄養素が届きにくくなることから、皮膚や髪の乾燥、顔色が青白くなる、目が乾いてかすむ、飛蚊症（蚊が飛んでいるように目がチカチカする状態）、手足のしびれ、筋力の低下、月経の遅れや月経過少などさまざまな症状が現れる。

この病態が五臓の１つである心に及ぶと、前述した症状に加えて、不眠やもの忘れ、めまい、動悸なども見られるようになる。

また、五臓の腎に及ぶと、耳鳴りや頭痛、腰痛、抜け毛、歯が抜ける、下肢のだるさ、目のかすみ、視力障害といった症状が出ることとなる。

肝の血の欠乏が筋肉に及ぶと、筋肉のけいれん、手足の震え、ひきつり、皮膚のかゆみなどが現れる。

一方、肝気鬱結では肝の疏泄作用が失調して、抑うつ状態や月経不順、便秘、感情の起伏が激しくなる、張ったような痛み、梅核気（のどに何か引っかかっているような感じ）などの症状が現れる。この状態が長期に渡って続くと、顔色のくすみや倦怠感、腹部膨満感、痛みなどが加わる。

肝に異常が現れた場合は、まずストレスなどを避けて、のんびり日々を過ごすこと。いつも明るい気持ちでいられるように心がけることが、肝の機能を回復させるための養生となる。

肝の不調は虚証と実証の症状に大別される

肝の機能が低下して虚証が生じると…

肝血虚 肝血（肝にある血）が不足し、肝の機能が低下して生じる病態。顔色は青白くなるか黄色みを帯び、栄養不足により体つきはやせ形になる場合が多い。

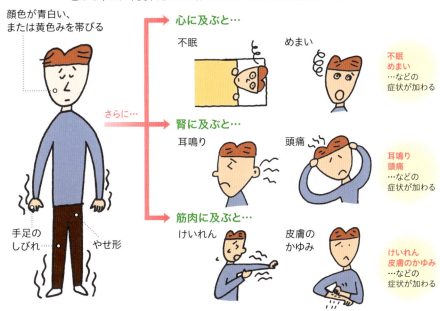

肝の機能が亢進して（過剰に高ぶって）実証が生じると…

肝気鬱結 気の流れが滞り、肝の機能が過剰に働いて生じる病態。抑うつ状態や胸脇部のはりや疼痛、大便の異常などが出る場合が多い。

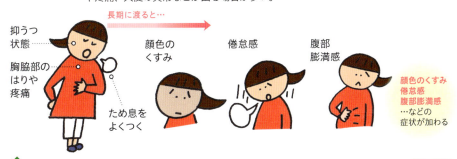

まとめ 肝の疏泄作用が失調すると、機能の低下や亢進を招き、虚証や実証の病態が生じる

第1章 東洋医学の基礎理論　肝の不調

東洋医学の基礎理論

肺とは

主なキーワード 肺 宣散作用 粛降作用 免疫機能 衛気

肺は生体と外界とを隔てる外殻として働く

西洋医学でいう肺には、空気中の酸素を体内にとり込み二酸化炭素を排出する、呼吸の働きがある。これに対し東洋医学では、呼吸の働きとあわせて、それ以外にも幅広い機能をもつものとされている。その特徴は、自然界に例えるなら、雲のような役割をもつものといえる。

自然界での雲とは、水が蒸発したり雨になったりして循環している大気の層と、成層圏との境界面付近にできる。そして雲は地上の環境を守り、上空から降り注ぐ紫外線などの有害物質が過剰に地上に届かないように跳ね返して守る役目も担っている。つまり雲は、地上にいる生命が安全に生活できる環境を守る外殻として機能しているのである。

人体における肺はこの雲と同様、生命体と外界とを隔てる外殻としての働きをもっている。外殻としての働きの1つは、外敵の侵入などから生体を保護すると同時に、気・血・津液の巡りが生体の外へ漏れ出さないように守る"バリア"としての機能。そしてもう1つは、必要なものを生体内へとり込み、不要なものを体外へと放出する"フィルター"の機能を担っている。

宣散、粛降作用が気や津液の巡りを調節している

肺が担う"バリア"と"フィルター"の機能は、宣散作用と粛降作用によって成り立っている。

宣散作用とは、気や津液などの生体内を自由に巡るものの流れを上向きに導き、過剰な気や津液を生体の外へと発散する働きである。一方、粛降作用とは外向きに拡散しようとする気や津液の巡りを体表部で押しとどめ、巡りの方向を下向き・内向きに転換して体内に押し返す働きのことである。こうした肺の宣散作用と粛降作用は、とくに津液の代謝において重要な役割を

もっている。

また、肺には病原体から生体を保護する免疫機能もある。これは、気の一種で免疫作用を持つ衛気が、宣散作用によって体表にまんべんなく広がることで生じる働きだ。

肺と関連のある器官は、鼻や皮膚の表皮、体毛などである。鼻は単なる外気の通り道ではなく、複雑な構造によって異物をブロックする機能がある。表皮には外界からの異物の侵入を防ぐ防衛機能があり、体毛には外界からの衝撃を和らげる働きがある。

肺のバリア、フィルター機能と、宣散、粛降作用

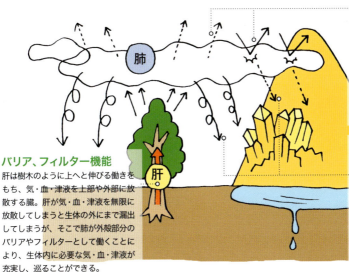

宣散作用
肝による上向きの放散が起こる中で、肺がフィルターとなって働き、不要なものや過剰なものを外界へと放出する働き。同時に、生体の表層部で体内環境を守るバリアとしても働く。

バリア、フィルター機能
肝は樹木のように上へと伸びる働きをもち、気・血・津液を上部や外部に放散する臓。肝が気・血・津液を無限に放散してしまうと生体の外にまで漏出してしまうが、そこで肺が外殻部分のバリアやフィルターとして働くことにより、生体内に必要な気・血・津液が充実し、巡ることができる。

粛降作用
肝による上向きの流れを、肺がバリアとなって生体内に押しとどめ、流れを下向き・内向きに変えて体内に押し戻す働き。同時に、体外から清気を体内へととり込むフィルターとしても働く。

肺は宣散・粛降によって津液の代謝を制御している

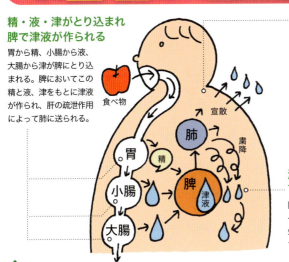

精・液・津がとり込まれ脾で津液が作られる
胃から精、小腸から液、大腸から津が脾にとり込まれる。脾においてこの精と液、津をもとに津液が作られ、肝の疏泄作用によって肺に送られる。

脾から肺に送られた津液が宣散作用によって体外に放出
肝の疏泄作用で肺に送られた津液には、拡散しようとする陽気のパワーがある。その拡散しようとする津液が宣散作用により、必要に応じて体外に放出される。

津液が粛降作用によって下向き・内向きに押し戻される
陽気によって拡散しようとする津液のうち、一部は肺で冷やされて液化され、諸臓器に栄養や潤いを与えるために粛降作用によって下向き・内向きに押し戻される。

まとめ
肺は体表部でバリアやフィルターとなり、呼吸、水分代謝、免疫機能などを担う

東洋医学の 基礎理論

肺の不調

主なキーワード 肺 肺気虚 肺陰虚 風寒塞肺 風熱閉肺 宣散作用

呼吸障害や代謝異常、アレルギー症状を起こす

肺は、呼吸をはじめ、津液の代謝、免疫などの機能をつかさどっている。このため、肺の機能が低下すると呼吸困難、せき、痰、息切れ、喘息症状（ゼーゼーとのどが鳴る喘鳴など）といった呼吸障害だけでなく、むくみ、尿量の減少、発汗といった水分代謝に関わるトラブル、風邪を引きやすくなるなど

の免疫に関わる問題が生じやすい。

肺の不調が現れやすい器官は鼻、声帯、大腸で、鼻炎や花粉症、鼻づまり、声がれ、便秘や下痢などの排便異常が見られるようになる。また、アトピー性皮膚炎、アレルギー性鼻炎、気管支喘息などのアレルギー症状も、肺の不調が原因だと考えられている。

気や陰が不足すると肺気虚や肺陰虚になる

肺の不調により生じる主な病態は、呼吸器系の機能が低下する肺気虚と、津液の代謝の異常による肺陰虚だ。

肺は気を補う重要な役割も担っているため、肺の機能が低下するとその影響を受けて、気も失調気味になる。その結果、肺気虚という病態が生じる。主な症状は、力のないせき、息苦しさ、透明な痰、疲れやすさなどで、風邪を引いたような状態になる。

肺陰虚とは、肺の機能低下により津液が不足した病態のこと。津液は、体内の臓腑や組織に潤いを与えることから陰に属する。その陰が肺の機能低下により不足するため、肺陰虚と呼ばれる。乾いたせき、口の渇き、寝汗、粘り気のある痰などの症状が見られる。

また、肺の免疫機能が低下すると、病原体などに侵されやすくなり、風寒

塞肺や風熱閉肺などの病態が現れる。

風寒塞肺は宣散作用の低下により体外に放散できなくなった気や津液が、せきや鼻水などとなって現れる病態。一般的な風邪の症状であり、ほかに悪寒などの症状もある。風熱閉肺は、肺に熱が生じて起こる病態。インフルエンザなどが代表的で、せきや黄色く粘つく痰や鼻水が出たりもする。

肺のバリアやフィルターの働きは、日頃から適度な外界の刺激を受けることで、しっかり働き、その機能が維持される。しかし、空調や加湿器などで温度や湿度が年中一定した環境にいると、肺のバリアやフィルターの働きは衰えてしまうのだ。肺の不調を防ぐためには、自然界の温度や湿度の変化をしっかりと感じ、その変化に対応する力を養う必要がある。

肺の不調の肺気虚、肺陰虚、風寒塞肺、風熱閉肺

肺気虚

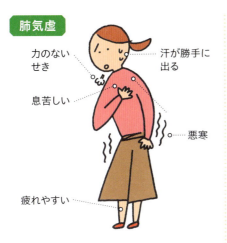

呼吸器系の機能が低下して生じる病態。力のないせきやあえぎ、息苦しさ、湿ったせき、透明な痰が出る、疲れやすい、自汗（汗が勝手に出る）、悪寒などの症状が現れやすい。

肺陰虚

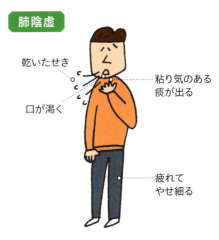

津液の代謝機能が低下したことにより、津液が不足して生じる病態。乾いたせきや口の渇き、粘り気のある痰が出る、寝汗、羸痩（疲れてやせ細ること）などの症状が現れやすい。

風寒塞肺

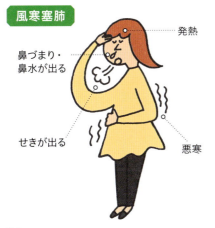

宣散作用の低下により現れる病態。せき、水っぽい痰、鼻水や鼻づまり、悪寒、汗が出ない、発熱などの症状が現れる。

風熱閉肺

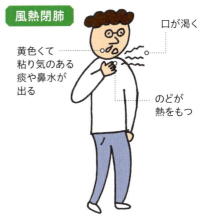

免疫機能の低下により、肺に熱が生じて起こる病態。せき、黄色くて粘り気のある痰や鼻水、喘息症状、のどが熱を持つ、口が渇くといった症状がある。

まとめ 肺の不調が生じると、呼吸機能、津液の巡り、免疫機能に関する症状が現れやすい

東洋医学の基礎理論

心とは

主なキーワード 心 神明 神

自然界での太陽のように、生体の司令塔として働く

　自然界において太陽はあらゆる生物にとってのエネルギー源であり、その存在がなくなれば四季も朝も昼も夜もなくなり、すべての生命活動が停止してしまう。五臓における心も同じように、生体全体における最大のエネルギー源であり、その営みが止まるとすべての臓腑の活動が即座に止まってしまう。つまり、心は生体機能全体を最も高い次元から統括している司令塔であるといえるのだ。

　五臓の働きは、腎→脾→肝→肺→心という形で連携をとり、協調関係を維持している。このうち、右ページの上図のように、地上に根ざす腎と脾は陰の臓、地上から上空にかけて位置する肝、肺、心は陽の臓である。なかでも心は最も陽の勢いが強い臓であり、熱、向上（上向きの力を及ぼす）、昇騰（沸騰して湧き立つような力を及ぼす）といった性質をもっている。

　西洋医学でいうところの心臓とは、ポンプ機能によって全身に血液を巡らせる働きをする1つの臓器と捉えられている。しかし東洋医学における心は、そのポンプ機能の役割とあわせて、生体全体の司令塔という考え方から、精神活動や思考活動などの大脳機能や中枢神経系の機能も、その役割に含まれている。

大脳機能である精神活動や言語活動も心の役割

　東洋医学では、精神活動や思考活動のことを神明、もしくは神と呼ぶ。心はこの神明をつかさどる臓でもあり、記憶、学習能力、判断力、言語機能、睡眠、意識状態といった大脳機能や中枢神経系機能と深く関わっていると考えられている。そのため、心の働きに異常が生じると、記憶障害や言語障害のほか、不安感などの精神症状や睡眠障害を招いてしまう。

　肝にもこころと関わる働きがあるが、肝はどちらかというと情緒や感情などの部分と関わっているのに対し、心は知能をはじめとする精神活動全体に関係している。

　心と関連が深い器官は顔である。顔には精神状態や意識状態が表情となって現れやすいため、心の状態を読みとることができるとされている。また、心は舌とも関連が深い。心は言語活動を担う臓であり、舌は言葉を発する時に欠かせない器官であるためだ。さらに、しゃべる言葉から心の状態を推察できるとも考えられている。

心は体に熱と活動力を提供する

心は生体機能全体を高い次元から統括する司令塔であり、自然界における太陽のような存在。生体に熱と活動力を提供する働きをもち、心の活動が停止すると、すべての生命活動は停止する。

木が太陽の光を利用して栄養分を作り出すように、肝は心が提供する熱や活動力を使うことで機能。

太陽の熱を海や湖が蓄え、気温に応じてその熱を放散するように、心の熱は腎によって蓄えられ、放出されて利用される。腎は脾とともに、陰の臓として生命の基礎的機能を担っている。

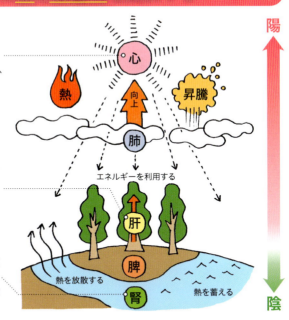

心は血液循環と精神活動をつかさどる

心は血液循環をつかさどる

心には血を全身に巡らせる働きがあり、これを「心は血脈（血の通り道）をつかさどる」と表す。西洋医学でいう心臓のポンプ機能のほか、血を血管内にくまなく巡らせる働きや、各器官に栄養や潤いを届ける働きなども含まれる。

心は精神活動（神明）をつかさどる

心は西洋医学でいう大脳の機能にあたる精神活動や思考活動も担っており、これを「心は神明をつかさどる」と表現する。

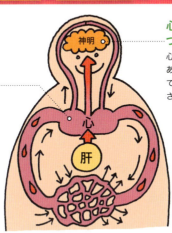

心とは、心臓の役割のほかに大脳機能や中枢神経系の機能ももつ、生体の司令塔

第1章 東洋医学の基礎理論　心とは

東洋医学の基礎理論

心の不調

主なキーワード 心 心気 心陽 心血 心陰 心気虚 心陽虚 心血虚 心陰虚

血液循環の機能と精神活動の低下が不調を招く

心がもつ血液循環と精神活動の働きは、心気、心陽、心血、心陰という4つの作用に支えられている。

このうち、心気と心陽は、心の血液循環の働きに関わる。心気とは、血を全身に巡らせる先導役となる気のことをいう。心陽とは、心が血を体内に巡らすことによって体を温める作用（温煦作用）のことをいい、全身の熱源や活動源とされるものだ。

心血と心陰は、心の精神活動の安定に関わる作用である。心血とは、精神活動を行ううえで必要な栄養分となる血のことをいう。心陰とは、精神が過剰に興奮しすぎないように落ち着かせる作用だ。そもそも心は陽の勢いが強い臓であるため、熱や活動力が強く働きやすい傾向がある。そのため、心陰の鎮静作用によってバランスをとることが大切なのだ。

心の代表的な不調は、この心気、心陽、心血、心陰の不足によって起こる。これらをそれぞれ心気虚、心陽虚、心血虚、心陰虚と呼ぶ。

心気、心陽、心血、心陰の不足が多くの病態を生む

心気虚は、心気が不足するために血の巡りが悪くなり、生じる病態だ。疲れやすくなり、顔色が青白くなりやすい。また、動悸や息切れなども引き起こす。

心陽虚は、全身の熱源や活動源となる心陽が不足することで起こる病態だ。心気虚の症状に加え、四肢の冷え、汗が勝手に出る、胸の痛み、顔のむくみなどが現れやすくなる。

心血虚は、心血が不足するために起こる病態である。動悸のほかに、とくに精神活動の機能低下が現れやすく、不眠、夢を多く見る、もの忘れ、過剰な不安感、頭がクラクラするといった症状が見られる。

心陰虚は、心陰が不足して生じる病態だ。心の働きが過剰に高ぶった状態になるため、動悸、不安感、眠りが浅い、のどが渇くといった症状が現れる。

さらにこうした心の異常は、腎、脾、肝の不調を招くことも多いため、治療に際してはこれらの臓への影響も十分に考慮する必要がある。

心の不調を改善するためには、明るく希望に満ちた心構えをもつことが大切だ。否定的、絶望的な考えをもつと、心の機能が低下しやすい。健全な思考や感情、十分な休息と睡眠が、心の健康を保つうえでは欠かせないのだ。

主な心の不調は心気虚、心陽虚、心血虚、心陰虚

心気虚

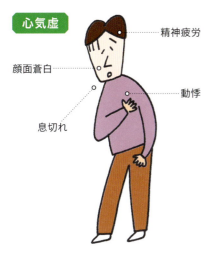

- 精神疲労
- 顔面蒼白
- 動悸
- 息切れ

心気が不足したために生じる病態。動悸、息切れ、精神疲労、顔面蒼白といった症状が出やすい。

心陽虚

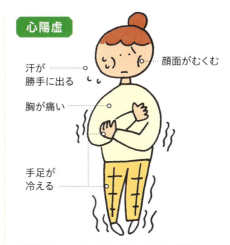

- 汗が勝手に出る
- 顔面がむくむ
- 胸が痛い
- 手足が冷える

心陽が不足したために生じる病態。心気虚の症状に加え、四肢の冷え、自汗(勝手に汗が出る)、胸痛、顔面のむくみなどの症状が出やすい。

心血虚

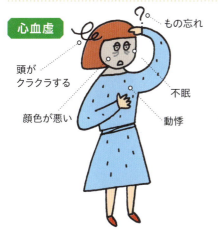

- もの忘れ
- 頭がクラクラする
- 不眠
- 顔色が悪い
- 動悸

心血が不足したために生じる病態。動悸、不眠、夢を多く見る、もの忘れ、過剰な不安感、頭暈(頭部の揺れやくらみ)、顔色が悪いといった症状が出やすい。

心陰虚

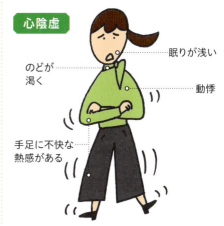

- 眠りが浅い
- のどが渇く
- 動悸
- 手足に不快な熱感がある

心陰が不足したために生じる病態。動悸、不安感、煩躁(不快な熱感で手足を不必要に動かす)、眠りが浅い、寝汗がひどい、口やのどの渇きなどの症状が出やすい。

まとめ

心の不調は気・血の異常、もしくは精神症状となって現れやすい

東洋医学の基礎理論

六腑とは

主なキーワード 六腑 胃 胆 小腸 大腸 膀胱 三焦 表裏

消化管や泌尿器に関係している6つの器官

よく「五臓六腑」という言い方をするが、この五臓とは腎、脾、肝、肺、心のことであり、六腑とは胃、胆、小腸、大腸、膀胱、三焦のことをいう。五臓は"気・血・津液など生体に必要なものを作り出す器官"であり、六腑は"五臓が気・血・津液などを作るための材料や、五臓の生成物を通過させる空洞の器官"である。六腑も五臓と同様、西洋医学の臓器とは異なる概念をもつ。そしてこの五臓と六腑は、それぞれ「表（→P88）」「裏（→P88）」一体の関係になっている。

胃は五臓の脾と対になっている腑で、消化管の働きを調整する役割を持つ。胃は食べ物（水穀）を消化し、脾はその消化物から精をとり出す。

胆は五臓の肝と対になっている腑で、胆汁を貯蔵する働きのほか、肝とともに疏泄作用をつかさどっている。

小腸は五臓の心と対をなし、心の不調は小腸の不調として現れる。胃から受けとった消化物を栄養分（水穀の気など）と不要物とに分け、栄養分は脾に、不要物を大腸と膀胱に送る。

大腸は五臓の肺と対になっており、肺の不調は大腸の不調として現れる場合もある。大腸は小腸から受けとった不要物を便として排泄する役割がある。

膀胱は五臓の腎と対になって働くもので、膀胱に溜められた尿は腎のコントロールによって排泄されている。

そして三焦は、五臓にまたがって津液を巡らせる役割を持つ形のない腑で、心包（心臓を包む膜）と対になっているとされる。

五臓と連動して、不調や消化管内の異常が生じる

これらの腑の機能が低下すると、対応する五臓の機能低下も引き起こされるほか（→P46,50,54,58,62）、消化物が消化管内を通過する際の異常が生じたりもする。例えば胃の機能が低下すると、消化不良や胃もたれ、胃の張り、吐き気、げっぷ、下痢、便秘などが現れるのだ。

そのほか、胆の機能低下は食欲不振、下痢などの胃腸症状や、わき腹の張り・痛みのほか、驚きやすい、優柔不断といった精神症状も引き起こす。

小腸の機能低下は、消化不良や排尿異常などを引き起こし、大腸の機能低下は排便異常を生じる。膀胱の機能が低下すると、頻尿などの排尿障害が起こり、三焦の機能低下はむくみや発汗異常などにつながる。

五臓と六腑は表裏の関係にある

六腑の働き

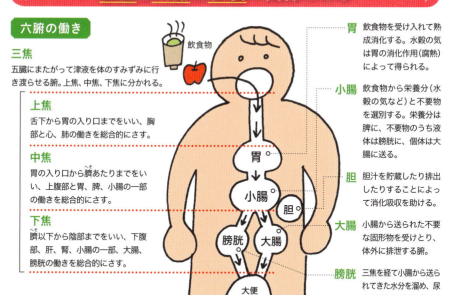

三焦
五臓にまたがって津液を体のすみずみに行き渡らせる腑。上焦、中焦、下焦に分かれる。

上焦
舌下から胃の入り口までをいい、胸部と心、肺の働きを総合的にさす。

中焦
胃の入り口から臍あたりまでをいい、上腹部と胃、脾、小腸の一部の働きを総合的にさす。

下焦
臍以下から陰部までをいい、下腹部、肝、腎、小腸の一部、大腸、膀胱の働きを総合的にさす。

胃 飲食物を受け入れて熟成消化する。水穀の気は胃の消化作用（腐熱）によって得られる。

小腸 飲食物から栄養分（水穀の気など）と不要物を選別する。栄養分は脾に、不要物のうち液体は膀胱に、固体は大腸に送る。

胆 胆汁を貯蔵したり排出したりすることによって消化吸収を助ける。

大腸 小腸から送られた不要な固形物を受けとり、体外に排泄する腑。

膀胱 三焦を経て小腸から送られてきた水分を溜め、尿として体外に排泄する。

五臓と六腑は表裏の関係

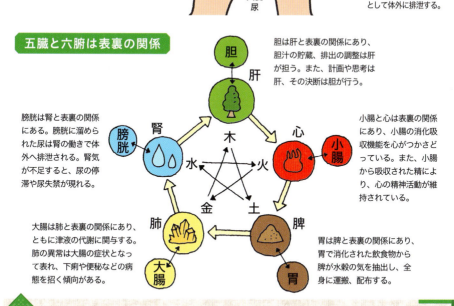

胆は肝と表裏の関係にあり、胆汁の貯蔵、排出の調整は肝が担う。また、計画や思考は肝、その決断は胆が行う。

膀胱は腎と表裏の関係にある。膀胱に溜められた尿は腎の働きで体外へ排泄される。腎気が不足すると、尿の停滞や尿失禁が現れる。

小腸と心は表裏の関係にあり、小腸の消化吸収機能を心がつかさどっている。また、小腸から吸収された精により、心の精神活動が維持されている。

大腸は肺と表裏の関係にあり、ともに津液の代謝に関与する。肺の異常は大腸の症状となって表れ、下痢や便秘などの病態を招く傾向がある。

胃は脾と表裏の関係にあり、胃で消化された飲食物から脾が水穀の気を抽出し、全身に運搬、配布する。

まとめ
六腑は五臓と表裏一体の関係にあり、その働きや不調は五臓と連動している

第1章 東洋医学の基礎理論 六腑とは

Column

人生を豊かにする陰陽の相対性

見方を変えることで陰と陽が変わる!?

陰陽論の考え方では、陰と陽の性質の代表的な例として、天と地、太陽と月、春夏と秋冬、朝昼と夕夜、動と静、明と暗、熱と寒などが挙げられるが、実際は、このようにはっきりと線引きができるものではない。

というのも、陰と陽は相対的なもので、同じ要素でも見方によって陰が陽になったり、陽が陰になったりするという特徴があるからだ。体の部位を例にとると、足は全身の中では下に位置するので陰に属するが、機能面から見ると、体幹部より自由に動く末端部のため、陽に属するこ

とになる。つまり、足は見方によっては陽にも陰にもなるわけで、このような考え方はすべての現象、物質にもあてはまる。

陰陽の相対性のもう1つの特徴は、陰や陽の中にさらに陰陽が存在するという点だ。例えば、昼は陽に属するが、同じ昼でも午前は陽の中の陽、午後は陽の中の陰に分類され、それぞれ、「陽中の陽」、「陽中の陰」という。この分け方は際限なく続き、「分類の数は10にも100にも1000にもなるが、その本質は1つである」と、考えられている。

私たちの暮らしの中に生かす陰陽論

このように陰陽は、お互いの関係性の中で存在し、見方によって大きく変わる。したがって東洋医学では、「この症状だから陰」「この体質だから陽」と決めて、養生や漢方治療などを行うのではなく、全体像の中から相対的に状態を捉え、それに応じた対応をとることが大事である。

さらに陰陽の相対性は、暮らしや自身の価値観の中にも生かすことができ、それは豊かさや喜びをもたらすきっかけにもなる。例えば、もし、何かに失敗しても、そこから新しい方法を発見したり、そこで得た教訓

から成長したりする場合がある。また、どんな困難な問題でも「自分に与えられたチャンス」と視点を変えれば、やりがいを感じられることもある。

現代社会では、平均値や指標などによって価値観を判断されがちである。しかし、本当は絶対的な価値観など存在せず、評価する人によって、または時期によっても陰は陽に、陽は陰になり得るのだ。どんな事象にも多様な側面があることを意識するだけでも、心や生活に余裕や豊かさが生まれるのではないだろうか。

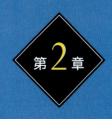

第2章 東洋医学の診察・診断法

西洋医学でよく見られる検査などがない代わりに、外見をよく観察し、体に触れ、症状から生活習慣まで、幅広く質問される。そこで得られたさまざまな情報から病気や不調の原因を導き出すのが、東洋医学における診察・診断法なのである。

東洋医学の 診察・診断法

四診で診察する

主なキーワード 四診 望診 切診 聞診 問診 舌診 脈診 腹診 四診合参 証 弁証

望診、切診、聞診、問診という4つの診察法

西洋医学の診察の場合、血液検査や尿検査、レントゲン検査などを行って、体の状態を数値化や映像化したものをもとに診断が行われる。しかし東洋医学の場合、そうした検査は行わず、医師の五感を駆使して情報を収集する四診という方法で診察を行う。

四診とは望診(➡P72)、切診(➡P76)、聞診(➡P82)、問診(➡P84)の4つをさす。望診は西洋医学の視診にあたり、患者の体格、顔色、皮膚のつやなどを目で見て情報を得る方法だ。なお、舌の色や形を診る舌診(➡P74)も望診に含まれる。

切診は患者の体に触れて診察する方法をさし、脈を診る脈診(➡P78)や、おなかを触って診察する腹診(➡P80)もこの切診に含まれる。聞診は声や息の匂いなど、聴覚と嗅覚で情報を得る診察法のことをいい、問診は病状や自覚症状、普段の体の状態などを患者から直接言葉で聞き出す方法である。

四診は4つすべてを行って初めて意味がある。四診合参といって、四診で得たすべての情報を総合して病態を把握することが重要なのだ。

陰と陽の視点をもつことが四診の大原則

四診で診察する際は、「顔色が青白いから血虚」「イライラしているから気滞」というように、断片的な情報だけで特定の病態に結びつけるのではなく、陰と陽の視点から総合的に捉えることが大原則となる。四診で得たさまざまな情報は、矛盾した情報が含まれていることが多く、そこから正確な診察を行うためには、矛盾した情報の中から何かしらの共通点を見出さなければならない。そのためには、陰陽の視点で分析することが必要だ。

陰の状態は量、形、大きさ、潤いに反映され、陽の状態は動き、力、弾力、

熱、色に反映される。例えば、尿の量や舌の形、体の大きさ、皮膚の潤いなどから陰の強弱を判断し、動作や力強さ、皮膚の張りや顔色などから陽の強弱を判断する。そして収集した情報を総合的に分析して、陰陽のバランスがどういう状態かを判断するのだ。

こうして、四診で得た情報を陰陽の視点で分析したら、それをもとに八綱弁証(➡P88)を行って病気の場所や原因などを導き出し、病態を診断する。この、最終的に導かれた病態を証といい、この証を決定していくことを弁証と呼ぶ。

東洋医学では望診、切診、聞診、問診で診察する

望診
視覚によって情報を収集する。肌色や体型などの見た目から診察するもので、舌診も望診に含まれる。

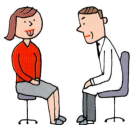

切診
体に触れることで、体表部の潤い具合や温度、張り具合、抵抗などの情報を収集すること。脈診や腹診も、ここに含まれる。

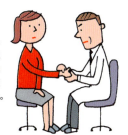

聞診
聴覚や嗅覚を通して情報を収集する。声の様子や口臭、体臭などから、体力の有無などを診る。

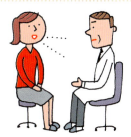

問診
望診、切診、聞診などで得られた情報から問題の焦点を絞り、患者に質問をする。

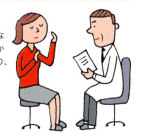

四診では陰と陽の視点で情報を分析する

四診で得た情報をもとに、陽が強くて陰が弱い陽実耗陰、陽も陰も強い湿熱、陽が弱く陰が強い湿蘊、陽も陰も弱い陰陽両虚のどれにあたるかを判断する。

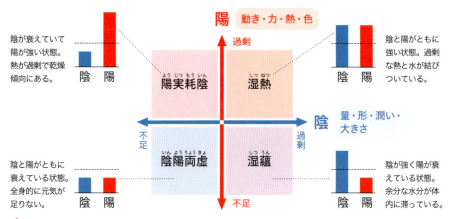

まとめ 視覚、聴覚、嗅覚、触覚を総動員して陰陽の状態を分析するのが四診

東洋医学の診察・診断法

四診の技術

主なキーワード 四診　色眼鏡をかける　証　弁証　主訴　反証

大まかな情報から、ある種の先入観で証を仮定する

　四診によって集められる情報はさまざまなものがあり、やみくもに行っても収拾がつかなくなってしまう。とくに問診で得られる情報は無数にあるため、意味のない診察をして患者に無駄な負担をかけないためにも、基本的な指針を念頭に置いて四診を行うことが大切だ。その方法が「色眼鏡をかける」ことである。

　色眼鏡とは通常、「先入観にとらわ

れた物の見方」をさすが、その言葉通り、四診はある種の先入観をもって行うことがポイントとなるのだ。いい換えれば、望診や問診などから得られる特徴的な情報をもとに患者の証（病態）を仮に決め、その証であることを前提に、詳細に四診を行っていくのである。こうすることで、四診で得たさまざまな情報が1つの結論に向かってまとめられ、弁証へとつながるのだ。

色眼鏡で仮定した証が正しいかどうかを検証する

　色眼鏡をかける方法には、患者自身に何に困っているか（これを主訴という）を聞いたうえで証を予想するほか、望診などで得た直観的な印象や、舌診や脈診などで得た特徴的な情報を手掛かりに推察する方法もある。

　色眼鏡をかけたら、次にその色眼鏡が正しい見立てであることを裏付ける情報を集めていく。例えば主訴が「疲れやすい」であるなら、「脾虚ではないか」という色眼鏡をかけることができる。その場合、脾虚に見られる症状である倦怠感や息切れ、四肢のだるさなどがないかを確認していく。

　ここまでの段階でかけた色眼鏡が正しそうであるなら、さらにその正しさを決定づけるために色眼鏡の逆を確か

める。つまり、予想した証では起こりえない症状（これを反証という）の有無を調べるのだ。前出のたとえでいうと、脾虚には風邪を引きやすい、食欲がないといった特徴があるので、「あまり風邪を引かない」「食欲がある」といった反証がなければ色眼鏡はかなり正しいと判断できる。もし、反証が多くあるようなら、色眼鏡をかけ直す（＝違う証に仮定し直す）必要も出てくる。色眼鏡はあくまで仮のものであるため、決して固執や絶対視をせず、客観的な目で柔軟に検討することが不可欠だ。

　四診は、このように色眼鏡をかけて検証することで、焦点を絞った精度の高い診察となるわけである。

色眼鏡をかけて、四診で検証する

❶色眼鏡をかける

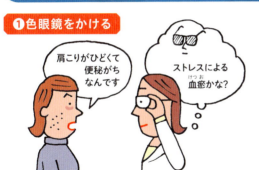

主訴や望診などで得た直観的印象や、舌診や脈診などで得た特徴的な情報から証を仮定する。証を仮定する決め手が見つからない場合は、定型的な質問を続けていき、証のイメージを作り上げる。この時点では、先入観をもって四診を行っても問題はない。

❷かけた色眼鏡が正しいかどうか情報を集める

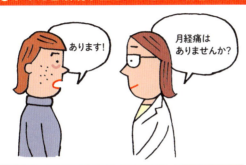

次に、色眼鏡が正しいという根拠となる情報を集める。仮定した証に現れる特徴や症状の有無を確認していくのだ。血瘀と仮定している場合は、肩こりや色素沈着、手足のしびれ、月経トラブル、静脈瘤などがないかを調べていく。

❸かけた色眼鏡に矛盾がないかを確かめる

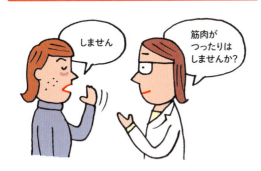

色眼鏡で仮定した証の正しさをより決定づけるために、反証の有無を確かめる。例えば血瘀と仮定している場合、筋肉のひきつりなど、血瘀ではあまり考えられない症状の有無を確認する。反証が存在する場合は別の視点から検証し直し、なぜ矛盾が生じたのか、どうすれば矛盾が解決するのかを検討する。反証があまりにも多く存在する場合は、違う証に仮定し直す。

> **まとめ** 四診で得た情報は、色眼鏡をかけて検証することでまとめられ、1つの診察結果となる

東洋医学の診察・診断法

四診① 望診

主なキーワード 望診 色眼鏡をかける 証

目で見える情報から全体的な陰陽のバランスを把握

東洋医学では、患者が診察室に足を踏み入れた瞬間から、医師は、患者の歩く姿、体格や姿勢、顔色、表情、汗の有無、皮膚の状態、髪の量やつやなど、視覚によって得られる情報を集めている。このように、医師が目で見て観察する診察法を望診という。望診では体全体の陰陽バランスを把握することが大切で、動きや色からは主に陽の状態が、体型などの形からは主に陰の状態がわかる。

例えば、陽が充実すれば力強い動きに、陽が不足すれば頼りない弱々しい動きになる。逆に陽が過剰になると、落ち着きのなさや、乱暴さを感じさせる。動きと関連する姿勢も、背筋が伸びた姿勢なら陽の充実、前屈みの姿勢

なら陽の不足と考える。

体型や体格などの形を診た時は、太っていれば陰の過剰、やせていれば陰の不足と考える。また、陰は潤いにも反映されるので、皮膚や髪につやがないのは陰の不足とみなす。

皮膚などの色では、赤は陽証（➔P91, 93）、白は陰証（➔P91,93）と考える。顔色が赤いのは熱や気が通常の流れに逆流している状態、白いのは血や気の不足、赤黒いのは血の滞りが考えられる。五行色体表にもあるように、色は五臓とも関連し（赤＝心、黄＝脾、白＝肺、黒＝腎、青＝肝）、色から対応する臓の状態が推測できる。例えば、顔が黄色っぽいと脾が弱い、顔が白っぽいと肺が弱いといった具合だ。

望診は体の状態の全体像を把握するための入り口

動きや姿勢、体格、皮膚の色などから陰陽の状態を把握し、さらに五臓の状態を意識して望診を行うことができれば、より詳細に病態を把握することが可能となる。

例えば、38〜39ページで紹介した8つの体質分類や、46ページ以降で紹介している五臓の不調の特徴などを理解しておけば、視覚情報から五臓の病態を推察することができる。例を挙げ

ると、色白で張りのない肌なら熱が不足した腎陽虚の可能性がある、顔色が青白くてやせ細っているといった場合は、肝血虚が疑わしいというふうに見立てるのだ。

このようにして望診から得た情報は、病態の全体像を把握するうえで大いに役立つ。色眼鏡をかけて証を仮に決める際も、望診による見立てが重要な指針となるのだ。

動きや姿勢、体形、色などから陰陽の状態を推察

動き・姿勢 動きや姿勢からは、体全体の陽の状態を知ることができる。

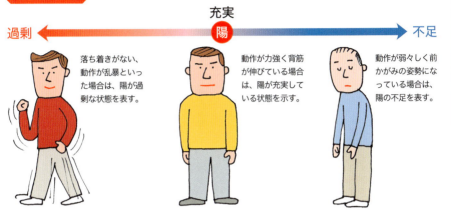

落ち着きがない、動作が乱暴といった場合は、陽が過剰な状態を表す。

動作が力強く背筋が伸びている場合は、陽が充実している状態を示す。

動作が弱々しく前かがみの姿勢になっている場合は、陽の不足を表す。

体型・体格 体型や体格からは、主に体全体の陰の状態を知ることができる。

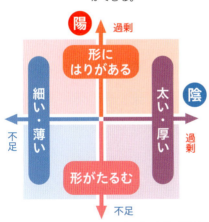

体格が太い、厚みがあるという場合は陰の過剰、体格が細い、肉づきが薄いという場合は陰の不足が考えられる。肉づきにはりがある場合は陽が充実し、たるんでいる場合は陽の不足を示している。

肌などの色 赤が陽証、白が陰証を示すが、微妙な色調の違いで陰陽のバランスが異なる。

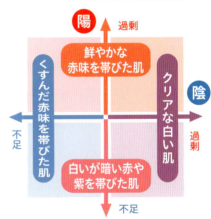

鮮やかな赤味を帯びた肌であれば陽の過剰、くすんだ赤味を帯びた肌であれば陰の不足を表す。また、同じ白でも真っ白な肌は陰の過剰、暗紅色や紫を帯びた白い肌は陽の不足を表す。

まとめ 動きや姿勢、体形・体格、肌などの色から情報収集をするのが望診

第2章 東洋医学の診察・診断法 四診① 望診

東洋医学の診察・診断法

望診の一種、舌診とは

主なキーワード 望診 舌診 胖大 羸痩 歯痕 裂紋 舌苔 舌下静脈

望診の１つで四診の中でも重要な位置を占める舌診

視覚によって情報を集める望診のうち、舌の色や形を診ることを舌診と呼ぶ。舌は体の内部にあるものでありながら、外から簡単に見ることのできる部位なので、舌診は体内の状態を知る手がかりとして四診の中でもとくに重要視されている診察である。

形や色などから陰陽の状態を判断する考え方は、望診と同じである。基本的な流れとしては、まず大きさを診て、陰の状態を把握することから始まる。舌の大きさは体の陰の状態に応じてある程度変化するのだ。舌が厚く大きい状態を胖大といい、陰が過剰であることを示す。反対に、薄く小さい状態を羸痩といい、陰が不足していることを示している。

次に、舌全体の色を診て陽の状態を把握する。色が赤いほど陽が過剰であり、白に近づくほど陽の不足を表す。暗紅色の場合は陰虚の状態であると考えらえる。

また、色を診る際は部分的な色の違いにも着目をする。舌の部位は臓腑と関連があり、舌先は心・小腸・肺・大腸、舌の両ふちは肝・胆、舌の中央は脾・胃、舌の根元は腎・膀胱の状態を反映する。そのため、それぞれの場所の色を診ることで、各臓腑の陰陽の状態を推察できるのだ。

歯痕や裂紋、舌苔、舌下静脈などを観察する

舌の形を診る際は、舌のふちに歯のあとがついてギザギザの形になる歯痕や、表面に亀裂が入った裂紋などの有無に着目する。歯痕がある場合は陰の過剰や陽の不足、裂紋は陰の不足を示している。また、舌の張りからは、陽気の勢いを診ることができ、張りがあるほど陽が過剰、張りがない舌は陽の不足を表している。

大きさ・色・形・張りを診たら、次に舌苔の状態を確認する。舌苔とは舌の表面を覆うこけのことで、その厚さ、色、場所、湿り具合などから陰の状態を探ることができる。舌苔についても、臓腑と舌の部位との関連をあてはめて診察をしていく。

最後に舌を裏返して、舌の裏側を走る血管である舌下静脈の様子を診る。特に注目すべきなのは色とふくらみ（怒張）具合で、血が滞っていると色が黒っぽくなり、怒張も強くなる。また、色調の違いや怒張が部分的に見られる場合もあるので、舌の表側と同様に臓腑と対応させて観察するといい。

大きさや形、舌苔の様子から主に陰の状態を診る

← 陰の過剰　　　　　　　　　　　　　　　　　　　　　陰の不足 →

大きさ・厚さ	**胖大** 舌が大きい様子。厚さが厚い場合が多いが、胖大でも舌が薄い場合もある。	**羸痩・癟** 薄くて小さい印象を与える舌の状態。	
形	**歯痕** 舌のふちに歯の痕がついてギザギザになっている。陰の過剰に陽の不足も伴っている。	**裂紋（亀裂）** 舌にひびが入っている状態。陰の不足に加え、気の不足も考慮することが必要。	
舌苔の厚さ	**厚** 舌苔が厚く感じられる状態。	**無苔・少** 舌苔がない無苔は陰の不足か陽の過剰。舌苔が標準の厚さよりも薄いのは陰の不足。	
舌苔の潤い	**滑** 舌苔の表面が液状のものに覆われている状態。鏡面舌ともいう。	**乾** 舌苔の有無に関わらず、表面が乾いてパサパサして見える状態。	

舌の色から陽の状態を診る

← 陽の過剰　　　　　　　　　　　中庸　　　　　　　　　　　陽の不足 →

絳	紅	暗紅色	淡紅	淡白
紅よりも深く強い赤色。紅よりもさらに陽が過剰で熱証が強い。	赤みが強い状態。陽の過剰を表す。	どす黒い感じの色。陰の不足、または相対的に陽が過剰な状態。	よく見られるピンク色の状態。陰陽のバランスがいいといえる。	赤みが弱く白っぽい状態。陽の不足か血の不足を表す。

気血や熱の状態を診る

血の状態

舌の色が紫、瘀斑
舌全体が紫色だったり斑点状に紫を呈したりする場合、血の滞りを表す。

舌下静脈の怒張
舌の裏の静脈が青黒く膨らんでいる場合、血の滞りを表す。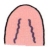

熱の状態

舌苔の色が黄色か黒
舌苔の色が黄色い場合、熱の過剰を表す。さらに熱が極まると黒色を呈す。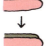

気の状態

剥苔
舌苔の厚薄に関わらず、苔が部分的に剥がれている状態。気の不足を表す。

舌には五臓の状態が反映されている

舌先は心（小腸）・肺（大腸）、舌のふちは肝（胆）、舌の中央は脾（胃）、舌根は腎（膀胱）の状態を反映している。

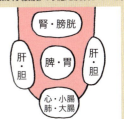

東洋医学の診察・診断法

四診② 切診

主なキーワード 望診 脈診 腹診

直接体にさわって診察する切診

医師が、患者の体に直接触れていろんな情報を得る診察法を、切診という。"切"は、手術などで"切る"のではなく、"接"すなわち"触れる"という意味である。望診や聞診（→P82）、問診（→P84）の視覚、聴覚、嗅覚などによる診察だけでは判断できない客観的な情報を、切診により集めることができる。

切診には、手首に触れて脈拍数や脈の深さなどを診る脈診（→P78）や、おなかをさわって調べる腹診（→P80）が

あるが、それ以外にも、症状に応じて行う触診がすべて含まれる。

例えば、痛みやしびれがあるときなどは、その場所をさわり、冷たいか熱いかで寒熱（→P90）が判別できる。また、皮膚のかさつきや乾燥からは、陰の不足などが考えられる。とくに鍼（→P184）や灸（→P188）では切診が重要で、抵抗や圧痛のある場所を探り、経絡（→P164）や経穴（→P174）の考え方に基づいて治療する。

中医学で重視される脈診、日本で重視される腹診

切診で、とくに重視されているのが、脈診と腹診である。

脈をとる脈診は、西洋医学でも行われるが、主に脈拍数、緊張度、不整脈の有無などを認識することが目的だ。一方、東洋医学の場合では、脈の数や深さ、強弱、脈のリズムといった脈の状態が、病態を総合的に把握するための情報となる。脈の拍動は体のいろいろな場所で感じることができるが、脈診では手首の橈骨動脈に３本の指をあてて診察する。また東洋医学では、左右両方の手首の脈を診るのも特徴。脈診は、伝統的な中医学でとくに重視される。

腹診は、おなかをさわったり押した

りして、腹壁の硬さや張り具合、押さえた時の抵抗や圧痛、内臓の水の音などの特徴を探る診断法。西洋医学の腹診は内臓の状態を確認することが主眼で、解剖学的な見方でなされることが多いが、東洋医学では腹壁の筋肉の硬さや圧痛点などを見つけることで、体の状態を把握することに主眼を置く。

日本で独自に発達した漢方医学では、腹診は非常に重視されているが、中国や朝鮮半島ではあまり使われない。「異性や身分の高い人の体にむやみに触れてはいけない」との儒教の教えが広く普及していたことから、腹部に直接さわる腹診が避けられるようになったといわれている。

切診は体に触れ表層の温度や湿度、張り具合などを診る

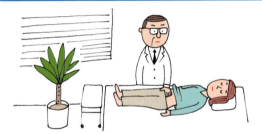

切診では手足などを直接さわり、体表部の温度や湿度、張り具合などから、熱の過不足や津液（陰）の過不足の状態を診察する。

切診のポイントと予想できる症状

❖ 皮膚の冷感・熱感・乾燥・湿潤を診る

状　態	予想できる症状
冷たい	全体に熱が少ないか、熱が偏って表層には少ない状態。
通常よりも熱い	全体に熱が旺盛か、熱が偏って表層に集中している状態。
通常よりも湿っている	全体的な津液の過剰か、外に向かう勢いが強いか、汗を調節するしくみが乱れている状態。
乾燥している	津液の不足か、表層の津液の巡りが悪い偏った状態。
乾燥して皮膚が硬くざらざらした状態	血虚や血瘀の症状と考えられる。
押すと皮膚が陥没して戻らない	津液の動きが悪く表層に停滞して溜まっている状態。

❖ 体全体の寒熱燥潤を総合的に診る

状　態	予想できる症状
手足が冷たいが、胴体や顔は温かい	熱の全体量の不足ではなく、熱の偏りを示す。気の滞りによって起きることが多い。
手のひらや足の裏が熱く、胸中に熱感がある	陰虚に見られる、全身に煩わしい熱が現れていると考えられる状態。

❖ 痛みの状態を診る

状　態	予想できる症状
押さえると痛みが軽減する	喜按といって、気虚や寒邪によって痛みを生じている状態。
押さえると痛みが増強する	拒按といって、実邪や熱邪によって痛みを生じている状態。

まとめ　手足などに直接触れて、熱や津液の過不足を診察するのが切診

東洋医学の診察・診断法

切診の一種、脈診とは

主なキーワード 脈診 寸 関 尺 浮取 中取 沈取 脈位 脈律 脈形 平脈 病脈

脈の速さや強さから体の状態を診るのが脈診

　体に触れて診察する切診の１つが、脈診だ。両手首の脈の状態から、病気のある場所や性質、陰陽や虚実などの体質、気・血・津液のバランスなどがわかるとされる。

　脈診では、両手首の寸・関・尺の計６カ所で脈をとる。医師は、患者の橈骨茎状突起（手首の親指側にある骨の突起）の内側で脈に触れる部分（関）に中指をあてる。それに揃えて、人差し指で脈に触れる部分（寸）、薬指で脈に触れる部分（尺）を確認する。

　脈診には、浮取、中取、沈取という３種の脈のとり方がある。指が皮膚に触れるか触れないかぐらいのあて方を浮取といい、やや圧力をかけてとるのを中取、もっと押しつけてとることを沈取という。また、左右それぞれの手首の寸・関・尺は五臓と対応しているとされ、左手の寸脈は心、関脈は肝、尺脈は腎陰、右手の寸脈は肺、関脈は脾、尺脈は腎陽と関係するとされている。いずれかの臓腑に異常があると、それに対応する部分の脈が乱れ、体内の状態がわかると考えられている。

　脈診では、脈の様子が最もよく触れる位置（脈位）、脈の速さ（脈律）、脈の強さや勢い（脈形）など、左右の寸・関・尺、計６カ所の脈の特徴を診て、体の状態を把握する。

脈から体の状態を読みとっていく

　脈位、脈律、脈形に特徴がない、正常な体の状態を反映していると考えられる脈のことを平脈という。一方、体調が悪い時や病気の時にみられる脈を病脈という。病脈は、脈の速さや力強さ、脈の勢い、流れやリズムの性質などから、浮脈、沈脈、数脈、遅脈、代脈、結脈、促脈、弱脈、弦脈、細脈、滑脈、渋脈などに分けられる。

　例えば、浮脈は指を軽くあてるだけではっきり触れることのできる脈のことで、病気の原因が表（➡P88）にある

ことが多く（表証➡P88）、感冒などの時によく見られる。沈脈はその逆で、指を強く深く押さなければ触れることのできない脈のこと。これは、病気の原因が体の深いところにあることを意味している（裏証➡P88）。

　通常はこれらの病脈が組み合わさってみられることが多く、沈弦、細数、浮数、沈細滑、沈弦細などと表現される。例えば、浮数は浮脈で拍動数の多い脈のことで、上半身の機能が過剰に働いていることを意味する。

脈診では左右の寸、関、尺の6カ所の脈をとる

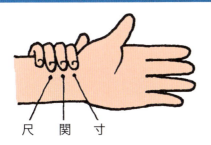

尺　関　寸

中指を手首の親指側にある骨の突起より、腕の内側にある脈にあて、そのまま中指の指先と接するように人差し指と薬指の指先を下ろし、脈にあてる。人差し指が触れた脈が寸、中指が触れた脈が関、薬指が触れた脈が尺だ。まずは左右6カ所の脈を同時に診て違いを比べ、違いがある場合はさらに1カ所ずつ脈をとる。

脈位、脈律、脈形などから気・血・津液の状態を診断

❖ 脈位（脈を感じる位置の深さ）

脈	状態
浮脈	軽く触れるだけで、はっきり感じとれる脈。 気や血の流れが体の表面に集まっていることを示唆している。体の表面で病気の原因となる外邪（→P102）と闘っている場合や、暑い時などに現れる。
沈脈	強く押し付けた時にはっきりと感じとれる脈。 気や血の流れが体の深い部分に集まっていることを示唆している。体の内側で病気と闘っている時や妊娠時や月経前、食後、睡眠中などに現れる。

❖ 脈律（脈の速さ、脈拍数）

脈		状態
数脈		脈拍が早く、1分間に概ね90回以上のもの。原則として陽の過剰を示唆する。
遅脈		脈拍が遅く、1分間に概ね50回以下のもの。原則として陽の不足を示唆する。
脈の不整	代脈	規則的に脈が飛ぶもの。気虚のほか総合的な判断で意義を捉える。
	結脈	不規則に脈が飛び、遅脈のもの。
	促脈	不規則に脈が飛び、数脈のもの。

❖ 脈形（脈の強さや勢い）

脈		状態
脈の強さ	弱脈	脈力が弱いもの。陽の不足を示唆する。
	弦脈	脈力が強く、張りつめているもの。気の滞りを示唆する。
脈の大きさ	細脈	脈の大きさが小さく感じられるもの（力が弱いわけではない）。津液の不足を示唆する。
脈の流れ	滑脈	脈が円滑に流れるもの。陰が充実してる状態。
	渋脈	脈がぎくしゃく流れるものや、微細な振動を感じられるもの。血の流れの悪さを示唆する。

第2章 東洋医学の診察・診断法　切診の一種、脈診とは

東洋医学の診察・診断法

切診の一種、腹診とは

主なキーワード 腹診 心下部 胸脇部 臍上部 臍傍部 臍下部 膈

腹部の抵抗や圧痛などから体の状態を把握する

　おなかを触って、腹壁の硬さや張り具合、押さえた時の抵抗や圧痛、内臓の水の音などの特徴を探って体の状態を調べる診察法を、腹診という。

　西洋医学での腹診は、腹壁の上から腹部の内臓の様子を探るのが主な目的だ。しかし東洋医学の腹診では、内臓の様子のほか、腹部の皮膚や腹筋の張り具合、硬さ、しこりの有無などから、病気への抵抗力である正気（→P100）の充実度や気・血・津液の状態を把握することが主眼となる。ある特有の状態

から腎の気の弱さ、肝の気の滞り、血の滞りなどを判断することもある。

　腹診は中医学ではあまり使われないが、日本での東洋医学では処方を決定するための指針の一端として重視されている。腹部は、心下部、胸脇部、臍上部、臍傍部、臍下部、脇下部、下腹部、腹直筋などに分けられる。これらの場所に現れる抵抗や痛み、硬結（しこり）、動悸、力のなさなどの特徴を把握することで、気・血・津液の滞りや、五臓の不調を推察できるのだ。

腹診の方法とよく見られる特有の所見

　西洋医学の腹診では、内臓の様子がよくわかるように、腹壁を緩めるために、仰向けの状態で膝を立てて行う。これに対して、東洋医学の腹診では、腹壁の緊張度がよく判断できるように、下肢を伸ばした状態で仰向けに寝る。そして、腹部に軽く手を触れて、自然な状態での腹部の緊張度や皮膚の湿潤度などを調べていく。

　その後、腹部の局所を軽く圧迫して、皮下や深部の硬結やかたまりの有無、深部動脈の拍動の程度などを確かめたり、外部からの刺激に対する生体の抵抗の度合いなどを確認したりする。とくに、左右の側腹部、臍下部、臍上部、

心下部、脇胸部などでは、強めに押したり、指を立てて斜めに差し込んだりして、特有の反応を確かめる。

　横隔膜の位置に相当する心下部から胸脇部にかけての部位は「膈」と呼ばれ、体の気の流れが上下に交錯する要所とされている。ここに張りや硬結が生じるのは、気の流れが悪いことを意味している。

　腹部特有の反応には、胸脇部を圧迫すると張って苦しく感じる胸脇苦満、みぞおちを押しつけると苦しく感じる心下痞鞕、胃のあたりを軽く叩いたり揺すったりすると、胃の中でぽちゃぽちゃと音がする胃内停水などがある。

腹診では腹部のさまざまな部位の反応を診る

腹部の名称

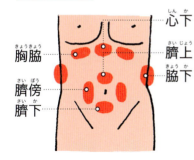

胸脇（きょうきょう）
臍傍（さいぼう）
臍下（さいか）
心下（しんか）
臍上（さいじょう）
脇下（きょうか）

腹部を押した時の腹壁の状態が示すこと

● **過剰な緊張や硬結（しこり）がある**
病的な活動の亢進状態や気・血・津液の巡りの滞りを示す。

● **適度に張っている**
正気が健全に充実している。

● **張りがない、抵抗がない**
正気の弱さを示す。

代表的な反応

胸脇苦満（きょうきょうくまん）
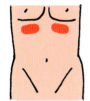
胸脇を圧迫されると張って苦しく感じる状態。上下の気の通行が膈で途絶えて滞っている。肝鬱気滞（肝の疏泄作用が低下して気の巡りが悪い状態）を示唆。

心下痞鞕（しんかひこう）
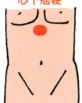
みぞおちを圧迫されると苦しく感じる状態。板のように堅く張っている場合もある。気滞胃熱（気が滞って胃に不調がある状態）を示唆。

胃内停水（いないていすい）
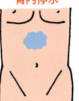
胃のあたりを軽くたたいたり揺すったりすると、胃の中でポチャポチャと音がする状態。胃腸機能の低下、余分な水分（湿邪）の存在を示唆。

腹直筋攣急（ふくちょくきんれんきゅう）
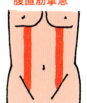
臍周囲の腹直筋が堅く緊張して、棒のようになっている状態。気の滞りを示唆している。

臍上悸（さいじょうき）
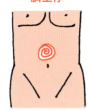
臍上を触ると、腹部大動脈の強い拍動を感じる状態。肝の気が旺盛であることを示唆。拍動が弱い場合は、気虚などで腹壁の緊張度が低下して動脈に触れる場合もある。

臍下不仁（さいかふじん）
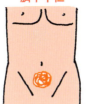
臍下の腹直筋を圧迫すると抵抗なく入り込む状態。腹直筋下部の張力の低下、知覚麻痺を伴うこともある。腎陽虚を示唆。

左側腹部の結節（こぶ）
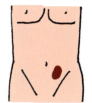
左側腹部を押しつけるとかたまりのような結節（こぶ）に触れる状態。実際に何かがあるわけではなく、静脈の鬱血と考えられている。血瘀を示唆している。

東洋医学の診察・診断法

四診③ 聞診

主なキーワード 聞診 虚証 実証 虚実 熱証 寒証 寒熱

話し方や声・息などから主に虚実の判断をする

患者が話す声の調子や話し方、息の仕方、せきをする様子や痰の絡み具合、息の匂いや体から発する匂いなど、目を閉じて感じとれるものからも多くの情報を得ることができる。こうした聴覚や嗅覚を通して診察する方法を、聞診という。聞診では主に、何かが不足している虚証(➡P88)か、何かが過剰な実証(➡P88)かについて判断する虚実(➡P90)を診る。

聞診ではまず、患者の声を聞く。声が大きいか小さいか、力強いか細いか、甲高いか低いか、話す言葉は明瞭か不明瞭かなどが虚実の判断材料となる。例えば、言葉が明瞭で力のある声は、正気(➡P100)が充実している証拠であり、声が小さく聞きとりにくいの

は、肺気虚や腎虚と考えられる。

呼吸音も、虚実の判定の助けとなる。呼吸が荒いのは、体に熱がこもる肺熱の場合に多くみられる。逆に呼吸が弱く、吸う息よりも吐く息のほうが多い時は、肺と腎の気虚を示唆している。息がゼーゼーする喘息でも、息が荒く、呼吸音が大きく、息を吐くと楽になるのは肺に異常があることを示し、呼吸音が弱くてせきをしている時は、痰がからんでいるかいないか、乾いたせきか湿ったせきかなどを診る。

例えば、乾いたせきは、体に熱がこもっており、乾燥して津液が不足した状態を示している。また、しゃっくりやげっぷは、胃の気が上に逆流した状態だと考える。

口臭や体臭、排泄物の匂いからわかること

匂いは、口臭や体臭で確認する。一般に、匂いの強いものは熱証(➡P88)や実証、その逆は寒証(➡P88)や虚証を示すと考えられている。

口臭は、主に胃の熱と考える。例えば、すっぱい匂いの口臭は消化不良で、胃に食べ物が停滞していることを示す。腐ったような匂いの口臭は、歯周病や口内炎、虫歯の悪化など、口の中の異常が原因と考える。そして体臭は、

胃の働きやさまざまな代謝異常、皮膚の清潔状態などを反映している。

その場では直接確認できなくても、大便や尿の匂いを聞き出すことで、主に寒熱(➡P90)の情報が得られる。一般に、大便の匂いが強いものは熱証、匂いが少ないものは寒証と考える。尿では、尿量が少なく黄色味が濃く、匂いの強いものは熱証、尿量が多くて無色で匂いが少ないのは寒証と考える。

82

聞診では声や呼吸の状態、匂いなどから虚実を診る

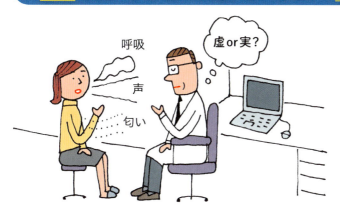

聞診では、声の調子や話し方、呼吸の状態、口臭や体臭などの匂いなど、目を閉じた状態で感じとれるものを診察する。これにより、何かが不足している虚証か、何かが過剰な実証かを把握する。

第2章 東洋医学の診察・診断法 四診③ 聞診

聞診の内容と予想できる症状例

	状態	考えられる症状
声	声が小さくて途切れがち	気虚、肺気虚。
	声がかすれたり痰がからむような声	肺の気が発散できない状態や津液が、部分的に過剰になって滞った痰飲が存在する状態。
	うめき声が出る	気がこもった状態。
	大きく力強い声のうわごとがある	実証で熱が過剰であることが多い。
呼吸	荒い呼吸	実証で肺に異常が生じている。
	微弱な短い速い呼吸	肺気虚、気虚。
	1回に吐く息が長く息苦しい	喘息の時にみられる実証の息切れ、呼吸困難。
	1回に吐く息が短く息苦しい	肺気腫や心不全の時にみられる虚証の息切れ、呼吸困難。
せきや痰	乾いたせき	肺陰虚。
	痰のからんだ音のする湿ったせき	痰濁（病理的水分）が肺をふさいだ状態。
	弱々しいせき	肺気虚。
匂い	すっぱい匂いの口臭	胃の消化機能が低下しており、胃に食べ物が停滞している。
	腐ったような匂いの口臭	歯周病、口内炎、虫歯など、口の中の異常がある。
	分泌物などの濃厚な悪臭	湿熱、熱の過剰による腫れや化のう、発熱など。

 聞診では、声の調子や口・体の匂いから体全体の虚実を診断する

東洋医学の診察・診断法

四診④ 問診

主なキーワード 問診 弁証 色眼鏡をかける 主訴

望診や切診、聞診の結果をもとに質問するのが問診

問診とは、医師が患者に質問をして、現在の症状や病歴、生活習慣、体質などの情報を集める方法である。望診や切診といったほかの四診とは違い、問診の場合は医師からあらゆる質問を投げかけることができるため、そこから得られる情報は無数にある。しかしそれはいい換えると、一定の指針をもって問診を行わなければ有用ではない情報も多く集めてしまい、弁証の決め手となる情報を引き出せない可能性があるということだ。

そうした不正確で無駄の多い問診を行わないためにも、望診や切診、聞診から得た情報をもとに色眼鏡をかけることが必要だ。色眼鏡は四診のすべてで重要となる技術だが、とくに問診においては十分に意識しておきたい。

問診により病気の原因、引き起こす条件がわかる

問診でははじめに、今患者が抱えている症状や困っていることなどを質問する。これは患者が医師に対して最も訴えたいこと＝主訴を問うものだ。主訴はなるべく、本人の口から本人の表現で話してもらうことが理想的だ。

次に、患者本人が体について日頃から気にかかっていることや、気になる体調の変化などを、思いつくまま挙げてもらう。この時、医師から話を誘導せずに、患者が話したいことを話してもらうようにするのが大切だ。とくにない場合は、それでも問題はない。

主訴と日常的に気になることを聞き終えたら、今度は主訴に対してどのような条件が加わると症状が悪化したり軽減したりするのかを問う。症状の悪化や軽減に関わる条件には、主に季節、天候、気温、湿度、1日の中での時間帯の違い、食事の前後、睡眠の前後、月経などが挙げられる。この場合は色眼鏡をかけて、ある程度絞り込んで質問をするのが有効だ。主訴と、症状を悪化・軽減させる条件とが結びついたら、なぜそこに因果関係が生じるのかを検討する。

ここまでの問診内容だけでもある程度患者の病態が絞り込めるが、主訴だけに問題点を縛られないためにも、最後に健康状態全般についても探る。具体的には、食欲、排便や排尿の状態、睡眠の長さや深さ、肩こりや冷えなどの有無、月経周期や経血量などについて質問する。こうした情報は、気・血・津液や五臓の状態を把握するための基礎情報として役立つものとなる。

84

問診はいくつかの段階を意識して行うことが大切

STEP 1 本人が困っていること（主訴）を聞く

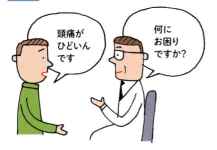

まずは患者の主訴について、患者自身の言葉で話してもらう。問診のプロセス全体において、医師の誘導なしに患者の口から述べられた内容は、重要な情報になる。

STEP 2 日頃から気になることや最近の体調の変化を聞く

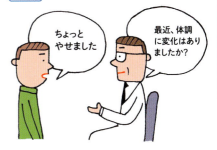

主訴に関係するかしないかに関わらず、体調面について日頃から気になることを述べてもらう。なるべく医師からの誘導はせず、患者自らの考えを話してもらう。

STEP 3 主訴に対してどんな条件が悪化・軽減につながるのか聞く

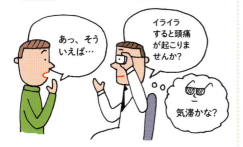

ここからは医師が色眼鏡をかけて、誘導的に質問をしていく。ここまでに本人の口から語られた主訴や体調に関する情報から、因果関係がありそうな条件をいくつか提示して情報を聞き出す。

→P86「症状の変化を引き起こす条件と変化の傾向」を参照

STEP 4 主訴の背景となる健康状態や生活習慣について聞く

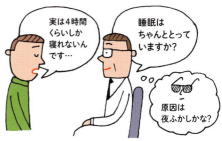

主訴の視点に縛られてほかの問題を見落とさないためにも、普段の健康状態や生活習慣についても質問。何から何まで聞くのではなく、患者の気・血・津液や五臓の状態の把握に有用と思われる質問に絞ったほうがいい。

→P87「体の状態や生活習慣と症状との因果関係」を参照

 問診では主訴をもとに症状が悪化する条件や、症状を引き起こす生活習慣などを聞き出す

症状の変化を引き起こす条件と変化の傾向

85ページのSTEP③では、以下のような条件のうち、どれが患者の症状の悪化・軽減に関係があるのかを問診によって探っていく。

条　件	変化の傾向
季節	春や夏は外に向かう気の勢いが強くなり、秋や冬は気の配分が体の内側に集まりやすくなる。こうした変化に応じて、それぞれの虚実（→P90）の状態が表面化する。
天候	雨天、曇天時は天候が陰の状態であるため、生体の陽気が圧迫されて気・血・津液の運行が低下する。晴天時は天候が陽の状態であるため、生体の陽気が強まるが、気・血・津液の滞りがある場合は症状が悪化しやすい。
気温	低温時は生体の陽気を圧迫して気・血・津液の巡りを停滞させる。とくに陰の過剰による不調が現れやすい。高温時は生体の陽気の勢いが増すため、陽が過剰になり陰を消耗することによる不調が現れやすい。
湿度	湿度は陰の状態を左右する。湿度が高いと生体の陽気が低下して体が重たく感じるようになる。湿度が低く乾燥していると、わずらわしい熱感が強くなりやすい。
１日の中での時間帯の違い	午前中は気・血・津液の巡りがまだ十分ではないため、気滞や血瘀など、巡りに問題がある病態の症状が強くなる。ただし症状は午後や夜間に向かって軽減する。午後から夜にかけては、気・血・津液の不足があると症状が悪化しやすい。とくに夜間は陰の不足による発熱が起こりやすい。
食前・食後	通常、食前の空腹時は脾胃の陰が少なくなっているため、空腹時に症状が悪化するのは胃の熱が過剰であると考えられる。食後は通常、脾胃の消化活動が活発になるため、食後に症状が悪化するのは脾の機能が低下していると考えられる。
睡眠	通常、睡眠時は陰が補充されるため、睡眠不足は陰の補充が十分にできず、陰の不足を招き、腎陰虚の症状を強めてしまう。さらにそれが気の不足も招き、気虚の症状を強めてしまう場合もある。

体の状態や生活習慣と症状との因果関係

85ページのSTEP④では、患者の体質や想定される病態との関連性を考慮しながら、以下のような項目を確認する問診を行う。

体の状態や生活習慣	症状との因果関係
食欲について	空腹感がある場合は、脾の働きが正常であると考えることができる。異常な空腹感を感じる場合は、胃に熱が過剰に溜まっている可能性がある。空腹感がない場合は脾の機能が低下していると考えられ、その影響で気・血・津液が十分に生成されていない可能性も高い。脾の機能が低下する原因として、肝や腎の異常が背景にある場合も多い。
食事量について	食事の量が少ない場合は脾虚の可能性がある。また、腎陽虚や気虚である場合、疲れやすいため活動量が低く、消費エネルギーも少ないことから食事の量が少なくなると考えられる。
食後の状態について	食後に胃もたれがある場合は、脾の昇清作用が低下している脾気下陥の可能性がある。食後におなかのはりやげっぷなどを感じる場合は、肝の疏泄作用が低下した肝鬱気滞の可能性がある。
口の渇きについて	口の渇きをまったく意識しない場合は、水分を過剰摂取していると考えられるため、生活指導が必要になる。異常に口の渇きを感じるのは、体全体が陰虚の状態である場合か、体の一部分の熱が過剰になっている場合とが考えられる。口の渇きを感じるけれど飲みたくない、もしくは飲みたいという感覚以上に口の乾燥を強く感じるという場合は、血が滞っていると考えられる。
便通について	便意のない便秘が見られる場合、胃や肺の気が滞っていると考えられる。排便の頻度が高い（1日に4回以上）場合は食べ過ぎか、脾虚のために栄養分が十分に吸収できない、胃や肺の気の巡りが乱れているといった状態が考えられる。
睡眠について	日常的に睡眠時間が不足している場合、体の水分のもとである腎陰が圧迫されている可能性が考えられる。寝つきが悪いのは、心血の不足か肝気の過剰である可能性がある。睡眠中に目が覚めるのは、腎陰虚や肝気が滞っていると考えられる。

東洋医学の診察・診断法

八綱弁証で診断する

主なキーワード 八綱弁証　八綱　表裏　寒熱　虚実　陰陽　表証　裏証　寒証　熱証　虚証　実証

四診の診察結果を治療につなげるための診断法

　四診で得られた診察結果を治療につなげるためには、そこから病気の原因や病気が発症している場所、病気が発症しているメカニズムなどを具体的に分析し、病態（証）を診断する。このことを弁証といい、さまざまな手法があるが、その最も基本的な方法が八綱弁証である。

　八綱弁証とは、表、裏、寒、熱、虚、実、陰、陽の8つの指標（これを八綱という）を用いて、体の特徴や症状を把握する方法だ。通常は、八綱は表裏（→P90）、寒熱（→P90）、虚実（→P90）、陰陽（→P90）の組み合わせで考える。分析の基本となるのは表裏、寒熱、虚実の3つで、これらはそれぞれ、陰と陽の性質をもっている。その中でも、場所を陰陽で表すことを表裏、温度を陰陽で表すことを寒熱、何かが過剰か少ないかを陰陽で表すことを虚実という。つまり、裏、寒、虚は陰に属し、表、熱、実は陽に属しているのだ。

表裏、寒熱、虚実で分析し、陰陽で総合的に捉える

　八綱弁証の基本的な手順としては、まず表裏で病位（病気の位置）を診る。病位が体表面にあると診断された場合を表証と呼び、内臓などの深部に病気がある場合を裏証と呼ぶ。

　次に、寒熱で病状（どんな症状か）を診る。四診の結果、熱が不足していると診断された場合を寒証、熱が過剰な場合を熱証という。

　そして、病因（病気の原因）や病機（病気になったメカニズム）は虚実で診る。何かが不足している状態を虚証といい、過剰な状態を実証という。何が過剰で何が足りないのか、その主語については、表裏や寒熱で把握した状態がなぜ生じているかを考えることで導き出される。

　こうして見立てた表証、裏証、寒証、熱証、虚証、実証などを組み合わせることで、8つの証を立てられる。例えば表寒虚証、裏熱実証などだ。8つの証にはそれぞれ、どこで（表裏）、何がどうして（虚実）、どうなっているのか（寒熱）が示されている。

　表裏が判断できない病位や、寒熱が判断できない病状、虚実が判断できない病因や病機は、陰陽の視点で分析する。陰陽論にもあるとおり、万物はすべて陰と陽に分類できるため、表裏、寒熱、虚実の3視点では捉えきれない現象（症状）は、陰陽の視点で補うことができるのだ。

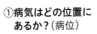 から8つの証を導き、陰陽で補足

①病気はどの位置にあるか？（病位）	②病気の状態は？（病状）	③病気の原因や病気になったメカニズムは？（病因・病機）
↓	↓	↓
表裏で診る	寒熱で診る	虚実で診る

| 表 病位が体表面であること。 | 熱 熱が過剰な状態のこと。 | 実 何かが過剰な状態のこと。 | → 表・熱・実は 陽 に属する |
| 裏 病位が体の深奥部であること。 | 寒 熱が不足した状態のこと。 | 虚 何かが不足した状態のこと。 | → 裏・寒・虚は 陰 に属する |

この八綱に基づいて弁証をしていくと…

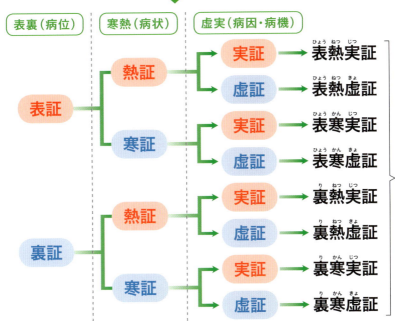

まとめ 八綱弁証は表裏、寒熱、虚実の3つの視点を中心に、証を決める診断法

東洋医学の診察・診断法
表裏・寒熱・虚実・陰陽

主なキーワード 表裏 寒熱 虚実 陰陽 上下 内外 半表半裏 燥湿

表裏は上下と内外、寒熱は燥湿の視点を加え考える

表裏、寒熱、虚実、陰陽は、次のような考え方で弁証につなげていく。

病位を表す表裏では、体に対して縦軸は上下、横軸は内外と考える。上下は41ページの臓象学説で触れている「腎→脾→肝→肺→心」の順番にほぼ準じており、腎→脾→肝→心（心臓としての心）→肺→心（大脳としての心）の順で下（裏証）から上（表証）へと病位が変わる。上に近い大脳としての心や肺に関わる病気は表証、下に近い腎や脾に関わる病気は裏証となり、肝や心臓としての心に関わる病気はその中間（半表半裏証）と呼ぶ。

内外もこの順番とほぼ同じで、内から外に向かって腎→脾→肝→心（心臓としての心）→肺となる。肺や心の病気は表証、腎や脾の病気は裏証、肝の病気は中間の半表半裏証にあたる。このように表裏において上下、内外の視点をもつと、五臓の病態も含めた診断がしやすくなるのだ。

病状を表す寒熱は、熱の過不足を表す物差しである。熱の状態は陽の本質的な性質を表してもいるので、寒熱は陽のありさまを示す物差しでもある。ここに、陰のありさまを示す物差しも加えてみよう。陰の本質的な性質は水や潤いであるため、陰の物差しは水分の過不足をさす燥湿（乾燥と湿潤）となる。熱＝陽＝気であり、陰＝水分＝血・津液となることから、寒熱・燥湿という視点をもつと、気・血・津液の状態からも病態を把握できる。

虚実では、何が過不足かを考えることで病因を探る

病因や病機を表す虚実は、一般的に正気が多いか少ないかを示す物差しと考えられることが多いが、必ずしもそれだけではない。何かが過剰になるのが実、少なくなるのが虚であり、何が過剰か不足か、それを検討することこそが病因や病機を探ることになる。

例えば、寒熱の物差しで熱証と診断された場合、それは水分が少ないために熱が過剰になって引き起こされたと考えることができる。それはいい換えれば、陰（水分）が不足した「陰虚」であると捉えることもできる。

表裏、寒熱、虚実による分析結果がうまくまとまらない場合は、陰陽の視点で全体をくくり、まとめることができる。反対に、表裏、寒熱、虚実の視点では捉えきれない細かい現象（症状）がある場合も、陰陽の視点で考えれば補うことができるのだ。

五臓や気・血・津液の概念もとり入れ病態を把握

表裏（病位）の考え方

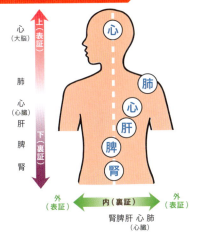

動悸など心の不調やせきなど肺の不調は体表部に症状が現れる表証、冷えなど腎の不調や腹痛など脾の不調は体の深奥部に症状が現れる裏証、抑うつ状態など肝の不調は体の中間部に症状が現れる半表半裏証となる。

寒熱（病状）の考え方

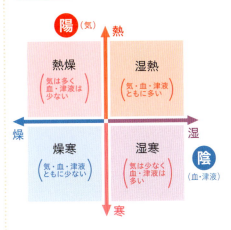

寒熱は気の状態を表し、そこに燥湿の視点を加えると気・血・津液の状態が把握できる。発熱やほてりなどは熱証、悪寒や冷えなどは寒証、肌の乾燥などは燥証、むくみなどは湿証となる。

虚実（病因・病機）の考え方

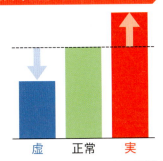

虚実では、何が足りないか、もしくは何が過剰かを考えることで病因や病機を導き出す。熱の過剰は熱実、熱の不足は熱虚、水分（陰）の過剰は陰実、不足は陰虚となる。

陰陽の考え方

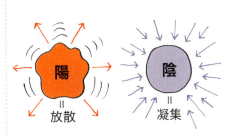

表裏、寒熱、虚実で拾い切れなかった現象は陰陽で捉える。凝集・下降・鎮静・重い・冷たい・水を生むといった性質は陰証、拡散・上昇・躍動・軽い・熱を生むといった性質は陽証と考えることができる。

まとめ 八綱弁証に陰陽論、五臓、気・血・津液の概念をとり入れれば、複雑な病態も把握できる

表裏、寒熱、虚実、陰陽の一般的な特徴

表裏

表証 皮膚や筋肉、関節、神経などの体表部に症状が見られる場合、病位は表証と診断される。

裏証 内臓などの体の深奥部に症状が見られる場合、病位は裏証と診断される。

発熱
体表部の免疫機能が病因物質と闘っているために起こる。

頭部の症状
頭痛、頭がだるい、頭がクラクラするといった症状。

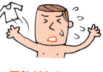

悪熱がある
服を着ていられないほど体が熱くなる症状。

便通異常
便秘や下痢、水様便など、便通に関わる症状。

悪寒・悪風がある
悪寒は暖かい部屋の中でも異常な寒気を感じる症状。悪風は風にあたったときに異常な寒気を感じる症状。

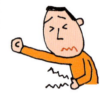

腹部の不調
腹痛や腹部の膨満感など、腹部に関わる症状。

寒熱

熱証 熱の過剰や水の不足による症状は熱証と診断される。体の状態が陽に傾いている。

寒証 熱の不足や水の過剰による症状は寒証と診断される。体の状態が陰に傾いている。

紅潮・ほてり・目の充血
顔面や頭部の熱が過剰になって生じる症状。

小便の色が濃く少量
熱の過剰により水が消耗されて生じる症状。

悪寒・冷え
熱の不足や水の過剰によって生じる症状。

顔面が蒼白する
熱を供給する血の不足などから生じる症状。

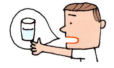

口が渇く
熱の過剰によって水が消耗され、のどが渇く症状。

小便の色が薄く多量
水の過剰を示す症状であり、体が冷えていること示唆している。

虚実

実証 正気(生命力)の虚実について考える場合、以下のような症状は実証と診断される。

虚証 正気(生命力)の虚実について考える場合、以下のような症状は虚証と診断される。

顔色が紅潮する
陽が強すぎるために、熱が過剰に溜まっていることを示す症状。

無汗 (汗が出ない)
熱が過剰で水を消耗するほか、陰が強すぎる陰実の場合もある。

顔面が蒼白し黄色がかる
水の不足、もしくは血の不足を示す症状。

自汗 (汗が勝手に出る)
肺の機能が低下した肺気虚によって起こることが多い。

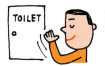

便秘・小便の回数が少ない
熱が過剰で水を消耗するために生じる症状。

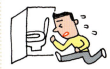

下痢・小便が頻繁
腎の熱が不足した腎陽虚や気虚、または水が過剰である場合に起こる。

陰陽

陽証 表証、熱証、実証は陽証に分類される。冷やす治療が必要な症状が多い。

陰証 裏証、寒証、虚証は陰証に分類される。温める治療が必要な症状が多い。

顔面が紅潮する
熱の過剰などによって起こる症状。

炎症がある
熱の過剰によって起こる症状。

顔面が蒼白する
陽が足りない陽虚の場合に生じることが多いとされる症状。

悪寒・冷え
熱の少ない寒証、陽の少ない陽虚などによって生じることが多い。

目の充血
熱の多い熱証や血の多い血実などで生じる。

沈うつ
気が不足した気虚などによって起こりやすい症状。

東洋医学の診察・診断法

八綱弁証で証を分析する

{ 主なキーワード } 八綱弁証　表裏　虚実　寒熱

「どこで」「何がどうして」「どうなっているのか」を分析

　実際に八綱弁証を行う際は、「どこで（表裏）」「何がどうして（虚実）」「どうなっているのか（寒熱）」を1つひとつ明らかにする。顔面の皮膚が乾燥している患者を例に挙げてみよう。

　まずは表裏を診て病位を探ると、皮膚の疾患であることから表証だとわかる。また、表が乾燥しているなら、裏は乾燥しているかどうかについてもあわせて分析しなければならない。裏の状態を診るためには、便や尿など、体の深奥部の津液の状態を問診によって確認するのが1つの方法だ。さらに上下の観点から、同じ皮膚でも下半身の皮膚はどうなっているのかも把握する。

　次に虚実を診て、病因を探る。皮膚の乾燥とは、体内の水分が足りない状態が表に現れているものであるため、津液の供給力が低下している状態といい換えられる。津液の供給力の低下は、津液が十分に体内を巡っていないか津液そのものが不足している陰虚や、体内に熱が過剰に溜まっているために津液が消耗されている実熱などが、病因と考えることができる。

　さらに、病機も検討する。陰虚を招くメカニズムには、津液を巡らせる陽が不足した陽虚や、津液を生成する脾や津液を巡らせる肺の機能低下などが挙げられる。一方、実熱を招くメカニズムは、気滞によって滞った気が熱を帯びている状況などが考えられる。

「表裏」「虚実」を診て「寒熱」を診る

　こうしていくつか考えられる病因や病機を絞り込むため、寒熱を診て病状を確認する。手足の冷えなどがある場合は寒証であり、陰が強く陽が弱い状態だと判断でき、陽虚が招いた陰虚だと考えられる。反対に、ほてりや目の充血などがある場合は熱証。気滞が招いた実熱が病因・病機と考えられる。

　陽虚が招いた陰虚であるなら、温めて津液の巡りをよくする治療が適切だ。しかし、気滞が招いた実熱である場合は、気を巡らせて熱を冷まし、津液を補う治療が適切となる。このように、ひと口に顔面の皮膚の乾燥といっても、病位、病状、病因・病機が違えば治療法も異なってくる。

　これを、単に皮膚の乾燥だからと津液を補う治療をしてしまうと、かえって症状を悪化させることもある。八綱弁証をもとに、気・血・津液や五臓が症状とどう関わっているかを全体的な視点で分析することが不可欠だ。

表裏、虚実、寒熱を分析

例 顔面がかさついている皮膚疾患の患者を診察するとき…

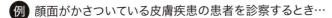

どこで（病位）…表裏を診る

- 皮膚が乾燥＝表にある。
  ▽
- それでは裏はどうなっているか？
  ▽
- 口が渇いているか、大便や小便はどんな状態かなど、体の内側の津液の状態を問診によって把握する。

何がどうして（病因・病機）…虚実を診る

- 皮膚の乾燥は、津液の不足によって起こる。
  ▽
- どうして津液が不足しているのか？
  ▽
- 津液の供給が少ないか（＝陰虚証）、熱の過剰で津液が消耗されているのか（＝実熱証）、どちらなのかを判断する。

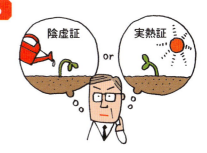

どうなっている（病状）…寒熱を診る

手足の冷えが見られるなら…
➡ **寒証と考える**

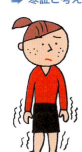

- 陽気が不足。
  ▽
- 津液を巡らせる力が不足し、津液が下半身に溜まりがち。
  ▽
- 表層の皮膚まで津液が届かない。
  ▽
- 体の上方の乾燥が強く、下方は津液の過剰によって冷えが現れている。

➡ **温めて津液の巡りをよくする治療によって、皮膚の乾燥を解消する**

ほてりや目の充血などが見られるなら…
➡ **熱証と考える**

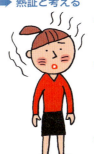

- 上半身が気の滞りにより熱を帯びている。
  ▽
- 気滞のために津液が表層の皮膚まで届かない。さらに熱がこもって表層の津液を消耗している。
  ▽
- 皮膚が乾燥。

➡ **気を巡らせて熱を冷まし、津液を補う治療によって、皮膚の乾燥を解消**

まとめ 八綱弁証によって細かく証を分析することで、適切な治療法が導かれる

第2章 東洋医学の診察・診断法　八綱弁証で証を分析する

東洋医学の診察・診断法

本証と標証

主なキーワード 本証 標証 本治 標治 標本同治

病気は本証と標証の因果関係で生じる

証を決定するうえで、さらにおさえておかなければならないのが、病気の本質と、結果として表面に現れた症状の違いを見極めることである。

東洋医学では、病気の本質を本証といい、結果として現れている症状を標証という。本証は根本的な病因となるもので、病位は臓腑などの裏であることが多い。一方、標証は後発的な病状のことをいい、病位は皮膚や筋肉などの表であることが多い。

本証（病因）は1つであっても、そこから生まれる標証（病状）は1つとは限らず、複数の標証が現れる場合も多い。さらに、複数の標証のそれぞれが、今度は新たな病因となって、さらなる標証を生み出すこともある。このように病気とは、病因と病状の因果関係が段階的かつ複雑に積み重ねられて成り立っているものが多く、どの段階に対して治療を行うかによって、その効果が大きく変わるのだ。

本証と標証を同時に治療する標本同治

右ページの下図は、気滞（気が滞った病態）を本証とする人に、下半身のむくみや冷えなどの標証が現れている場合の、病因・病状の因果関係をチャートにしたものだ。気滞は上半身に気が滞りやすく、そこに熱も生じる。そのため上半身、とくに頭部に熱が溜まり、不眠やイライラが現れる。

一方、気は津液の巡りを先導する働きがあるため、気滞は津液の滞りも招いてしまう。津液は重たいため下半身に溜まりやすく、その結果、下半身のむくみや冷えが生じるのだ。

この場合、患者が自覚している症状は、チャートの一番下段の4つの標証だ。これらの標証を治療することを標治という。標治は、自覚症状をすぐに緩和したいときなどに用いる治療法だが、対症療法であり、根本的な病因は治療されないため、症状が再発する可能性が高い。反対に、本証である気滞を治療することを本治という。本治を行なえば、上半身の熱の過剰と、下半身の津液の停滞はともに起こらなくなり、結果的に4つの標証も解消される。しかし、臓腑に働きかける治療となるため、自覚症状がなくなるまでに時間がかかる場合も多い。

東洋医学では本治が重視されているが、治療の現場で実際によく行われるのは、標治と本治を組み合わせて治療をする標本同治である。

本証は病気の本質、標証は病気が引き起こす表面的症状

病気は、本証と標証の因果関係から成り立っている。本証とはその病気の本質的な病態をさし、本証が原因となって現れた症状が標証である。標証はさらに新たな標証を生み出す原因にもなりうる。

病気の本質

本証
- 病因となるもの
- 根本的で古くからある病態
- 病位は裏（臓腑など）

表面的な症状

標証
- 症状として現れるもの
- 後発的で新しく現れた病態
- 病位は表（皮膚や筋肉など）

標証がさらに新たな標証を生み出す

東洋医学では本治が重視される

例 本証は気滞、標証は下半身のむくみなどの場合…

本証

 気滞
気を全身に巡らす肝の疏泄作用が何らかの原因により低下すると、気が滞る気滞になりやすい。気は生命エネルギーであるため、1カ所に滞ると熱をもちやすい。

【治療】肝の疏泄作用に働きかけて治療すると、気滞が治り、以下の標証もすべて解消される。 → **本治**

下半身に津液が溜まる
気は津液の巡りを先導するため、気が滞ると津液も滞る。津液は重たく下向きに流れやすいため、下半身に溜まりやすい。

頭部に熱が溜まる
気は軽く上昇しやすいため、巡りが滞ると頭部に集中しやすい。すると、頭部で溜まった気が熱を帯びてくる。

【治療】津液の巡りを改善すれば下半身のむくみと冷えを、頭部の熱を冷ませば不眠とイライラを解消。 → **本治に近い標治**

標証

下半身のむくみ
下半身に津液が溜まるため、むくみを感じるようになる。

下半身の冷え
津液は冷たい性質なので、滞った場所を冷やしてしまう。

不眠
頭部に熱が溜まると、脳が休まらないため眠れない。

イライラ
頭部に熱がたまると、イライラして怒りっぽい状態に。

【治療】標証を抑える治療は、一時的な自覚症状の緩和が期待できる。 → **標治**

まとめ 病因である本証を探り本治を目指せば、複数の標証を一度に改善することができる

東洋医学の診察・診断法

病因病機に従い治療法を決定

主なキーワード 治則 補法 瀉法 標治 本治 補気 理気 補陰 養血 疏肝 養心

標治と本治をあわせて行えるよう、治療法を選択する

弁証によって証が決まれば、証に合わせた治療法が決まる。東洋医学における治療原則を治則といい、治療法はこの治則に基づいて決定される。

治則の1つに、寒熱や虚実などの証の過不足を補う治療法がある。その代表が、虚実に対する補法と瀉法だ。補法は何かが不足している虚証に対して、足りないものを補う治療であり、瀉法は何かが過剰な実証に対して過剰なものをとり去る治療だ。同様に、熱が不足している寒証には、熱を補い温める温陽という治療法が用いられ、熱が過剰な熱証には、熱を冷ます清熱という治療法が用いられる。ただしこれらの治療法は、症状として現れている標証に対して行われる治療である

ため、標治の方法として捉えておかなければならない。

本治を行なうためには、病因と病機をしっかりと分析し、それに従った治療を行わなければならない。そのためには、気・血・津液や五臓に働きかける治療法をとり入れる必要がある。気・血・津液に働きかける治療法には、気を補う補気や気の巡りを整える理気、血の不足を補う養血、津液の不足を補う補陰、ほかに99ページの上表のようなものがある。

五臓に働きかける治療法には、肝の疏泄作用を高める疏肝や、心が担う精神活動が過剰に高ぶらないよう落ち着かせる養心、ほかに99ページの下表のようなものがある。

虚実や寒熱の過不足を補い標治を行う

虚証には…補法
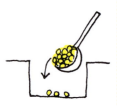
虚証に対して、不足しているものを補う治療。

実証には…瀉法
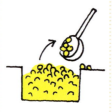
実証に対して、過剰なものをとり去る治療。

寒証には…温陽
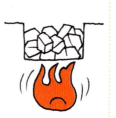
寒証に対して、足りない熱を補い温める治療。

熱証には…清熱

熱証に対して、過剰な熱をとり去り冷ます治療。

気・血・津液や五臓に働きかけて本治を行う

❖ 気・血・津液に働きかける治療法

気	補気	気が不足している気虚の病態に対して、気を補う治療法。気の生成に関わる脾や肺などの機能を高めることで、気の量を増やす。
	行気（理気）	気の巡りが滞っている気滞の病態に対して、気の巡りをよくする治療法。主に、気の巡りに関わる肝の疏泄作用を高めるように働きかける。
	益気昇提	気が下降しすぎるか上昇する力が不足している気陥の病態に対して行う治療法。気を補いつつ、脾の昇清作用や肝の疏泄作用を高めるよう働きかける。
	降気	気が上昇しすぎるか下降する力が不足している気逆の病態に対して行う治療法。肺の粛降作用に働きかけて、上がった気を下げる。
血	養血	血が不足した血虚の病態に対して、血を補う治療法。血の生成に関わる腎、脾、肺などの機能を高めるように働きかける。
	活血	血の巡りが滞った血瘀の病態に対して、血の巡りをよくする治療法。血の巡りを先導する気の滞りや不足、熱の過剰、津液の不足などを改善する。
	清営涼血	血に熱がこもっている血熱の病態に対して、血がもつ過剰な熱を冷ます治療法。あわせて肝の蔵血作用や心の血液循環作用を高める治療を行う場合もある。
津液	補陰（滋陰）	津液が不足した陰虚の病態に対して、津液を補う治療法。津液の生成に関わる腎や脾の機能を高めるように働きかける。
	利湿	津液が過剰に溜まって滞った湿や湿痰、湿熱などの病態に対して、余分な津液をとり除く治療法。主に津液の巡りに関わる腎、脾、肺に働きかける。

❖ 五臓に働きかける治療法

肝	疏肝	肝がもつ疏泄作用を高めて、気・血・津液を滞りなく巡らせる治療法。
心	養心	心がもつ陽の勢いが過剰にならないように、心の働きを支える心気、心陽、心血、心陰のバランスを調整する治療法。
脾	健脾	脾がもつ化生作用や昇清作用、運化作用などに働きかけて、気・血・津液の生成を高める治療法。
肺	補肺	肺がもつ宣散作用や粛降作用などに働きかけて、免疫機能を高めたり、津液の代謝を正常にしたりする治療法。
腎	補腎	腎に蓄えられた、体全体の水分源となる腎陰や、体全体の熱源となる腎陽を補い、生命力を高める治療法。

まとめ 補法や瀉法で標治を行い、気・血・津液や五臓に働きかける治療で本治を行う

東洋医学の診察・診断法

病因 …誘因と素因による複合的な現象

主なキーワード 病因 誘因 素因 正気（せいき） 邪気（じゃき） 邪正闘争

病気は、誘因と素因の相互関係で生じる

　西洋医学では通常、1つの病気に1つの原因（病因）があり、その原因を排除したり矯正することで、治療が行われる。例えば、感染症の原因は細菌が体内に侵入したことであり、治療としては細菌の増殖を抑制する抗生物質が投与される。

　一方、東洋医学の場合は病因は1つではなく、直接的な原因と間接的な原因が複合的に関与して、病気を引き起こすと考える。つまり、生体機能にダメージを与える外的要因だけでなく、その影響を受ける体の内的要因も病気の一因とみなすのだ。体にダメージを与える外的要因は誘因、体の内的要因は素因と呼ばれる。

　同じ環境下で同様の誘因にさらされても、素因の違いによって病気になる人とならない人が生じる。例えば、花粉が飛散していても、花粉症になる人とならない人がいるのはそのためである。このように病因は1つではなく、素因と誘因が相互に複合的に絡んでいるため、病気の発症に個人差が生ずるというのが、東洋医学の考え方だ。

　そのため、病気の治療は外的要因である誘因の排除だけでなく、内的要因である素因の問題を解消することも大切になる。生活習慣の見直しや、養生法による体質改善などによって素因に働きかけることも、治療の一環として重要視されているのだ。

病因の発生によって正気（せいき）と邪気（じゃき）の闘いが起こる

　東洋医学では、体が持つ病気に抵抗する力を正気（せいき）と呼び、体の生命活動を妨げる要因を邪気（じゃき）（または邪）と呼ぶ。正気は、生命活動を支える気（き）・血（けつ）・津液（えき）や五臓の仕組み、そのほかのさまざまな生体の機能が正常に働くことで強くなる。そのため、こうした生体機能の働きが低下すると正気は弱くなる。

　邪気には、体に害を与える飲食物や、細菌、ウィルス、汚染物質などのほか、生体にとって負担となる温度や湿度な

ども含まれる。また、身体機能の低下や失調、亢進（こうしん）、身体機能に弊害をもたらす心理的要因などの体の中で起こることも邪気と捉える。たとえ体が病因の影響を受けても、正気が邪気より強ければ病気にはならない。しかし、正気と邪気の力が拮抗している場合は、発熱などの闘病反応が現れ、邪気が正気の力を上回ると病気になる。このように体の中では、正気と邪気の邪正闘争が起こっている。

誘因だけでなく素因も解決して病気の発症を防ぐ

例 花粉症の場合…

誘因
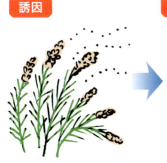

花粉症は特定の花粉に対してアレルギー反応を起こす病気だ。風に乗って飛散してくる花粉は、体の外側からやってくる病因だ。こうした体外から影響を及ぼす要因を誘因という。

素因
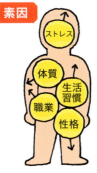

食事や睡眠といった生活習慣や生活環境、ストレスなどの影響で、津液の巡りが悪くなると、花粉の刺激に対する防衛力が低下する。こうした体内の要因を素因という。

病因
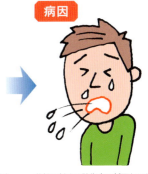

花粉に対する防衛力の低下という素因を持つ人が、花粉という誘因の刺激を受けると、花粉症を発症する。しかし素因がなければ、花粉の刺激を受けても花粉症は発症しない。

邪気が勝ると病気になり、正気が勝れば病気にならない

正気と邪気の闘いを相撲で表すと…

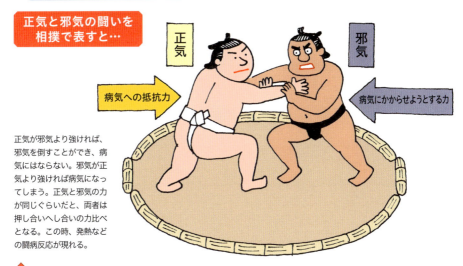

正気が邪気より強ければ、邪気を倒すことができ、病気にはならない。邪気が正気より強ければ病気になってしまう。正気と邪気の力が同じぐらいだと、両者は押し合いへし合いの力比べとなる。この時、発熱などの闘病反応が現れる。

第2章 東洋医学の診察・診断法　病因…誘因と素因による複合的な現象

まとめ　誘因と素因の両方が病因となり、邪気の勢いが正気を上回ると病気になる

東洋医学の診察・診断法

病因① 外邪

主なキーワード 邪気 外邪 六淫 風邪 湿邪 暑邪 燥邪 寒邪 熱邪 正気

自然現象も強すぎると外邪になる

　体の生命活動を妨げる邪気には、体外から生体機能に悪影響を及ぼすものと、体内で生体機能に悪影響を及ぼすものがある。このうち、体外から悪影響をもたらす邪気を外邪という。

　細菌やウイルスなどの有害物質や異物が体内に入り込むことも外邪の1つだが、生体をとり巻く自然界の気候も時として外邪となる場合があり、六淫と呼ばれる。六淫はその性質から「風

邪・湿邪・暑邪・燥邪・寒邪・熱邪」に分類される。

　これらは自然現象であり、通常は生体にとって有害ではない。しかし、あまりにも暑さや寒さが強すぎると、生体がそれに対応できずに病気を引き起こすことがあるのだ。また、病気に抵抗する力である正気が弱い場合は、季節ごとのごく通常の気候でも、外邪となって病気を引き起こすことがある。

6つの外邪がさまざまな症状を引き起こす

　風邪は春に多い外邪で、頭痛や鼻水などが突然発病する。病状の変化が急速で激しく、症状の終息も突然であることが多い。症状の現れる場所が転々と変わる性質もある。体表部や上半身に症状が出やすく、かゆみとも関連する。肝の不調も現れやすい。

　湿邪は雨期から初夏にかけて多い外邪で、体内の水分が高い湿度に反応して症状が現れる。とくに水が溜まりやすい下半身に、重だるさや冷たさ、腫脹（腫れ）などの症状が出やすい。湿邪を嫌う脾に異常が生じることが多いほか、呼吸の進入路である肺や、排尿の出口である腎の不調も現れやすい。

　暑邪は夏至から初秋に多く、熱邪と湿邪の２つの性質を持つ。体内に過剰

に溜まった津液が熱と結びついた湿熱の人が発症しやすく、顔が赤くなる、汗が出すぎるなどの熱中症が多い。湿邪同様、脾や肺、腎に不調が出やすい。

　燥邪は秋に多い外邪で、せきが続く、肌がかさつくといった症状が現れる。肺の異常と関連が深い。

　寒邪は冬に多く、気・血・津液の動きを悪くして、収斂凝縮させる性質を持つため、寒気や手足の冷え、下痢、引きつりなどの症状を引き起こす。腎に関わる不調も現れやすい。

　そして、これらの５つの外邪がさらに強く体に影響すると、熱邪となる。特定の季節や臓腑との関連はあまり強くなく、体が燃えるように熱を帯び、発熱や炎症、乾燥などを発症する。

外邪には風邪・湿邪・暑邪・燥邪・寒邪・熱邪がある

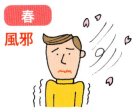

春 風邪

春一番のように突然発病し、花びらを散らすような勢いで病状が急激に変化する。肝の不調を招きやすい。

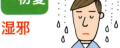

梅雨〜初夏 湿邪

じめじめした梅雨のように湿気が過剰で、重鈍な重だるさや冷たさ、腫脹などを招く。脾、肺、腎に影響しやすい。

夏至〜初秋 暑邪

蒸し暑い日本の真夏のように、熱と湿が入り混じった状態の外邪。顔が赤くなる、汗が出すぎるといった症状を引き起こす。脾、肺、腎の不調が現れやすい。

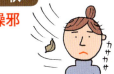

秋 燥邪

パサパサに乾いた枯葉のように乾燥した状態の外邪。肺に影響を与え、呼吸器や表皮のトラブルを招きやすい。

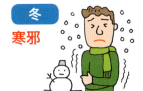

冬 寒邪

降りしきる雪が体の熱をどんどん奪うように、体内を冷やして気・血・津液の巡りを悪くする外邪。腎の不調を招きやすい。

さらに
種々の邪が変化すると…
熱邪になる

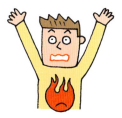

外邪の影響がさらに強くなると、体は燃えるような熱を帯びるようになる。発熱や炎症、津液の消耗による乾燥などをもたらす。

第2章 東洋医学の診察・診断法　病因① 外邪

まとめ 通常は体に無害な自然現象でも、影響力が極まると外邪となって病気を引き起こす

東洋医学の診察・診断法

病因② 内邪

主なキーワード 内邪 七情 喜 怒 憂 悲 思 恐 驚 飲食不節 労逸過度

感情と臓腑は密接に関係。感情が病因になることも

体の生命活動を妨げる邪気のうち、生体内部で発生して生体機能に悪影響を及ぼすものを総称して内邪と呼ぶ。さらにその中で、生体に悪影響を及ぼす感情を七情という。

七情とは、喜（喜ぶ）・怒（怒る）・憂（憂える）・悲（悲しむ）・思（思う）・恐（恐れる）・驚（驚く）の7つの感情のことで、これによる動揺が、身体機能を失調させると考えられている。また、喜＝心、怒＝肝、憂・悲＝肺、思＝脾、恐・驚＝腎というように、七情はそれぞれ特定の臓腑と関係している。これらの感情がすぐに邪気になるわけではなく、とくに急激に感じたり、長期的に感じ続けたりすると、病気を引き起こすのだ。例えば、強い恐怖は

腎を傷つけ、強い怒りを感じると肝が傷つくといったように、関係する五臓の失調として現れやすい。また、いずれの感情も、過剰になると肝の異常を引き起こしやすいと考えられている。

七情は、気の状態にも影響する。喜びは気を緩め（集中力を低下させる）、怒りは気を上らせ（気が頭部に上昇する）、憂いは気を聚め（気が1カ所に集まる）、思いは気を結し（気を滞らせる）、悲しみは気を消し（気を消耗する）、恐れは気を下し（気を下降させる）、驚きは気を乱す（気の流れが乱れる）とされる。七情による気の変化は、「怒りで気が逆上する」「ショックで気がふさぐ」「驚いて気が動転する」など、現代の言葉にも残っている。

食事の質や量、労働と休息の過剰や不足も内邪に

内邪には、飲食の過不足に関わる飲食不節、労働や身体活動の過不足に関わる労逸過度などもある。

飲食不節は、飲食物の質的なよしあしだけでなく、質的に有益なものでも摂取に過不足があると健康に害を与えるという考え方である。

労逸過度は、活動や労働の過剰、休息や安静の過剰はともに内邪になることを示している。活動や労働に関して

は、目の酷使は血を傷り（血を消耗する）、長く横になっていると気を傷り（気を消耗する）、長く座っていると肉を傷り（筋肉が衰える）、立っている時間が長いと骨を傷り（骨が衰える）、歩行が長いと筋を傷る（腱やじん帯などが衰える）とされている。反対に、休んでばかりいると気血は滞り、精神はふるわず、肢体は軟弱となって生理機能は低下するとされている。

104

七情は五臓に影響して病気の原因に

七情	関連する五臓	与える影響
喜（喜ぶ）	心（しん）	喜びの感情が過剰になると、心の不調が現れやすい。心は精神活動や思考活動をつかさどっているため、心の不調が現れると気の緩みや集中力の低下などを招く。
怒（怒る）	肝（かん）	怒りの感情が過剰になると、肝に悪影響を与える。肝には気・血・津液を滞りなく巡らせる疏泄作用があるが、肝の不調が現れるとそれらが滞ってしまう。
憂・悲（憂える・悲しむ）	肺（はい）	悲しみや憂いが過ぎると肺の変調につながる傾向がある。肺は呼吸や免疫機能などを担うため、肺に悪影響が及ぶと呼吸器のトラブルや風邪を引き起こしやすくなる。
思（思う）	脾（ひ）	過剰に思い悩み続けると、脾に悪影響が及ぶ。脾は消化吸収の働きを担っているため、脾の不調が現れると食欲不振や腹痛、下痢などを起こしやすくなる。
恐・驚（恐れる・驚く）	腎（じん）	極端に恐怖や驚きの感情が多くなると、腎の不調が現れやすくなる。腎は津液の代謝調節を担っているため、水分の代謝が悪化しやすくなる。

食事や労働・休息のバランスが崩れると内邪（ないじゃ）となる

飲食不節

食べすぎ ↔ 食べる量が少なすぎ

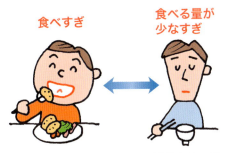

食べすぎると脾や胃の負担となり、消化器系のトラブルを招いてしまう。逆に食べる量が少なすぎると気・血・津液が不足して免疫力が落ち、病気にかかりやすくなる。

労逸過度

働きすぎ・活動しすぎ ↔ 休みすぎ

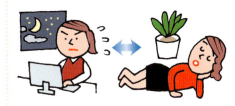

労働と休息のどちらか一方が過剰になると内邪となる。過労は気を消耗して元気がなくなってしまい、休みすぎは気血の滞りにつながって生理機能の低下を招く。

まとめ：感情や食事、活動や労働の過不足は、内邪（ないじゃ）となって病気を引き起こす

東洋医学の診察・診断法

外邪の影響を受ける内邪

主なキーワード 風湿 湿熱 燥寒 熱 外邪 内邪 外邪が内邪を揺り動かす 問診

外邪が内邪を揺り動かすことで、病気が発生する

風邪・湿邪・暑邪・燥邪・寒邪・熱邪などの強い気候による外邪は、内邪に影響を与え、その勢いを増強させる場合がある。

例えば湿邪の勢いが強くなった場合、もともとむくみやすい体質の人はさらにむくみがひどくなったり、鼻が弱い人は鼻水がよく出るようになったりする。これは、体内に過剰に溜まっていた津液が、外気の湿邪に同調して邪気となり、生じた症状だ。

つまり、ある性質の外邪が強くなると、同じような性質をもつ内邪も強くなると考えるのである。これを「外邪が内邪を揺り動かす」と表現する。風邪・湿邪・暑邪・燥邪・寒邪・熱邪という6つの外邪と同じ性質をもつ内邪は、風・湿・湿熱・燥・寒・熱と呼ぶ。

外邪が内邪を揺り動かすという考え方は、「人間の体は自然界の一部であり、自然界と同じ現象が人間の体の中でも起こっている」という整体観に基づいている。前出の例でいうと、湿邪の勢いが過剰になると、その影響で湿邪と同じ性質をもつ内邪の湿の勢いも過剰になるため、鼻水が出る、むくみが現れるといった症状が強くなるというわけである。

外邪に揺り動かされる内邪は、弁証の手がかりに

外邪が内邪を揺り動かすという考えは、問診の際に生かすことができる。84〜86ページで説明したように、問診では主訴に対してどんな条件が症状の悪化・軽減につながるのかを聞き出す。その際に、外邪と内邪の関係を念頭に置き、どのような季節や気候の時に症状が変化するのかを確認すれば、症状の原因となっている体の異常を突き止めることができる。

例えば、寒い時期に症状が悪化する傾向がある場合、寒邪の勢いの強さに内邪が揺り動かされていることが考えられるため、寒の存在による熱の不足が原因であると推察できる。また、乾燥する時期に症状が悪化する場合は、燥邪の勢いの強さに内邪が揺り動かされていると考えられることから、燥の存在による津液の不足が原因になっていると解釈できる。

風・湿・湿熱・燥・寒・熱などの内邪の存在は、弁証の手がかりとなる。内邪に注目し、表裏でその病位を、虚実で病因や病機を、寒熱で病状を診ていくことで、体の状態をより詳細に把握でき、弁証に活かせるのだ。

106

外邪が内邪を揺り動かす

暑邪が内邪を揺り動かすと…

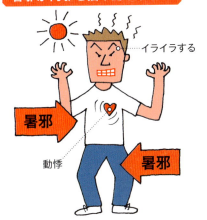

蒸し暑い暑邪が体に影響を与えると、暑邪と同じような性質の内邪である湿熱が揺り動かされ、動悸やイライラするといった症状が現れる。

寒邪が内邪を揺り動かすと…

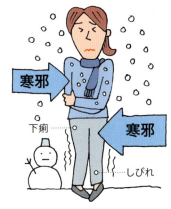

凍りつくように寒い寒邪が体に影響を与えると、寒邪と同じような性質の内邪である寒が揺り動かされ、体のしびれや下痢といった症状が現れる。

燥邪が内邪を揺り動かすと…

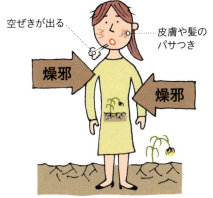

ひどく乾燥した燥邪が体に影響を与えると、燥邪と同じような性質の内邪である燥が揺り動かされ、皮膚や髪がパサついたり、空ぜきが出たりする。

湿邪が内邪を揺り動かすと…

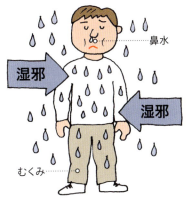

蒸し蒸しした湿邪が体に影響を与えると、湿邪と同じような性質の内邪である湿が揺り動かされ、ひどい鼻水や体のむくみなどが引き起こされる。

まとめ どんなときに外邪が内邪を揺り動かすのかを見極めれば、弁証の手がかりになる

Column

東洋医学による診察の症例

実際の診察では、どのように四診を行って診断を行うのか、2つの症例を参考にみてみよう。
ただし、実際の診察は専門家に任せ、素人判断で診断しないようにしよう。

症例❶

年齢 51歳　**性別** 男性

訴え 全身に蕁麻疹ができ、かゆくてなかなか眠れない。抗アレルギー薬のトリルダンを服用するが、3カ月経過しても消失しない。

診察 問診 尿の出が悪い、時々胃もたれし、食欲が落ちる。便通はよく、水分摂取は少ない。脈診 滑。舌診 淡紅色で先端がやや紅。薄い白苔。歯痕はなし。

蕁麻疹は、表における津液と熱の鬱滞と考える。裏では、胃もたれや食欲低下から中焦（主に消化器系）の湿を伴う気の停滞を示す。尿の出方が悪いことから、肺の機能が不全で津液の巡りが悪いと判断。滑脈から湿、舌尖紅から肺（皮膚）の熱の存在もみられる。

そこで十味敗毒湯で理気利湿怯風（気を整え、湿を取り、風邪を外に出す）を、麻杏薏甘湯で気陰の巡りを調節した。

1カ月後、蕁麻疹の出方が3日おきに。かゆみも軽くなり、食欲良好、胃もたれもしなくなった。が、舌先が紅色のままなので、石膏で肺の鬱帯（気血が滞った状態）解消を目指し、十味敗毒湯と麻杏甘石湯を組み合わせて処方。2週間後、トリルダンの服用を4日やめても蕁麻疹が出ず。出ても自然に治る。寝付きもよくなり、排尿の不快感も減少した。

症例❷

年齢 75歳　**性別** 女性

訴え 起床前後の狭心痛、腰痛や膝の痛み。

診察 問診 訴えに加え、下肢の冷えも。舌診 舌薄く暗紅色。辺縁に亀裂。舌苔は薄くて少ない白苔。舌の根部が厚い。舌の薄さや亀裂から、陰虚血虚、舌暗紅色や舌苔所見から陰虚鬱熱がみてとれる。

これらの症状は、津液が深部を中心に存在し、表層や上方に広がらないために起こると考えられる。また、下焦（主に泌尿生殖器系）では津液の滞りや血虚によって痛みや冷えを現している。胸痛は、陰虚や血虚を背景に、気血の運行の悪さによると考えられる。

そこで、不足する血を補い、脾の働きを増強し、上方に陰血を運搬して血や経絡の気の流れをよくするため、炙甘草湯合疎経活血湯を投与。胸痛、胸苦の頻度が減り、膝の痛みも消失。舌根部の厚い苔が薄くなって全体に広がり、舌体の厚みが増し、辺縁の亀裂も浅くなった。以後、経過は良好に推移している。

第3章

漢方薬による治療法

東洋医学による治療法のなかで
最も広く普及しているのが、漢方薬治療だ。
西洋薬とは基本的な考え方から製造法、
治療への用いられ方まで大きく異なる漢方薬。
ここではその原料となる生薬や
症状別処方例などについて、詳しく説明しよう。

漢方薬による治療法

西洋医学との治療法の違い

主なキーワード 未病 自然治癒力

体の様子や自覚症状から未病を見つけ出す

西洋医学では、病気の有無を判断する場合、血液を採取したり、レントゲン撮影をしたりして、まず検査を行なう。そして、そこから得られた数値や画像などの検査結果によって、病気かどうかの判断をする。

一方、東洋医学には未病という考え方がある。これはなんとなく調子が悪いが、まだ病気とはいえない状態のことをさす。検査をしても数値や画像などに異常は現れず、西洋医学的には病気とは診断されない状態のことだ。だが、東洋医学ではこの段階で病気を引

き起こす原因をとり除くことが、理想的な治療の形とされている。

なぜ、東洋医学では異常が表面化していない未病を発見することができるのか。東洋医学の治療では、舌や脈の状態といった体の様子、睡眠や食欲などの生活習慣、便通や冷えといった自覚症状など、あらゆる観点から体の状態を把握する。これによって、今出ている症状だけではなく、患者の本来の体質を把握することができ、その結果、将来かかりやすい病気の傾向も予測することができるのだ。

医師とともに患者も治療に参加する「自力治療」

西洋医学の治療では、検査の結果をもとに異常の状態を明確にし、その異常に対して直接的に改善作用をもたらす薬が投与される。西洋薬の多くは、損なわれた生体機能をダイレクトに補うようなものであり、異常を改善する効果はすぐに現れやすい。

一方東洋医学では、薬はあくまで体が本来もっている自然治癒力を引き出すためのものだと考える。そのため東洋医学で使われる漢方薬(→P114)は、体がもっている働きを全体的に高めることで自然治癒力を発動させ、異常に対して作用する。しかし半面、その作

用は間接的である場合が多く、作用の対象が広範囲でもあるため、西洋薬に比べて効果を感じるまでに時間がかかる傾向がある。

つまり東洋医学の場合、表面的に現れた病気の治療以上に"自分で治す力"を養うことに主眼を置いている。だからこそ、未病にも働きかけることができるのだ。さらに東洋医学では、ほとんどの病気の原因や解決法は生活の中にあると考えるため、自らも生活習慣を見直すことによって病気になりにくい体を作ることを目指すことが大切にされており、これを「自力治療」という。

110

東洋医学は**未病**を見つけ、治療する医学

表面化していない未病も治療

未病とは、まだ地上に芽を出していない"病気の種"のようなもの。東洋医学の治療では、生活習慣などにも目を向けることで、未病の段階でとり除く（＝治療する）ことができる。

表面化した病気を治療

何かしらの症状や体の異常は、地表に出た芽のようなもの。西洋医学の治療では、芽が伸びてしまう前にできるだけ早い段階でこの芽を見つけ、摘みとる（＝治療する）。

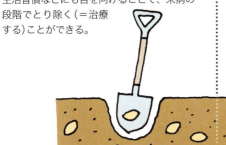
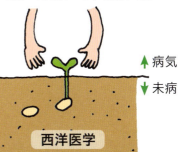

↑病気
↓未病

東洋医学　西洋医学

第3章　漢方薬による治療法　西洋医学との治療法の違い

東洋医学は**自力治療**で病気を治す

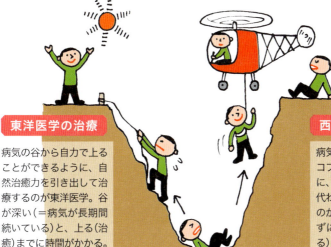

健康の丘

東洋医学の治療

病気の谷から自力で上ることができるように、自然治癒力を引き出して治療するのが東洋医学。谷が深い（＝病気が長期間続いている）と、上る（治癒）までに時間がかかる。

西洋医学の治療

病気の谷に落ちた体をヘリコプターで吊り上げるように、薬などが体の働きを肩代わりすることで治療するのが西洋医学。時間をかけずに谷から上る（＝治癒する）ことができる。

まとめ　病気になる前にその原因を見つけて解決し、自然治癒力を引き出すのが東洋医学の治療

漢方薬による治療法
異病同治と同病異治

主なキーワード 標治 本治 証 異病同治 同病異治

異なる病気を同じ治療法で治す異病同治

東洋医学では、表面的に現れている症状を治療する標治だけではなく、その大元の根本原因を治療する本治という考え方が重視される。表面的に現れているさまざまな症状は、一見無関係のようであっても、もとをたどれば1つの根本原因から派生している場合も多いためだ。本治を行うことで、根本原因から派生した複数の病気を同時に治療することができるのである。

例えば、胃腸の働きが低下した脾虚の場合、ひどくなると胃炎や気管支炎、低血圧なども引き起こす。しかし、ここで胃炎や気管支炎、低血圧のそれぞれに対して薬を処方するのではなく、脾虚の根本原因である気の不足を改善する漢方薬（→P114）を使用して本治を目指す。これにより気の不足が解消され、胃炎も気管支炎も低血圧も同時に改善することができるのだ。

これはいい換えれば、脾虚という証がわかれば「気の不足を改善する」という治療法が決まり、付随する症状をすべて同じ治療法で治すことができるということである。このように、異なる症状であっても、特定の証に由来するものであれば同じ治療法で治せることを、異病同治という。

1つの病気を違う治療法で治す同病異治

一方、同じ病気でもその人の状態や病気を起こした原因の違いによって、異なった漢方薬が使われることがある。これを同病異治という。

例えば病気を"川の流れが悪くなる"という自然界の現象に置き換えて考えてみよう。川の流れが悪くなる状況には、土砂崩れなどで川幅が狭まっている状態のほか、川幅は同じでも流れる水の量が増えすぎてあふれ出し、川筋に沿って水が流れないという状態も考えられる。また、水の量は変わらなくても水が濁ってドロドロになること

で、流れが悪くなることもある。

このように、1つの現象にはさまざまな原因が考えられ、対処法もそれぞれ違ってくる。この考え方から東洋医学では、1つの病気を引き起こした原因にはさまざまなパターンがあると考え、同じような病気や症状に対しても患者によってまったく違う治療を行うことがあるのだ。

こうした東洋医学の考え方に基づくと、治療法だけではなく、普段の健康法や養生法もその人の状態によってそれぞれに変わってくるといえる。

異なる病気を同じ治療法で治す 異病同治

例えば胃炎も気管支炎も低血圧も、症状の根本的な原因まで掘り下げていくと、すべて気の不足が原因で起きたと考えられる。原因が同じであれば、すべての病気を同じ治療で治すことができる。

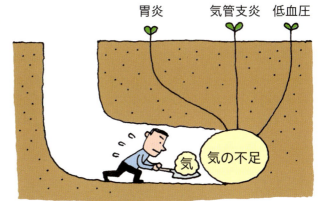

同じ病気にいろいろな治療をほどこす 同病異治

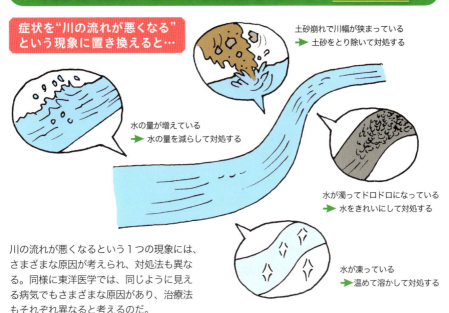

川の流れが悪くなるという1つの現象には、さまざまな原因が考えられ、対処法も異なる。同様に東洋医学では、同じように見える病気でもさまざまな原因があり、治療法もそれぞれ異なると考えるのだ。

まとめ 東洋医学では異なる病気に同じ治療をしたり、同じ病気に異なる治療をすることがある

漢方薬による治療法

漢方薬による治療

主なキーワード 生薬 漢方薬 方剤 君薬 臣薬 佐薬 使薬 煎じ薬 エキス剤

法則に従って生薬を組み合わせたものが漢方薬

東洋医学では、生薬を原料に作られた漢方薬を治療の中心として用いる。生薬とは、薬効のある動植物を乾燥させたものや、鉱物、貝殻などをさす。その生薬を治療に用いるために法則に従って複数組み合わせたものを方剤という。漢方薬というと、一般的にはこの方剤のことをさすが、生薬そのもののことをさすこともある。

方剤は基本的に4つのグループを組み合わせて成り立っている。主体となるのが方剤の主な働きを決定する君薬で、そのほか、その働きを補助する臣薬、君薬や臣薬とは違った面から働き

かけ、君薬や臣薬の作用が過剰にならないように抑える佐薬、方剤全体の調和をとったり、薬全体を病気に関係のある特定の臓腑や経絡(→P164)に効率よく作用させる使薬がある。

中国や日本での古くからの治療の経験から、方剤の効果は長い年月をかけて多くの人々に試され、ふるいにかけられ、効果が認められた方剤だけが残っていった。そして、効果の確かな方剤には、「葛根湯」「桂枝茯苓丸」というように名前がつけられて、適応する症状や病態の記述とともに書物として現代まで伝えられている。

オーダーメイドの煎じ薬と既製のエキス剤がある

方剤には煎じ薬とエキス剤とがある。煎じ薬とは、生薬を煮出してエキスを抽出し、その抽出液を飲むための薬。刻んだ生薬が配合されて処方されるが、その配分をアレンジしたり、生薬の組み合わせを一部変えたりできるため、患者の体質や病状に合わせてオーダーメイドで作ることができるのが特徴だ。ただし、服用する際は自分で煎じなければならない。

一方エキス剤とは、方剤の法則に従って組み合わされた生薬を工場で煮出し、抽出されたエキスを顆粒や粉末

状に加工したもの。煎じる手間が省け、持ち歩けるといった点がメリットだ。ただし、1人ひとりの体質や状態に合わせて、方剤の配合を細かく変えることはできない。

既製のエキス剤では効果が出にくい現代病に対しても、煎じ薬であれば新しい組み合わせで治せる場合もある。

実際の診療現場では主にエキス剤が使用され、エキス剤では対応できないような難しい病気、複雑な病気、経過の長い病気に対しては、煎じ薬が処方されることが多いようだ。

4つのグループから成り立っている方剤

方剤の作用を"車を走らせること"に例えると…

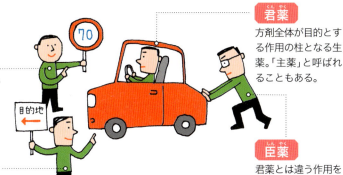

佐薬
君薬とは反対の性質をもつなどの特徴があり、君薬や臣薬の作用を抑え、暴走を防ぐ生薬。

君薬
方剤全体が目的とする作用の柱となる生薬。「主薬」と呼ばれることもある。

使薬
方剤全体を特定の臓腑に効率よく作用させたり、全体の調和をとる生薬。

臣薬
君薬とは違う作用をもちながら、君薬を助け、効果を強める働きをする生薬。

漢方薬のエキス剤ができるまで

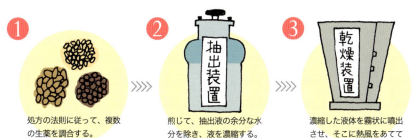

① 処方の法則に従って、複数の生薬を調合する。

② 煎じて、抽出液の余分な水分を除き、液を濃縮する。

③ 濃縮した液体を霧状に噴出させ、そこに熱風をあてて乾燥させる。

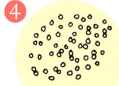

④ 固めるための賦形剤を混ぜて顆粒にする。

⑤ 一定量を計り、パッケージに入れる。

まとめ 生薬をある法則に従って効果的に組み合わせることによって、漢方薬ができる

漢方薬による 治療法

漢方薬の入手場所と処方方法

主なキーワード 漢方薬 エキス剤 証 随証加減

医療機関や漢方薬専門の薬局などで入手できる

漢方薬は、医療機関で医師に処方してもらったり、薬局、薬店で薬剤師に調剤してもらったりして入手することができる。薬局、薬店では、医療用のエキス剤とは違う市販の一般用エキス剤が購入できる。副作用を出にくくするため、医療用と比べて、成分の含有量は少ないとされている。

医療機関の場合は、健康保険を使った処方が可能だ。現在、148処方のエキス剤に健康保険が適用されていて、とくに東洋医学を専門としていない医療機関でも漢方薬を処方してもらうことができる。

日本では西洋医学の医師免許をもった医師が東洋医学も学び、専門医となる。そのため西洋医と東洋医は同じ免許となるが、東洋医学の専門医を見つけるには、日本東洋医学会の専門医認定制度が1つの目安となる。医師登録後6年以上が経過し、西洋医学における基本領域の学会のいずれかの認定医か専門医であること、学会が認める研修施設で3年以上東洋医学の臨床経験を積んでいることなどが受験の条件となり、そのうえで認定試験などに合格すると、東洋医学の専門医として認定される。

東洋医学では証に合わせて漢方薬を処方する

西洋医学的な治療の場合、病名や症状によって使用する薬が決まっている。一方、東洋医学では病名や症状だけではなく、東洋医学的な診察である四診によって、体格や体質、病気の原因や場所、病状などを分析し、その人の病態傾向を示す証を決定する。そして、その証に合わせて漢方薬が処方される。例えば、冷えが強い体質は寒証という証と診断され、体を温める薬が処方されるという具合である。

東洋医学を専門としている医師の診察を受けたり、薬剤師に相談したりす

ると、証が決定され、それに合わせて漢方薬を選択してもらえる。この場合、証さえわかればたとえ病名がわからなくても漢方薬で治療できるのだ。さらに随証加減といって、個人の状態や病気の段階に応じて、生薬の組み合わせを細かく調整する場合もある。

逆に東洋医学では、証を診断せずに西洋医学と同じように病名や症状だけで漢方薬を選択してしまうと、効果が出ないばかりか、症状を悪化させたり、使用前にはなかった症状が出てきてしまうこともある。

116

提供してもらう場所により漢方薬の種類が異なる

処方または調剤してもらえる場所	医療機関		薬局・薬店	
	一般の医療機関	専門医のいる医療機関	一般の薬局・薬店	専門薬剤師のいる薬局・薬店
処方または調剤する漢方薬の種類	医療用のエキス剤	主に医療用のエキス剤か煎じ薬	主に一般用エキス剤	主に一般用エキス剤か煎じ薬
保険の適用	保険診療	保険診療の場合と自由診療の場合がある	保険は使用できない	保険は使用できない

証に基づいて漢方薬が決まる

❶四診で診察し、証を決める

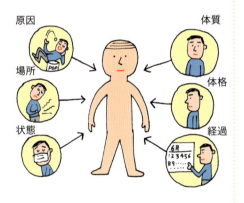

東洋医学独特の診察法である四診により、病気の原因や場所（表面の病気か、内部の病気か）、状態（生命力の低下か、病気の原因となる邪に負けた状態なのか）、発病からの経過の中でどの段階にいるのかなどを見極め、証を決める。

❷証に合わせた漢方薬を処方する

例えば冷えが強いなら…　　例えばほてりや熱感が強いなら…

寒証　　**熱証**

体を温める作用を含む漢方薬を処方　　熱を冷ます作用を含む漢方薬を処方

証として得られた寒熱、燥湿、虚実などに対してそれぞれの過不足を補うことのできる漢方薬で治療をする。例えば冷えが強いことから寒証と診断された人には、体を温める作用をもつ漢方薬を処方する。

まとめ 漢方薬は医療機関や薬局で入手できる。処方は病態傾向を示す証によって決まる

漢方薬による治療法

漢方薬の服用方法と副作用

主なキーワード エキス剤 煎じ薬

エキス剤でも煎じ薬でも液体にして飲むのが効果的

漢方薬のエキス剤の多くは、顆粒や粉末状になっていて、服用しやすくなっている。ただし、そのまま服用するのではなく、熱湯で溶かしてよくかき混ぜ、もとの煎じた液体状にして飲むと、胃への刺激も穏やかになり、効果的だ。

煎じ薬の場合は、1日分の分量を水に浸してから火にかけて煎じる。煎じたらすぐに濾して、出来上がったものをその日のうちに2〜3回に分けて飲む。密閉容器に入れて冷蔵すれば、2日程度保存できるとされている。飲む時は冷やしたままではなく、室温から体温程度に温めること。煎じ方は漢方薬や流派によって違うので、医師や薬剤師の指示に従うのがいいだろう。

飲むタイミングは、薬の吸収をよくするために食前など空腹の時に服用するのが基本とされている。急性症状の場合などは、1日2〜3回以上服用することもある。

「長く飲まないと効かない」「副作用がない」は誤解

漢方薬というと、長期間服用し続けなければ効かないという印象をもたれやすい。確かに、損なわれた生体機能をダイレクトに補ってくれる西洋薬と違って、漢方薬は体全体の機能を高めるように作用するため、効果を実感するのに時間がかかる傾向がある。しかし、長く飲まなければ効かないのではなく、症状や体の変化として効果が自覚されるまでに、時間がかかるのだ。

とはいえ、かぜなどの急性の病気や原因が単純で病気になってからの期間が短い場合は、漢方薬の効果をすぐに感じることができることもある。一般的に病気になってからの期間が短いほど早く治り、慢性病ほど治すのにも時間がかかるといえる。

また、漢方薬には副作用がないといわれることが多いが、それは誤解といえるだろう。例えば、その人の証に合わない処方をされた場合、服用前にはなかった症状が現れるといった副作用が出ることもある。

また、119ページの表のように生薬の中には、一定の効果を発揮すると同時に副作用をもっているものもある。こうした生薬は、体の状態次第では使えないこともある。ただし、通常、漢方薬は1つの生薬の作用だけが過剰にならないように、それを抑える別の生薬も配合されているので、特定の生薬がもつ副作用が出ることは少ない。

エキス剤と煎じ薬の飲み方

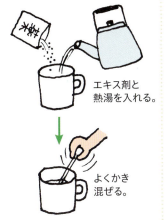

エキス剤の場合
- エキス剤と熱湯を入れる。
- よくかき混ぜる。

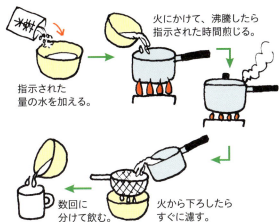

煎じ薬の場合
- 指示された量の水を加える。
- 火にかけて、沸騰したら指示された時間煎じる。
- 火から下ろしたらすぐに濾す。
- 数回に分けて飲む。

副作用を起こすことがある生薬の例

生薬名	症　状
甘草（かんぞう）	血清Na上昇、浮腫、高血圧、偽アルドステロン症、ミオパチー
桂皮（けいひ）	発疹、発赤（皮膚表面の血管が充血して、赤色を呈すること）など
石膏（せっこう）	食欲不振、みぞおちの不快感、軟便、下痢など
地黄（じおう）	食欲不振、みぞおちの不快感、吐き気、嘔吐、下痢など
大黄（だいおう）	食欲不振、みぞおちの不快感、腹痛、下痢など
人参（にんじん）	発赤、じんましんなど
附子（ぶし）	動悸、のぼせ、舌のしびれ、吐き気など
麻黄（まおう）	頻脈、動悸、不眠、精神興奮、消化器症状、泌尿器症状など

まとめ

証に合わない漢方薬を服用するなど、使い方を誤ると副作用が出ることもある

第3章　漢方薬による治療法　漢方薬の服用方法と副作用

漢方薬による 治療法

生薬の基本的な作用の分類

主なキーワード 四気 五味 寒性 涼性 平性 温性 熱性 酸 苦 甘 辛 鹹

体を温めるか、冷やすかによって生薬を分類

漢方薬の働きを知るには、それを構成する生薬の作用を理解することが必要だ。生薬の作用はさまざまな観点から分類されるが、その代表的な分類法が四気と五味である。

四気は "体を冷やすか温めるか" で生薬を分類する方法で、寒性、涼性、平性、温性、熱性の5つに分けられる。

寒性や涼性の生薬は、体を冷やす作用を持ち、熱をとり除く清熱作用や熱による症状を鎮める鎮静作用、解毒作用などがある。涼性よりもさらに冷や

す性質の強いものが寒性となる。

一方、温性や熱性の生薬は、体を温める作用を持ち、冷えをとる温煦作用のほか、気を増やし、体のさまざまな機能を活性化させる。また、気や血の巡りをよくして、余分な津液を排出させたり痛みを軽くしたりもする。温性よりもさらに温める性質の強いものが、熱性となる。

平性の生薬は、温める作用も冷やす作用もなく、四気以外の作用を得たい時に使用するものである。

5つの味覚による分類で作用する五臓がわかる

五味とは、生薬の味とその作用に関連性があるという考えから、生薬の作用を味で分類する方法だ。酸（すっぱい）、苦（苦い）、甘（甘い）、辛（からい）、鹹（塩からい）という五味（5つの味）で分類されている。

五味は、21ページの五行色体表にもあるように、五行の考えに基づいて五臓と対応している。これによって、酸は肝、苦は心、甘は脾、辛は肺、鹹は腎に作用する薬であると考えることができる。

こうした四気や五味といった分類法は、生薬の基本的な性質を把握するうえでは有効だが、あくまでも原則的な

ものである。漢方薬による治療は、体の中を巡ることで生体機能を支えている気・血・津液や、気・血・津液が巡る原動力となる熱に働きかけることが基本となる。そのため、四気や五味の概念をベースに、気・血・津液や熱に作用する薬の分類法を理解しておくことが大切だ。

また、生薬には四気や五味などでは分類しきれない、固有の効能や作用もあるため、実際には四気や五味以外の作用を期待して処方されることも多い。そのため、最終的にはそれぞれの生薬の作用を個別に理解していくことが不可欠である。

生薬を寒・涼・平・温・熱に分けるのが四気

←体を冷やす　　　　　　　　　　　　　　　　　　　体を温める→

寒性	涼性	平性	温性	熱性
体を強く冷やし、熱をとり除いたり、熱による症状を鎮めたりする。	体を冷やして、熱をとり除いたり、熱による症状を鎮めたりする。	体を温める作用も冷やす作用ももっていない。	体を温めて冷えをとるほか、体のさまざまな機能を活性化させる。	体を強く温めて冷えをとるほか、体のさまざまな機能を活性化させる。

代表的な寒性の生薬
- 黄芩(おうごん)
- 黄柏(おうばく)
- 黄連(おうれん)

代表的な涼性の生薬
- 芍薬(しゃくやく)
- 麦門冬(ばくもんどう)
- 連翹(れんぎょう)

代表的な平性の生薬
- 甘草(かんぞう)
- 桃仁(とうにん)
- 茯苓(ぶくりょう)

代表的な温性の生薬
- 桂皮(けいひ)
- 細辛(さいしん)
- 当帰(とうき)

代表的な熱性の生薬
- 乾姜(かんきょう)
- 呉茱萸(ごしゅゆ)
- 附子(ぶし)

第3章 漢方薬による治療法　生薬の基本的な作用の分類

生薬を味覚によって5つに分類するのが五味

五味	作用する五臓	主な作用	代表的な生薬
酸(さん)(すっぱい)	肝	水様便などのやわらかいものを固めたり、汗や鼻水などの漏れ出るものを止める。	五味子(ごみし)　山茱萸(さんしゅゆ)　酸棗仁(さんそうにん)
苦(く)(苦い)	心	余分な熱や津液をとり除く。熱によるせきを止め、余分な津液による胃もたれや下痢を改善する。	黄芩(おうごん)　黄柏(おうばく)　黄連(おうれん)
甘(かん)(甘い)	脾	胃腸の働きを整えて、気、血を補い、急性の症状を緩和する働きがある。	黄耆(おうぎ)　甘草(かんぞう)　茯苓(ぶくりょう)
辛(しん)(からい)	肺	気、血の巡りをよくして、発汗作用を促す。気を体表に導き、体に防衛力をもたらす。	細辛(さいしん)　半夏(はんげ)　附子(ぶし)
鹹(かん)(塩からい)	腎	乾燥した状態を潤したり、固まっているものをやわらくしたりする作用がある。	地骨皮(じこっぴ)　芒硝(ぼうしょう)　牡蠣(ぼれい)

まとめ 生薬は寒・涼・平・温・熱による四気と、味覚で分ける五味によって分類される

漢方薬による治療法

気の薬

主なキーワード 気 補気薬 行気薬 理気薬 黄耆 人参 白朮 香附子 陳皮

気の量を増やして体を温める性質がある補気薬

生薬の作用は四気や五味のほか、東洋医学の中でもとくに重要な概念である気・血・津液、熱のどれに作用するかで分類することができる。

気の作用に関わる生薬には、気の量を補充する補気薬と気の動きに関わる行気薬や理気薬がある。

補気薬は、気が不足した気虚の時に用いられる。四気の分類では、補気薬の多くが体を温める温性の性質を持つ。気は熱の材料になるので、気の量を増やすことで熱の量が増え、体が温まるためだ。五味の分類では、補気薬はすべて甘味に属する。このため、まず脾に作用し、胃腸の働きを整える。

補気薬に分類される主な生薬には黄耆、人参、白朮などがあり、体力を補う補中益気湯などの処方に配合されている。補気薬を中心に配合された処方には、血や津液の量を増やす生薬も一緒に配合されていることが多い。なぜなら気虚の場合、血が不足した血虚や津液が不足した陰虚を伴っていることが多いためだ。血や津液は気に導かれて巡るので、気の量だけ増えても血や津液が少ないと空回りを起こして、さらに血や津液が不足してしまうことにつながる。そのため気虚の治療には、気・血・津液をバランスよく補充する必要があるのだ。

気の巡りをよくする行気薬と、流れを調整する理気薬

気の動きに関わる行気薬と理気薬の作用は似ていて、それぞれに属する生薬の多くは共通している。気の巡りを改善する行気薬は、気の流れが滞った状態である気滞の時に用いられる。一方、理気薬は気を本来の流れに調整する働きがある。このため、気が上昇しすぎた状態である気逆の時に用いられる。気は巡りが悪くなると、上昇して体の上部に滞りやすい性質があるため、行気薬は気の流れを下降させることで巡りをよくする。

気を巡らせるためには熱が必要なことから、行気薬や理気薬は温性の性質をもつことが多い。これらの五味はほとんどが辛味で、肺に作用する。

また、津液や血の巡りが悪くなっている時も、行気薬や理気薬が用いられることが多い。気が、津液や血の巡りを導くためだ。行気薬（理気薬も兼ねる）に分類される主な生薬には、かぜの初期症状などに用いられる処方である香蘇散などに配合されている、香附子、陳皮などがある。

122

気の量を増やすのが補気薬

❖ 主な補気薬とその作用

生薬名	四気	五味
黄耆（おうぎ）	やや温	甘
甘草（かんぞう）	平	甘
山薬（さんやく）	やや温	甘
大棗（たいそう）	温	甘
人参（にんじん）	やや温	やや苦・甘
白朮（びゃくじゅつ）	温	やや苦・甘

気を増やすことで熱が増えるため、ほとんどが温性の性質をもつ。また、補気薬はすべてに共通して甘味の作用が見られる。

補気薬を中心とした処方例
▶ 補中益気湯（ほちゅうえっきとう）

構成生薬	作用
黄耆（おうぎ）	気の量を補充する。
人参（にんじん）	気の量を補充する。
白朮（びゃくじゅつ）（蒼朮（そうじゅつ））	気の量を補充し、津液を巡らせる。
甘草（かんぞう）	気と津液の量を補充する。
大棗（たいそう）	気の量を補充する。
生姜（しょうきょう）	脾胃を温め、気を巡らせる。
柴胡（さいこ）	気の巡りをよくする。
升麻（しょうま）	気の巡りをよくする。
陳皮（ちんぴ）（橘皮（きっぴ））	気と津液の巡りをよくする。
当帰（とうき）	血を補いながら巡らせる。

体力を補い、胃腸の働きを整える作用がある補中益気湯。君薬となるのが黄耆で、脾に気をもたらし、表層まで導く。また津液を巡らせる作用もある。

第3章 漢方薬による治療法　気の薬

気の巡りをよくするのが行気薬（理気薬）

❖ 主な行気薬（理気薬）とその作用

生薬名	四気	五味
枳実（きじつ）	涼	酸・苦
香附子（こうぶし）	平	やや苦・辛
厚朴（こうぼく）	温	苦・辛
陳皮（ちんぴ）	温	苦・辛
檳榔子（びんろうじ）	温	苦・辛

気を巡らせるためには熱が必要なため、温性の生薬が多い。また、どれも気の流れを下降に導く作用がある。

行気薬（理気薬）を中心とした処方例
▶ 香蘇散（こうそさん）

構成生薬	作用
香附子（こうぶし）	気を巡らせる。
蘇葉（そよう）	気を体の表層部に導く。
陳皮（ちんぴ）	気を巡らせる。
生姜（しょうきょう）	脾胃を温め、気や津液を表層に導く。
甘草（かんぞう）	気や津液の量を補充する。

風邪の初期症状や頭痛、めまい、耳鳴りなどに用いられる香蘇散。香附子や陳皮が気を巡らせ、蘇葉や生姜がその気を表層に導く。

まとめ　気の生薬には、気の量を増やす補気薬と、気の動きに関わる行気薬（理気薬）がある

漢方薬による治療法

熱の薬

主なキーワード 熱 温陽薬 清熱薬 附子 細辛 黄芩 黄連 黄柏

熱の量を増やして臓腑の機能を活発にする温陽薬

熱の量が少なすぎたり、多すぎたりしている状態に働きかけるのが熱の薬。熱を増やす作用がある温陽薬と、熱を冷ます清熱薬がある。

熱は臓腑の活動源なので、各臓腑の機能が低下している場合、熱の不足が根本的な原因になっていることがある。温陽薬は、体温を上げるだけではなく、熱の供給によって臓腑それぞれの機能を活性化させる。

さらに熱は気・血・津液の生成を助ける働きもある。このため、温陽薬は気が不足した気虚、血が不足した血虚、津液が不足した陰虚にも用いられる。また、熱は気・血・津液が体内を巡るための原動力にもなるため、それぞれの巡りが悪くなった気滞、血瘀、痰飲にも、温陽薬が用いられることがある。そのほか、熱には痛みを緩和する作用もあるので、温陽薬は鎮痛薬として使われることもある。

四気の分類では、熱性や温性の性質をもつ。五味の分類では、辛味の作用をもつものが多い。辛いものを食べると体が熱くなることからも、温陽薬に辛味の生薬が多いことが理解できるだろう。温陽薬に分類される主な生薬には、附子、細辛などがあり、かぜなどに用いられる麻黄附子細辛湯などに配合されている。

熱を冷まし、炎症を鎮める清熱薬

清熱薬は、熱を冷ますといっても、西洋医学でいう解熱剤のように体温を下げることを目的としているわけではない。炎症を鎮めるほか、脈が速い、血圧が高いといった機能が活発になりすぎた状態を抑制するような目的ももっている。

四気の分類では、寒性や涼性の性質をもつ。五味では、苦味の作用をもつものが多い。

過剰に働く機能を抑制する作用があるため、使い方によっては正常な機能まで抑えてしまうこともある。長期間服用したり、抵抗力が弱い小児や高齢者が服用したりする時には、とくに注意が必要だ。

また、清熱薬の中でも作用する臓腑が違うので、どの臓腑の熱を冷ますのかを理解して使用することがとても大切だ。例えば清熱薬の代表的な生薬で、黄連解毒湯に配合されている黄芩は肺や大腸、小腸、脾、胃を、黄連は心や肝、胆を、黄柏は腎、膀胱を冷やすとされている。

熱の量を増やすのが温陽薬

❖ 主な温陽薬とその作用

生薬名	四気	五味
桂枝（けいし）	温	甘・辛
呉茱萸（ごしゅゆ）	熱	苦・辛
細辛（さいしん）	温	辛
杜仲（とちゅう）	温	甘・やや辛
附子（ぶし）	熱	辛

温陽薬は熱を増やす作用があるため、すべて温性、熱性の作用をもつ。五味は辛味に分類されるものが多く、気や血の巡りをよくする作用もある。

温陽薬を中心とした処方例
▶ 麻黄附子細辛湯（まおうぶしさいしんとう）

構成生薬	作用
麻黄（まおう）	熱を巡らせる。
附子（ぶし）	熱の量を補充する。
細辛（さいしん）	体の表層部に熱を補充する。

風邪や気管支炎などに用いられる麻黄附子細辛湯。附子と細辛が熱の量を補充し、麻黄が熱を巡らせる。生命力が低下して冷えが強い腎陽虚を改善する、代表的な処方。

熱を冷ますのが清熱薬

❖ 主な清熱薬とその作用

生薬名	四気	五味
黄芩（おうごん）	寒	苦
黄柏（おうばく）	寒	苦
黄連（おうれん）	寒	苦
石膏（せっこう）	寒	甘・辛
竜胆（りゅうたん）	寒	苦
連翹（れんぎょう）	涼	苦

清熱薬は熱を冷ます作用があるため、すべて寒性、涼性の作用をもつ。五味は苦味に分類されるものが多く、余分な熱や水分をとり除く。

清熱薬を中心とした処方例
▶ 黄連解毒湯（おうれんげどくとう）

構成生薬	作用
黄芩（おうごん）	上焦（肺、大腸、小腸、脾、胃）の熱をとる。
黄連（おうれん）	中焦（心、肝、胆）の熱をとる。
黄柏（おうばく）	下焦（腎、膀胱）の熱をとる。
山梔子（さんしし）	熱を巡らせ尿として排泄する。

のぼせ気味で顔色が赤い人に適した黄連解毒湯。不眠症や神経症、更年期障害にも用いられる。代表的な清熱薬である黄芩、黄連、黄柏が各臓腑に働きかけて全身の熱を冷ます。

第3章 漢方薬による治療法 熱の薬

まとめ 熱の生薬には、熱の量を増やす温陽薬（おんようやく）と、熱を冷まして機能を抑制する清熱薬（せいねつやく）がある

漢方薬による治療法

血の薬

主なキーワード　血　血虚　養血薬　血瘀　活血薬　何首烏　当帰　川芎　大黄　牡丹皮

血の量を増やして、血虚を改善する養血薬

血の薬には、血が不足した状態の血虚を改善する養血薬と、血の流れが悪い血瘀を改善する活血薬がある。

養血薬は、血の材料を供給することで血を補うことが目的だ。さらに養血薬を中心に配合された処方には、補った血を順調に巡らせるために活血薬を合わせることも多い。

また、血が不足している場合、血を生成するもととなる気も不足していることが多いため、血虚は気虚を伴う傾向にある。そのため気の量を増やす補気薬を合わせることもある。さらに、気は血の巡りを先導する役割ももつた

め、気の巡り自体が滞ると血の巡りも滞る。血が滞ると部分的に血が過剰になる一方、部分的に血が不足した血虚の状態になるため、気を巡らせる行気薬があわせて使われることもある。

四気の分類では、温性や涼性などばらつきがある。五味では、脾に働きかける甘味のものが目立つ。

養血薬には、皮膚の乾燥によるかゆみなどに効く当帰飲子に配合されている何首烏、当帰などの生薬がある。なかでも何首烏は、体表面の血の不足を補うので、皮膚や毛髪の乾燥や目のかすみなどの症状がある時に役立つ。

血を全身に巡らせて血瘀を治療する活血薬

活血薬は、体中に血を巡らせる働きがある。ただし、血瘀は気の巡りの悪さや熱の不足、余分な津液が血の運行を邪魔するなどの原因で起こるので、治療は気を巡らせる行気薬や熱を増やす温陽薬、余分な津液を排出する利湿薬（➔P128）と組み合わせることで効果が出やすい。

四気では、温性と涼性それぞれあるが、血を動かすためには熱が必要なので、温性の活血薬が用いられることが多い。ただし、熱が過剰になって血の動きが悪くなっている場合は涼性の活

血薬が用いられる。

温性の活血薬には川芎、当帰などがあり、冷えがある人の月経トラブルなどに使われる当帰芍薬散などに配合されている。寒性、涼性の活血薬には大黄、牡丹皮などがあり、便秘がちな人の月経トラブルなどに使われる大黄牡丹皮湯などに配合されている。血瘀は血の不足が原因で起こることもあるが、当帰には、血を巡らせるのと同時に、血の量を増やす作用もある。

五味では辛味、苦味の性質をもつものが多い。

血の量を増やすのが養血薬

❖ 主な養血薬とその作用

生薬名	四　気	五　味
何首烏	温	苦・甘
芍薬	涼	苦
当帰	温	甘・辛

養血薬の四気は温性、涼性など生薬によってさまざまだ。五味は甘味のものが多いが、苦味や辛味の生薬もあるので、それぞれ作用する五臓が異なる。

養血薬を中心とした処方例　▶当帰飲子

構成生薬	作用	構成生薬	作用
当帰	血の量を補充して巡らせる。	防風	熱をとる。
地黄	血の量を補充する。	何首烏	血の量を補充する。
蒺藜子	津液を排出する。	黄耆	気の量を補充する。
芍薬	血の量を補充する。	荊芥	熱の量を補充する。
川芎	血を巡らせる。	甘草	気と津液の量を補充する。

血が不足したことによって皮膚が乾燥した状態になり、かゆみや湿疹などの症状が出ている時に用いられる当帰飲子。当帰、地黄、芍薬、何首烏が血の量を補充する。

血の巡りをよくするのが活血薬

❖ 主な活血薬とその作用

生薬名	四　気	五　味	生薬名	四　気	五　味
延胡索	温	苦・辛	大黄	寒	苦
紅花	温	やや苦・辛	当帰	温	甘・辛
牛膝	平	やや苦・甘	桃仁	平	苦・甘
川芎	温	辛	牡丹皮	涼	苦・辛

血を動かすために熱が必要なので、活血薬には川芎や当帰など温性の性質をもつ生薬が多い。寒性や涼性の生薬には大黄や牡丹皮などがある。

活血薬を中心とした処方例　▶当帰芍薬散

構成生薬	作用	構成生薬	作用
当帰	血の量を補充して巡らせる。	白朮(蒼朮)	津液を巡らせる。
川芎	血を巡らせる。	茯苓	津液を巡らせる。
芍薬	血や津液の量を補充する。	沢瀉	津液を排出する。

冷え症で貧血がある人の月経不順や月経痛、更年期障害などに用いられる当帰芍薬散。血の巡りをよくするとともに、熱を奪う津液を巡らせ、余分な津液を排出して冷えを改善する。

まとめ　血の生薬には、血の量を増やす養血薬と、体中に血を巡らせる活血薬がある

漢方薬による治療法

津液の薬

主なキーワード 津液 滋陰薬 利湿薬 陰虚 麦門冬 地黄 湿 湿熱 茯苓 沢瀉

津液の量を増やして、陰虚を改善する滋陰薬

津液に関わる生薬には、その量を増やす滋陰薬と、余分な津液や部分的に過剰になった津液を排除する利湿薬がある。

滋陰薬は、津液が不足することで生じる病態である陰虚を改善する生薬だ。多くは熱を下げる作用があり、四気の分類では涼性の性質をもつものがほとんどだが、中には温性の滋陰薬もある。五味では甘味のものが多い。

滋陰薬といってもその生薬によって、五臓のうちどの部分の津液を増や

すかが異なる。例えば滋陰薬の代表的な生薬で、麦門冬湯の君薬である麦門冬は、肺、脾、心に作用する。これが肺に作用すれば、口の渇きや乾いたせきといった症状が現れる肺陰虚を改善する。脾に作用すれば胸やけや胃痛などを解消し、心に作用すれば不安感や不眠などを和らげるのだ。

また、同じ滋陰薬である地黄（生地黄）は、心、肝、腎に津液をもたらすことで熱を冷ますため、ほてりや口の渇き、発疹などに用いられる。

巡りをよくして、余分な津液を体外に出す利湿薬

利湿薬は、津液の巡りをよくして、体外に余分な津液を排出する。このため、津液が部分的に過剰になり、動きが悪くなった病態の湿を改善する。

通常、利湿薬は津液が不足している陰虚の病態には使いにくい。しかし、津液が滞っているために部分的に陰虚になっている場合は、津液の巡りをよくする意味で利湿薬が役立つ。この場合、利湿薬に津液の量を増やす滋陰薬をあわせて使用すれば、新しい津液を補充でき、それを順調に巡らせることもできるので、陰虚の改善につながる。

四気は寒性や涼性、平性、温性とさまざま。寒性の性質がある利湿薬は、

停滞した津液が体内の余分な熱と結びついた湿熱の病態を改善する。

味覚を示す五味の分類では、甘味の生薬が多い。

利湿薬を中心とした方剤の中には利尿剤になるものもある。例えば利湿薬に分類され、不安神経症などに用いられる半夏厚朴湯に配合されている茯苓は、津液を下降に導き、腎に作用して尿として膀胱から排出する。排尿障害などに効く猪苓湯に配合されている沢瀉は、利尿剤になるほか、寒性なので膀胱の湿熱を解消することにも役立つため、膀胱炎や腎炎など炎症性の疾患に用いられる。

津液の量を増やすのが滋陰薬

❖ 主な滋陰薬とその作用

生薬名	四気	五味
枸杞子（くこし）	平	甘
山薬（さんやく）	やや温	甘
地黄（じおう）	寒	苦・甘
麦門冬（ばくもんどう）	涼	やや苦・甘

滋陰薬は、熱を冷ます清熱作用を持つ涼性や寒性のものが多い。五味では甘味に分類されるものが多く、胃腸の働きを整える。

滋陰薬を中心とした処方例
▶ 麦門冬湯（ばくもんどうとう）

構成生薬	作用
麦門冬（ばくもんどう）	脾、肺、心を潤す。
半夏（はんげ）	固まった津液をときほぐして動かす。
粳米（こうべい）	気と津液の量を補充する。
人参（にんじん）	気と津液の量を補充する。
甘草（かんぞう）	気と津液の量を補充する。
大棗（たいそう）	気と津液の量を補充する。

せきの症状を緩和し、気管支喘息などにも用いられる麦門冬湯。君薬の麦門冬が肺陰虚を改善する。麦門冬で補われた津液が巡るように、半夏が配合されている。

第3章 漢方薬による治療法　津液の薬

余分な津液を体外に排出するのが利湿薬

❖ 主な利湿薬とその作用

生薬名	四気	五味
沢瀉（たくしゃ）	寒	甘
猪苓（ちょれい）	平	甘
半夏（はんげ）	温	辛
茯苓（ぶくりょう）	平	甘
防已（ぼうい）	寒	苦・辛
薏苡仁（よくいにん）	涼	甘

寒性や涼性、平性の性質をもつ生薬が比較的多い。沢瀉や防已など寒性の生薬は、湿熱を改善する。五味は甘味、辛味に分類される生薬が多い。

利湿薬を中心とした処方例
▶ 半夏厚朴湯（はんげこうぼくとう）

構成生薬	作用
半夏（はんげ）	固まった津液をときほぐして動かす。
厚朴（こうぼく）	気を巡らせ固まった津液をときほぐして動かす。
蘇葉（そよう）	気を巡らせる。
茯苓（ぶくりょう）	津液を巡らせる。
生姜（しょうきょう）	脾胃を温め津液を体の表層部に導く。

不安神経症や神経性の胃炎、咽頭違和感などに用いられる半夏厚朴湯。固まった津液をときほぐして動かす半夏、厚朴が君薬で、湿と気滞の病態が同時にあるときに適している。

まとめ　津液の生薬には、不足津液を補う滋陰薬と、余分な津液を排出する利湿薬がある

漢方薬による治療法

五臓の薬① 腎の薬

主なキーワード 腎 補腎陽薬 附子 淫羊藿 補腎陰薬 桑寄生 枸杞子 山茱萸 壮筋骨薬 牛膝

腎の気を補い機能を高める補腎陽薬、補腎陰薬

生薬の作用は、五臓にどのような作用をもたらすかという視点で分類することもできる。

五臓のうち腎に作用する生薬は、腎陽を補う補腎陽薬と腎陰を補う補腎陰薬、筋や腱、骨を丈夫にする壮筋骨薬とに大きく分類される。

補腎陽薬とは、腎に蓄えられた熱源である腎陽が不足している時に用いられる。熱を補う作用をもつほか、排泄や分泌の調整を行って不要なものは体外に放出し必要なものの漏出を防止する固摂作用をもつものも多い。四気の分類では温性、五味の分類では辛味の作用をもつものが多い。

補腎陽薬に分類される主な生薬には、附子、淫羊藿、補骨脂、菟絲子などがある。こうした補腎陽薬を中心と

した代表的な処方薬には、関節疾患や深部の神経痛などに用いられる桂枝加朮附湯がある。

補腎陰薬は、腎に蓄えられている水分が不足している時に用いられる。津液の不足を補い、むくみや乾燥などの症状の改善に役立つ。補腎陰薬には桑寄生や枸杞子、山茱萸などがあり、関節疾患だけでなく眼科や皮膚の疾患など、腎が関わる領域に幅広く対応できる。四気の分類では平性、五味の分類では甘味の作用をもつ。

補腎陰薬を中心とした処方薬には、六味丸がある。腎だけでなく、腎の機能に大きく関連する脾・肝の働きを補い、その活動で生まれる老廃物の排出も助ける。寒温燥潤、また陰陽のバランスがほどよくとれている。

骨や髄の発育を助けて丈夫にする壮筋骨薬

腎は骨の発育に深く関わりがあり、骨そのものだけでなく、骨の中の髄、脊髄から大脳、末端神経の機能にも、腎の不調が影響を及ぼす。腎の働きを助け、筋骨を丈夫にする作用をもつものを壮筋骨薬という。健康飲料としてよく知られる杜仲は、腎を補い、筋骨を丈夫にする作用がある代表的生薬。腎だけでなく肝の陽気を補い、気血の

動きを活発にする働きもある。牛膝は腎の働き、血の動きを助け、筋骨を丈夫にする。続断は骨折などの際の疼痛治療や骨の接続を促す生薬として使われる。骨折に伴う腫れなどの治療にも効果を発揮する。

壮筋骨薬は四気の分類では温性が多く、五味の分類では甘苦辛や甘微辛など、複雑な作用をもつものが多い。

代表的な腎の薬

❖ 腎の陽気を補い機能を高める「補腎陽薬」

生薬名	四気	五味
附子	熱	辛
淫羊藿	温	甘辛
補骨脂	大温	辛苦

附子は腎気を強め、淫羊藿は腎の機能を充実させ、補骨脂は消化機能回復を助ける。

補腎陽薬を中心とした処方例
▶ 桂枝加朮附湯

構成生薬	作用
桂枝	陽気を体の表層部に導く。
芍薬	津液を内側に押し戻す。
生姜	体の表層部に脾気を導き、気の動きを助ける。
甘草	脾の働きを助け、陰液を増やす。
大棗	脾の働きを助け、陰液を増やす。
附子	腎陽を増やし、気の流れを体の表層部に導く。
蒼朮	余分な水分を発散させる。

❖ 腎の陰気を補い機能を高める「補腎陰薬」

生薬名	四気	五味
桑寄生	平	苦甘
枸杞子	平	甘
山茱萸	温	甘酸

桑寄生は腎気を養い、枸杞子は津液を増やし、山茱萸は腎の陰陽両者を補う。

補腎陰薬を中心とした処方例
▶ 六味丸

構成生薬	作用
山薬	脾、肺、腎の補気と滋陰の作用。
熟地黄	血を養い、結果、気を補う作用ももつ。
山茱萸	腎、肝に作用し収斂作用をもつ。
茯苓	脾から肺に水を巡らせて余分な水を排出する。
牡丹皮	血を巡らせ、血の熱を冷ます。
沢瀉	腎に水を引き込み排出する。

❖ 筋骨を丈夫にする作用をもつ「壮筋骨薬」

生薬名	四気	五味
杜仲	温	甘微辛
牛膝	平	甘
続断	微温	苦甘辛

腎とともに肝にも働きかける。血の生成や巡りに関わり、婦人科系疾患の治療にも用いられる。

壮筋骨薬を中心とした処方例 ▶ 大防風湯

構成生薬	作用	構成生薬	作用
附子	腎を温め、気を盛り立てる。	防風	痛みを止める。
杜仲	腎を温め、気を盛り立てる。	羌活	痛みを止める。
乾姜	腎や脾を温め、気を盛り立てる。	牛膝	血を巡らせる。
人参	脾の働きを助け、気を補充する。	当帰	血を巡らせる。
蒼朮	水を巡らせ、痛みを止める。	川芎	血を巡らせる。
大棗	脾の働きを助け、水を補う。	地黄	肝腎に陰血を補う。
甘草	脾の働きを助け痛みを和らげる。	芍薬	肝に陰血を補う。
黄耆	脾や肝の気を表層に導く。		

まとめ 腎の薬には腎の気を補う補腎陽薬、補腎陰薬、筋骨を丈夫にする壮筋骨薬がある

漢方薬による治療法

五臓の薬② 脾の薬

主なキーワード 脾 健脾薬 乾姜 人参 大棗 止瀉薬 瀉下薬 白扁豆 蓮子 大黄 芒硝

脾を補う健脾薬は気や津液を補うものが多い

脾は生命力のもとである気・血・津液の生成と、その全身への運搬に関わる。そのため、脾の機能の不調は気の不足からくるさまざまな機能低下、津液や血の巡りが悪くなって起こる症状の2つの大きな病態につながる。

こうした不調がひどくなると、全身がだるくなる、血が止まりにくくなるなど、重篤な症状を引き起こすこともある。こうした機能低下を改善する薬を、健脾薬と呼ぶ。

健脾薬の目的は、単に気を補うだけではなく、陰液を補うことやその巡りの改善も含めた、陰陽のバランスを整えることにある。

健脾薬に分類される代表的な生薬に、乾姜、人参、大棗がある。乾姜は脾の陽気を高めて脾の機能を活性化させるが、それだけでなく、腎陽や肺気も補い、陽気全般を盛り立てる。人参は吸収合成に関わる脾気を補ううえに陰液を増やす働きもあり、体を温め、血の生成にも役立つ。大棗は主に陰を増やす働きをもつが、脾気の補強も行い、人参と同じように血の生成にも貢献する。

健脾薬は四気の分類では熱性や温性が多く、体を温めることで脾を働きやすくする。五味の分類では甘味のものが多いが、乾姜では辛味が加わる。

体外への排出の動きを整える止瀉薬、瀉下薬

脾の働きが低下して消化吸収が悪くなると、下痢になりやすい。また、消化管の動きに支障をきたすことから、下痢に加えて便秘も起こりやすくなる。このような腸管の動きに関わる変調を整えるためには、止瀉薬や瀉下薬を用いるといい。

白扁豆は、止瀉薬として脾の働きを盛り立てて下痢を解消する生薬だ。蓮子も同じように脾に働きかけるが、同時に腎や心にも働きかけて、総合的に脾の働きを助ける止瀉薬である。

瀉下薬の代表である大黄は、脾をはじめ胃、大腸、心、肝にも作用する。清熱や活血などといったさまざまな効能によって、古くから蓄積された不要な熱や水を体外に排出し、新しいものを引き込む働き（推陳致新）をする。芒硝は胃腸に停滞する余分な熱を冷まし、腸管の働きを盛んにする瀉下薬である。止瀉薬は四気では平性や温性、五味では甘味をもつ傾向があり、瀉下薬は四気では寒性、五味では苦味や鹹味をもつものが多い。

代表的な脾の薬

❖ 脾の機能を増強する「健脾薬」

生薬名	四気	五味
乾姜	熱	辛
大棗	温	甘
人参	温	甘、微苦

脾の陰陽のバランスを保ち機能を正常に戻す。気・血・津液の生成を促すとともにその巡りを促進する。

健脾薬を中心とした処方例 ▶ **人参湯（にんじんとう）**

構成生薬	作用
人参	消化吸収、生合成を高める。
白朮	脾の周りの水を巡らせる。
甘草	脾の働きを盛り立て陰液を増やす。
乾姜	体の芯を温め脾や腎の陽気を補う。

❖ 腸管の内容物を過剰に排出する状態を正常に戻す「止瀉薬」

生薬名	四気	五味
蓮子	平	甘渋
白扁豆	やや温	甘
茯苓	平	甘

脾の機能を高めることで吸収合成を助け、収斂作用で下痢やゲップなど、過剰な排出を止める。亢進した精神を鎮める効果もある。

止瀉薬を中心とした処方例 ▶ **半夏白朮天麻湯（はんげびゃくじゅつてんまとう）**

構成生薬	作用	構成生薬	作用
人参	分解吸収を高める。	神曲	消化分解を高める。
白朮	脾の周りの水を巡らせる。	沢瀉	余分な水を排泄する。
乾姜	脾を主体に腎も温める。	茯苓	津液を巡らせ心を鎮める。
麦芽	分解吸収を助ける。	天麻	陰液の塊を解き気を降ろす。

※構成生薬14種のうち一部抜粋

❖ 停滞する腸管の動きを促す「瀉下薬」

生薬名	四気	五味
大黄	寒	苦
芒硝	寒	鹹

通便作用で腸管の動きを盛んにする。胃腸に停滞する余分な熱を冷まし、腸管の動きを盛んにする。

瀉下薬を中心とした処方例 ▶ **九味檳榔湯（くみびんろうとう）**

構成生薬	作用	構成生薬	作用
檳榔子	滞った気を降ろし、腸の動きを盛んにする。	呉茱萸	肝と脾を温め、気を引き降ろす。
木香	腹部の気の巡りを改善。	大黄	蓄積した不要物を追い出す。
厚朴	気を巡らせ滞りを改善。	桂皮	腎気を増やして陰血を巡らせる。
橘皮	気を巡らせ消化管の働きを助ける。	甘草	脾気を盛り立てる。
蘇葉	嘔吐や張満感を改善。	生姜	脾気を体の表層部へ導く。
茯苓	水の巡りを改善して余分な水をなくす。		

第3章 漢方薬による治療法／五臓の薬② 脾の薬

まとめ 脾の薬には吸収合成に関わる健脾薬と、動きに関わる止瀉薬、瀉下薬がある

漢方薬による治療法

五臓の薬③ 肝の薬

主なキーワード 肝 行気薬 呉茱萸 香附子 木香 疏肝薬 柴胡 釣藤鈎 薄荷

肝の伸びやかさを維持する行気薬

肝は疏泄作用や蔵血作用をもつことから、全身の気・血・津液の巡りに関りが深い。そのため、こうした肝の働きが低下すると全身に影響を及ぼし、さまざまな不調につながる。症状としては、しびれ、めまい、耳鳴り、皮膚のかゆみなどの身体症状とともに、倦怠感、不眠や抑うつ状態などの精神症状を引き起こすことが多い。

とくに肝の働きで重要なのが、気・血・津液の巡りを上向き、外向きに伸び広げる性質だ。この働きを伸びやかに保つとともに、体の目的に応じた調整機能を発揮させることが重要だ。そうした肝の働きを補うのに、肝気の巡りを順調に保つ行気薬、肝の力強さを保つ養血薬（→P126）が役立つ。

肝気を巡らす行気薬には、呉茱萸、香附子、木香などがある。呉茱萸は冷えた肝気を脾気とともに温めて肝気を伸びやかにし、頼りなく上方に昇っていた気を伸びやかに広げて下降させる。香附子は、穏やかに肝気を広げることで血や津液の巡りをよくすることに貢献する。木香は胃腸を中心に全身の気を上げ下げするのを助け、全身の気を巡らせる。

行気薬は四気では温性、五味では辛味が多い。これらは、気が巡りやすくなる条件に整える働きをもつ。

滞って過剰になった肝気を解放する疏肝薬

肝気が滞って肝の機能が過剰になると、過剰な気の滞りやそれに伴う熱が、体の中心部分や上半身に現われることが多い。抑うつ状態とともにのどのつまり、感情の高ぶり、頭痛、月経不順などを引き起こす。長引く倦怠感のような一見元気不足に見える症状も、肝気の滞りによって引き起こされていることがある。こうした症状は、疏肝薬を主に用いて解消する。

疏肝薬の1つである柴胡は、こもった肝気を解放して、気の巡りを正常に導く。また、滞って高ぶった肝気を下降させたい場合は、釣藤鈎を用いると頭痛や動悸、めまいなどの症状の改善や、血圧を下げるのに役立つ。薄荷は、滞った肝気が体の上方や表面で熱となってこもっている場合に、発散して冷ます働きがある。

こうした疏肝薬に分類される生薬は、四気の分類では微寒性や涼性など冷やす作用をもつものが多い。一方、五味では苦味、甘味、辛味などとさまざまで、一定の傾向はない。

代表的な肝の薬

❖ 肝の気の巡りをよくする「行気薬」

生薬名	四気	五味
呉茱萸	大熱	辛、苦
香附子	平	辛、微苦、甘
木香	温	辛、苦

行気薬には、肝気を伸びやかにして全身に気を巡らせる働きがある。

肝の寒邪をとる行気薬を柱とした処方例 ▶ **温経湯**

構成生薬	作用	構成生薬	作用
呉茱萸	肝と脾を温めて肝気を盛り立て、上方にこもる気を下降させる。	阿膠	肝腎肺を潤す、止血する。
桂皮	腎を温めて血の巡りを盛んにする。	牡丹皮	血を巡らせ、血の熱を冷ます。
当帰	血を増やしながら巡らせる。	半夏	固まった津液をほぐし、気を下降させる。
川芎	血の巡りを上方に導く。	生姜	脾気を体の表層部に導く。
芍薬	津液を増やし、巡りを内向きに誘導する。	人参	脾気を増強する。
麦門冬	心肺胃を潤す。	甘草	脾気を盛り立てて滋陰する。

❖ 滞った肝気をほぐして鎮める「疏肝薬」

生薬名	四気	五味
柴胡	平	苦
釣藤鈎	微寒	甘
薄荷	涼	辛

こもった肝の気を解放する。体の上方にこもった熱や火を鎮め、のぼせた肝の気を引き降ろす。

疏肝薬を中心とした処方例 ▶ **抑肝散加陳皮半夏**

構成生薬	作用	構成生薬	作用
柴胡	こもった肝気を解放する。	川芎	血の巡りを上方に導く。
釣藤鈎	上方の肝気を下降させる。	甘草	脾気を盛り立てて滋陰する。
白朮	中焦の陰液を巡らせる。	陳皮	中焦の気を下降させる。
茯苓	脾から肺へ水を巡らせる。	半夏	固まった津液をほぐし、気を下降させる。
当帰	血を補い、巡りをよくする。		

> **まとめ** 肝の薬には肝を伸びやかにする行気薬と、こもった気を鎮める疏肝薬がある

第3章 漢方薬による治療法　五臓の薬③　肝の薬

漢方薬による治療法

五臓の薬④ 肺の薬

主なキーワード 肺 補肺薬 黄耆 桔梗 升麻 発散解表薬 麻黄 葛根 蘇葉 細辛

肺の機能を補い気や津液の巡りを改善する補肺薬

肺は呼吸だけでなく、宣散作用や粛降作用を介して気の巡りや津液代謝、免疫機能にも関わる。肺の機能低下は息苦しさ、せきなどの呼吸器症状以外に鼻水、鼻づまり、むくみや発汗異常、易感冒などにつながる。これらの症状は肺気や肺陰を補う補肺薬で気や津液の巡りを改善し、解消する。

黄耆は肺気を補う生薬の代表格だが、肺気を直接増強するのではなく、肝気を鼓舞して脾気を肺に届ける働きがあり、これによって肺気が充実する。肺気虚の症状である多汗には固摂作用

をもたらし、衛気不足の病態には宣散発散の作用をもたらす。また、粛降作用が働くと余分な水分が排出されて腫れが抑えられる。

桔梗はふさがった肺を開くことで、気が肺に向かって上昇できるように働きかける。その結果、気の巡りが改善されて解毒される。升麻は胃気を肺に引き上げることで肺の免疫力を高め、清熱や解毒の機能を高めて皮膚や口腔の炎症を鎮める。麦門冬は肺陰を増やすことで肺気を充実させ、粛降作用によって津液の巡りを整える。

体の表層部にこもる邪を追い払う発散解表薬

肺の機能が低下すると、体の表層部で気の巡りが乱れて免疫機能が低下し、同時に気・血・津液が滞って表層部に邪が停滞する。この外邪との闘いが表層部で強まると、発熱、せき、鼻水、痰、のどの腫れなどが生じる。これらはかぜやインフルエンザなどの感染症に相当するものだ。このような場合は、侵入しようとする外邪や表層部でこもる不要な熱や水を、外に発散して排除する発散解表薬が役立つ。

麻黄は発散作用をもつ代表的な生薬。体内の陰液や気を脾から肺へと導き、外向きの気の巡りを強めること

で外邪を攻撃する肺の防衛機能を高める。ただ、その作用が胃腸に負担をかけることもあるので注意が必要だ。

葛根は体の表層部における外向きの気の流れを盛んにして発散作用を強め、表層部でうっ滞する邪を体外に追い払う。蘇葉は体を温めながら気の流れを外向きに誘導する。麻黄ほど作用は強くないぶん、体への負担が少ないので使いやすい。細辛は腎気を強めて深部の熱を増やし、津液が表層に向かう力を強める。また、鼻や耳などの通りを改善する通竅作用によって、鼻づまりや痛みなどの症状を改善する。

代表的な肺の薬

❖ 肺の機能を補う「補肺薬」

生薬名	四気	五味
黄耆（おうぎ）	温	甘
桔梗（ききょう）	平	辛、苦
升麻（しょうま）	微寒	甘、辛

補肺薬は肺の働きを強めて気の巡りを促し、津液の巡りもよくする。体の表層部における防御機能を充実させる作用もある。

補肺薬を中心とした処方例 ▶ 玉屏風散（ぎょくへいふうさん）

構成生薬	作用
黄耆（おうぎ）	肝気を盛り立て体の表層部の機能を強める。
白朮（びゃくじゅつ）	主に中焦の気を盛り立てて水の巡りをよくする。
防風（ぼうふう）	肝を盛り立てて体の表層部の機能や水の巡りを改善。

❖ 体の表層部にうっ滞する邪を排除する「発散解表薬」

生薬名	四気	五味
麻黄（まおう）	温	辛、微苦
葛根（かっこん）	平	甘、辛
蘇葉（そよう）	温	甘

肺気による攻撃的な防衛力を高めるよう、発散作用を強める働きをもたらす。

発散解表薬を中心とした処方 ▶ 葛根湯（かっこんとう）

構成生薬	作用
麻黄（まおう）	表層部の外邪を攻撃するため陽気を表層に導く。
桂枝（けいし）	腎気を盛り立てて体の表層部に導く。
葛根（かっこん）	体の表層部での気の発散力を強める。
芍薬（しゃくやく）	体の表層部の津液を体の内側へ誘導する。
生姜（しょうきょう）	脾気を肺に導き発散を強める。
甘草（かんぞう）	脾気を増強する、陰液を提供する。
大棗（たいそう）	脾気と陰液を増強し、発散を支える。

第3章 漢方薬による治療法　五臓の薬④ 肺の薬

まとめ　肺の薬には、肺の機能を補う補肺薬と、こもる邪を追い払う発散解表薬がある

漢方薬による治療法

五臓の薬⑤ 心の薬

主なキーワード 心 心陰 竜眼肉 酸棗仁 心気 遠志 五味子 黄連 牛黄 竜骨

陰陽のバランスの乱れが心の不調に

生体の機能全体を最も高い次元で統括している心は、体に熱と活動力を提供しつつ、血液循環と精神活動を調整する役割をもつ。そのため、心の活動が弱まると体全体の活動度が低下し、極端な状態では生命そのものにも関わる場合もある。

心が正常に働くためには、陰陽バランスの調整が重要になる。心は五臓の中で最も陽の勢いが強いため、陰陽バランスが陽に傾きやすい傾向がある。そのため、陽が強くなりすぎた場合はそれを鎮めるための邪の処理や、心陰を補って心の機能の穏やかな要素や睡眠機能などを充実させる必要がある。

心陰が不足して陰陽バランスが崩れると、動悸、不安感、眠りが浅いといった症状が現れる。この場合、心陰を増強する竜眼肉、酸棗仁、小麦、百合などの生薬を用いる。

一方、心が活力不足の場合は心気を補う必要がある。精神活動を活性化して集中力や記憶力が向上するほか、体全体の機能も高まって躍動的になるため「よく動く→よく眠れる」ようになり、不眠の解消にもつながる。心気を補う生薬には遠志、五味子がある。

これらの生薬は、四気の分類では微寒〜平性の性質を、五味の分類では甘味の作用をもつものが多い。

心の熱を冷まし、精神を鎮める

心の活動が過剰になって不要な熱がうっ積した場合は、その熱邪を処理する必要がある。心に過剰な熱がたまると、のぼせ、鼻血、頭痛などの身体的症状のほか、不眠や興奮などの精神的症状にも現れてしまう。

心を冷やして過剰な熱を解消する（心火を瀉す）には、清熱作用のある黄連や心の活動を抑えて痰を解消する牛黄などの生薬を用いる。身体的な機能亢進よりも精神的な興奮によって熱を生じている場合は、竜骨や牡蠣など

の生薬を用いて、不安、動悸、不眠などの精神症状を鎮める。

心の熱を冷ます方法として、心から膀胱系に熱を逃がす方法もある。心と表裏の関係にある小腸を経由して膀胱から熱を排出する方法で、山梔子や木通がこの作用をもつ。これらは、心だけでなく肺などの熱も一緒に尿として排出させることができる。

心の熱邪を処理する生薬には四気の分類では寒性、五味の分類では苦味や渋味（酸味の一種）のものが多い。

代表的な心の薬

❖「心の陰陽」の調整をする生薬

生薬名	四気	五味
竜眼肉	平	甘
酸棗仁	平	甘酸
小麦	微寒	甘

心の陰陽を調整することで、心の活発な活動とゆったりした穏やかな判断力の両者を保つ。

心の陰陽を調整する生薬を中心とした処方例 ▶ 加味帰脾湯

構成生薬	作用	構成生薬	作用
遠志	腎気を上昇させて心気を補う。	山梔子	心のうつ熱を降ろして尿として排泄。
酸棗仁	心血を補い、心を穏やかにする。	人参	気や血の生成を促す。
竜眼肉	脾を盛り立てつつ心血をを補う。	白朮	脾の働きを助けて水を巡らせる。
当帰	血を巡らせて心に届ける。	茯苓	脾から肺の水を巡らせる。
黄耆	肝気を盛り立てて、脾気を上方に誘導する。	大棗	陰液を補う。
柴胡	肝気をほぐして気を伸びやかにする。	甘草	脾気を盛り立てる、滋陰する。
木香	胃気を巡らせる。	生姜	気と津液を上方に誘導する。

❖「心の熱邪を処理」する生薬

生薬名	四気	五味
黄連	寒	苦
牛黄	涼	苦
竜骨	平	甘渋
牡蠣	微寒	渋
山梔子	寒	苦
木通	寒	苦

心火を冷まして、熱邪を下方へと引き降ろす作用をもつものが多い。

心の熱邪を処理する生薬を中心とした処方例 ▶ 桂枝加竜骨牡蠣湯

構成生薬	作用	構成生薬	作用
桂枝	腎気を盛り立て、陽気を表層部に導く。	大棗	陰液を補う。
芍薬	津液を内側に引き戻す。	竜骨	心陽を鎮める。
生姜	気と津液を上方に誘導する。	牡蠣	心陽を鎮める、塊を砕く。
甘草	脾気を強めて陰液を提供する。		

> **まとめ** 心の薬には、陰陽の調整を行う生薬、熱邪を処理する生薬がある

漢方薬による 治療法

症状別 漢方薬の選び方① かぜ

主なキーワード 邪気 邪 衛気 脾虚 気滞 腎陽虚 参蘇飲 香蘇散 麻黄附子細辛湯

原因は病気を引き起こす「邪」への防衛力低下

かぜは、風邪と呼ばれる邪気が体内に侵入するために起こる症状。邪気（邪）とは、体に害をなすものをさす言葉。邪には内邪と外邪があり、内邪は体の中から発生するものをさし、外邪は体の外から体に入り込んでくるものをさす。インフルエンザやノロなどのウイルスは、この外邪の中でもわかりやすい例といえる。

インフルエンザではない一般的なかぜは、気や熱が足りない寒邪、逆に過剰になってしまっている熱邪などを伴うことが多い。

体は外界にあるさまざまな邪が体の中に入ってこないように、それらを跳ね返す力である衛気によって守られている。しかし疲労の蓄積などによりその衛気が衰えると、外邪が侵入して病気になる。

衛気は気の一種なので、気を作る脾の働きが弱い脾虚、全身への気の流れが滞っている気滞、体の熱が少なく生来気が不足気味の腎陽虚の体質の人は、かぜを引きやすい。

かぜの3大原因は脾虚、気滞、腎陽虚

気を作る脾の働きが弱く体全体の気が不足している脾虚は、気の一種である衛気も弱く、かぜの邪気が体内に入り込みやすい。さらにかぜと闘うために必要な体力も弱いため、重症化しやすい。そんな脾虚タイプは、かぜとの闘いで消耗した体の働きを増強し、気の巡りの上昇や下降、発散力を整える参蘇飲で対処するといい。

気の量は足りているがスムーズに全身に巡らないために、体の表層部まで気が行き届かない気滞も、かぜが侵入しやすい。体内は気が充足しているので寝込むほど重症化しないが、のどのイガイガした感じやせき、鼻水など表面的な症状が長引きやすい傾向がある。この場合は、肝気を整えて気の巡りをよくし、外邪に対抗する力を増強する香蘇散を選ぼう。

気が先天的に不足している腎陽虚。気は体の原動力となる熱を作る働きもあるため、生命維持のために必要な熱を生み出す気の量が優先的に体内に温存され、体の表層部に行き渡る気の量が少ない。そのため衛気の力が弱く、かぜを引きやすい。かぜが重症化、長引きやすいのが特徴である。この場合、腎気を増やして熱を体の表層部に引き出し、衛気の力を増強する麻黄附子細辛湯が症状の改善に役立つ。

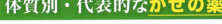

体質別・代表的なかぜの薬

脾虚タイプは参蘇飲

かぜは体の表層部における邪気との闘いの際に起こる症状。しかし脾虚の場合、体力の土台部分が増強されないと表層部での闘いがうまくいかない。そのため、参蘇飲で表層部の補強と体力の土台部分の補強の、両側面から治療する。

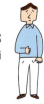

代表的な処方 ▶ 参蘇飲

構成生薬	作用	構成生薬	作用
人参	脾気を増強する。	枳実	気を下降させる。
茯苓	脾から肺の水を巡らせる。	葛根	体の表層部の発散作用を強める。
陳皮	気を下方に誘導する。	蘇葉	気を体の表層部に巡らせる。
半夏	水と気を下降させる。	桔梗	肺気を開いて気を上昇させる。
前胡	痰をなくして気を下降させる。		

気滞タイプは香蘇散

抵抗力や気の「量的な増強」だけでは、気滞タイプのかぜは解消できない。香蘇散などの処方を用いて気の巡りを改善し、体の表層部に十分な量の気が行き渡るようにする視点が大切だ。

代表的な処方 ▶ 香蘇散

構成生薬	作用	構成生薬	作用
香附子	肝の気を巡らせ、衛気を強める。	陳皮	気を巡らせる。
蘇葉	気を体の表層部に巡らせる。	生姜	気や津液を体の表層部に導く。
甘草	気や津液の量を補充する。		

腎陽虚タイプは麻黄附子細辛湯

腎陽虚タイプのかぜに対処するためには、体の深部にある腎の力を増強することが必要。麻黄附子細辛湯に含まれる附子が熱源となる腎陽を増強し、細辛や麻黄でその熱を引き出して衛気を強め、かぜを排除する。

代表的な処方 ▶ 麻黄附子細辛湯

構成生薬	作用	構成生薬	作用
麻黄	気を体の表層部に導く。	細辛	腎の熱を体の表層部に引き出す。
附子	腎陽を増強して発散作用を強める。		

漢方薬による 治療法

症状別 漢方薬の選び方② 冷え

主なキーワード 腎陽虚 湿痰 気滞 血瘀 八味（地黄）丸 加味逍遙散 五苓散 当帰芍薬散

冷えは熱の「量」と「巡り」の問題から起こる

　冷えの発症は、熱の量が不足していることと、熱自体はあってもうまく全身に分配されない巡りの悪さという、2つの要素が関わる。熱の量の不足が起こるのは、生まれつき蓄えられている熱の量が少ない腎陽虚の場合と、体内に余計な水分が多くて熱を奪われる湿痰の場合が関係する。熱の巡りの問題は、気の巡りが悪いために手足は冷えるが顔はのぼせる傾向のある気滞

と、熱を全身に配る役割をもつ血の巡りが悪い血瘀が関係する。

　冷えは単に体温が下がることに問題があるのではなく、その熱を原動力に機能している、体全体の諸機能に支障を来すことにこそ課題がある。そのため、ただ体温を上げることを目標にするのではなく、結果として生じている生理機能の異常に目を向け、その改善に努めるべきである。

冷えに関わる4つの体質タイプ

　腎陽虚は体全体の熱源となる腎陽が生まれつき少なく、熱が不足している。そのため全身の諸機能も低下しがちだ。また熱は気・血・津液の巡りの原動力にもなるため、これらの巡りが悪くなり、それが原因となる諸症状も引き起こしやすい。この場合、水分の過不足を調整して巡りをよくする六味丸に、腎の熱を増やす成分が加わった八味丸（八味地黄丸）で対処する。

　湿痰は過剰な水分が下半身に溜まりやすく、とくに下半身が冷える。一方、水が巡りにくい上半身は水分不足になり、水を飲みたくなる傾向があるため、ますます余分な水を増やしてしまう。この場合は、体を温めながら体内に停滞する余分な水分を本来の水の巡りに

引き戻す五苓散を用いる。

　気滞は上昇した気が滞ったまま下降しにくいため、頭部周辺に気が溜まる。気とともに熱も一緒に頭部周辺に滞るため、のぼせやほてりが生じるが、末端である手足には熱が行き届かず冷える「冷えのぼせ」が特徴だ。治療には、気の滞りを解消して水の巡りを改善し、体の上方に滞った過剰な熱を解消する加味逍遙散などを用いる。

　血瘀は、生命力を支える体の深奥部以外の血の巡りが悪い。血は熱を運ぶ役目をもつため、血が行き届かない手足などの末端が冷える。気滞のようなのぼせやほてりは見られない。血を巡らせて水の巡りも改善し、全身に熱を提供する当帰芍薬散で対処しよう。

142

体質別・代表的な冷えの薬

腎陽虚タイプは 八味(地黄)丸

全身に冷えが見られ、下痢や便秘を併発することもある腎陽虚。食欲が減退し、便秘や下痢で腹痛を起こすことも多い。八味(地黄)丸はこうした腎陽虚の症状改善に役立つ。

代表的な処方 ▶ 八味(地黄)丸

構成生薬	作用
山茱萸	腎の潤いを増強する。
地黄	肝腎の陰液を増やす。
山薬	脾気を高めて潤す。
沢瀉	腎に水を引き込み排出する。
牡丹皮	血を巡らせ熱を冷ます。
茯苓	脾から肺の水を巡らせる。
附子	腎の熱を増強する。
桂皮	腎の熱を体の表層部に引き出す。

湿痰タイプは 五苓散

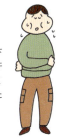

湿痰は汗による体温調節機能が低下しており、ちょっと動いただけで汗ばむが、手足は冷たく重だるいむくみが生じやすい。五苓散はこうした水分の停滞に用いる代表的な処方。

代表的な処方 ▶ 五苓散

構成生薬	作用
茯苓	脾・肺の通りをよくして津液を巡らせる。
猪苓	腎に津液を運ぶ。利水作用。
沢瀉	津液を腎に誘導し排出する。
桂皮	腎気を体の表層部に導き津液を巡らせる。
白朮	脾気を強め津液の巡りを正す。

気滞タイプは 加味逍遙散

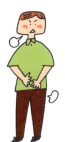

気が上昇したまま滞っているため頭部が熱っぽく、手足は冷たい。加味逍遙散は、この上昇した気を下方に降ろして全身に気を巡らせる処方。頭部の熱感も解消する。

代表的な処方 ▶ 加味逍遙散

構成生薬	作用
柴胡	肝気をほぐして気を伸びやかにする。
芍薬	津(体表部の水分)を体の深奥部に回収。
白朮(蒼朮)	津液を巡らせる。
当帰	血を補い、巡りをよくする。
茯苓	脾・肺の通りをよくして津液を巡らせる。
山梔子	心や上焦のうつ熱を引き降ろす。
牡丹皮	血を巡らせて血熱を冷ます。
甘草	気や津液の量を補充する。
生姜	気や津液を体の表層部に導く。
薄荷	気を巡らせて熱を発散する。

血瘀タイプは 当帰芍薬散

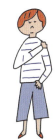

血の巡りが滞り、熱を運べないことから末端が冷えやすい血瘀タイプ。当帰芍薬散は血瘀タイプの症状改善に適した「駆瘀血剤」の1つとして知られる処方だ。

代表的な処方 ▶ 当帰芍薬散

構成生薬	作用
当帰	血を補い、巡りをよくする。
川芎	血を上方に誘導し巡りをよくする。
芍薬	血や津液の量を補充する。
茯苓	脾・肺の通りをよくして津液を巡らせる。
白朮(蒼朮)	津液を発散し、冷えをとる。
沢瀉	津液を腎に誘導し排出する。

第3章 漢方薬による治療法 症状別 漢方薬の選び方② 冷え

漢方薬による治療法

症状別 漢方薬の選び方③ 疲れ

主なキーワード 脾虚 血虚 陰虚 気滞 補中益気湯 十全大補湯 滋陰降火湯 抑肝散加陳皮半夏

原因は気・血・津液の量の不足や巡りの悪さ

疲れが生じる原因は大きく2通りに分かれる。1つは気・血・津液の量の不足から生じる疲れ、もう1つはそれらの巡りの悪さから生じる疲れだ。脾虚、血虚、陰虚は量の不足から生じる疲れ、気滞は巡りの悪さから生じる疲れが起こりやすい。

脾虚は気を充分に作れない体質のため、気の全体量が低下して疲れやすい。元気を生み出すための燃料や生命力の材料を提供する血が不足している血虚も、元気不足から疲れを生じる。また、

体は活動すると熱が生み出されて津液を消耗するが、津液が不足している陰虚はその熱を冷ますことができず、ほてりを伴う疲れを生じる。こうした気・血・津液の不足による疲れは、休息や睡眠が解消に役立つ。

一方気滞は、気血や熱の巡りを先導する気が滞りがちなため、疲れを生じやすい。巡りの悪さによる疲れの解消は、単なる休息よりも、日中は体を動かして夜はリラックスするなど昼夜のメリハリをつけることが大切だ。

疲れの4大原因は、脾虚、血虚、陰虚、気滞

脾虚は気の量が不足しているため、少し動いただけで息切れするなど症状が顕著だ。かぜを引きやすい、下痢をしやすいなどの症状も見られる。肝気を鼓舞して脾気を引き上げる補中益気湯で脾を補うと改善できる。

血虚は活動の原動力となる燃料が不足しているため疲れの回復が遅く、「疲れているのに眠れない」といった不眠症状でさらに疲労回復が遅れる悪循環が起こることもある。肝気と腎気を盛り立てて補った気血を巡らせる十全大補湯などを用いるといい。

津液が不足している陰虚は、活動で生じた熱を冷ますことができず、疲労

が回復しにくい状態だ。そのため疲れているのに熱感や興奮状態が残り、体が乾燥する、イライラや不安など精神状態が落ち着かないといった症状が現れる。寝不足や過労の生活は、陰虚の傾向を強めることが多い。滋陰降火湯などを用いて潤いを与えて余分な熱を冷ますと、症状が改善する。

気滞の疲れは、へとへとで元気がないと感じる半面、怒りっぽかったりやけに興奮気味だったりするアンバランスさが特徴だ。肝気の上昇と下降を調整して気を巡らせ、血や津液を体全体に巡らせる助けにもなる抑肝散加陳皮半夏が改善に役立つ。

144

体質別・代表的な疲れの薬

脾虚タイプは補中益気湯

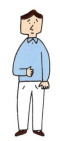

寝起きはあまり疲れを感じないが、日中活動するにつれて疲れが増し、夕方には強い疲労感を感じる脾虚。補中益気湯は脾気を引き上げて気・血・津液を全身に巡らせる。

代表的な処方 ▶ 補中益気湯

構成生薬	作用
黄耆	肺気を盛り立て表層部の機能を強める。
人参	気の量を補充する。
白朮（蒼朮）	津液を巡らせる。
当帰	血を補い、巡りをよくする。
柴胡	肝気をほぐして気を伸びやかにする。
橘皮	肺脾大腸の気を降ろし湿を処理。
大棗	陰液を補う。
甘草	気や津液の量を補充する。
升麻	気を引き上げ気の巡りを改善。
生姜	気や津液を体の表層部に導く。

血虚タイプは十全大補湯

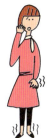

疲労回復に必要な栄養や燃料となる血が不足しているため、疲れが抜けない血虚タイプ。そんな血虚の疲れは、気血を補い巡らせる十全大補湯で回復させよう。

代表的な処方 ▶ 十全大補湯

構成生薬	作用
黄耆	肺気を盛り立て表層部の機能を強める。
桂皮	腎気を増やして気血の流れを順調にする。
熟地黄	肝腎の潤いを増やし気を増強する。
白芍	津（体表部の水分）を体の深奥部に回収。
川芎	血を上方に誘導して巡りをよくする。
白朮（蒼朮）	津液を巡らせる。
当帰	血を補い、巡りをよくする。
人参	気の量を補充する。
茯苓	脾・肺の通りをよくして津液を巡らせる。
甘草	気や津液の量を補充する。
大棗	陰液を補う。
生姜	気や津液を体の表層部に導く。

陰虚タイプは滋陰降火湯

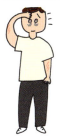

活動により発生した熱を冷ませず、疲労が蓄積しやすい陰虚タイプ。腎の陰液を増やす作用を中心に、肺や心にも潤いを提供して熱を冷ます滋陰降火湯で疲れをとろう。

代表的な処方 ▶ 滋陰降火湯

構成生薬	作用
芍薬	津（体表部の水分）を体の深奥部に回収。
当帰	血を補い、巡りをよくする。
地黄	肝腎にこもる熱を冷ます。
天門冬	腎の潤いを増やす。
麦門冬	心肺胃を潤す。
蒼朮	滞った水を発散する。
陳皮	肺脾大腸の気を降ろし湿を処理。
黄柏	腎のうつ熱、上方に上がった熱を冷ます。
知母	腎の潤いを増やし、熱を冷ます。
甘草	気や津液の量を補充する。

気滞タイプは抑肝散加陳皮半夏

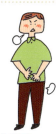

気の流れが滞っている気滞タイプの疲れには、肝気を巡らせる抑肝散加陳皮半夏がおすすめだ。気の巡りが整うのに伴い、血や津液の巡りもよくなり疲れが回復する。

代表的な処方 ▶ 抑肝散加陳皮半夏

構成生薬	作用
茯苓	脾・肺の通りをよくして津液を巡らせる。
白朮（蒼朮）	津液の巡りを改善。
当帰	血を補い巡りをよくする。
川芎	血を上方に誘導して巡りをよくする。
釣藤鉤	肝気を下降させる。
柴胡	肝気をほぐして気を伸びやかにする。
甘草	気や津液の量を補充する。
陳皮	肺脾大腸の気を下降させ湿を処理。
半夏	脾気を下降させて湿を体外へ排出。

第3章 漢方薬による治療法　症状別　漢方薬の選び方③　疲れ

漢方薬による 治療法

症状別 漢方薬の選び方④ 肩こり

主なキーワード 血瘀 湿痰 気滞 桂枝茯苓丸 二朮湯 大柴胡湯

気、血、津液の巡りの悪さが起こす肩こり

首は気・血・津液が頭部に対して上下に巡り、体の左右に巡る要所となる場所。狭い場所に気・血・津液の経路が複雑に密集しているため、その巡りが悪くなると肩こりが生じ、肩甲骨周りのだるさ、頭痛などのさまざまな症状を引き起こす。

血の巡りの悪さから起こる血瘀の肩こりは、長く同じ姿勢で、とくに頭や目を使う作業を行う場合に起こりやすい。芯に締めつけられるようなこり感が特徴である。頭痛や目の痛みを伴う場合も、奥の方に痛みを感じる傾向がある。スマートフォンやタブレットを長時間操作していると、その際に首を肩よりも前に傾ける前傾姿勢になりやすく、首周りの血の巡りを悪くして肩こりを助長する。

水分の摂り過ぎなどで水分過剰になり、津液の流れが停滞してしまう湿痰も、肩こり体質の1つ。体が冷えやすく、とくに首から肩にかけて重だるさと冷えを感じる。水分過多に加え首周りが冷えると、さらにこの肩こりの症状が起きやすくなる。

ストレスが原因の肩こりが起こりやすいのが気滞だ。本来は目的に応じて自在に全身を巡っている気が、緊張やストレスにさらされると、その巡りが停滞してしまう。気滞の肩こりは首筋が張って熱をもったように感じるのが特徴。頭痛を伴う場合はガンガンするような痛みを感じる。

これらの肩こりは混在して起きやすく、それぞれの原因が絡み合って症状が増幅することも多い。

肩こりの3つのタイプ、血瘀、湿痰、気滞

血瘀タイプの肩こりは、同じ姿勢や緊張によって筋肉の動きが少なく同じ形のまま維持されることにより、血の巡りが悪くなって生じるものだ。適度に体を動かすことも大事だが、血の滞りを解消する駆瘀血剤の代表格・桂枝茯苓丸を用いると改善につながる。

湿痰の肩こりは、体内の余計な水が引き起こす。この肩こりの解消には、津液の滞りを解消する二朮湯がいいだろう。四十肩や五十肩に用いられる処方としても知られている。

ストレスが主な原因である気滞の肩こりは、首筋や肩周りがパンパンに張るような感覚が特徴。ストレスの影響を受けた肝に作用して肝気を解放する大柴胡湯を用いると、緊張や興奮が鎮まり、症状が軽減される。

体質別・代表的な肩こりの薬

血瘀タイプは 桂枝茯苓丸

血の巡りが悪いために起こる肩こり。長時間同じ姿勢をとり続けることが多いデスクワークの人は、とくになりやすい。血を巡らせる作用のほか、水を動かす作用ももつ桂枝茯苓丸で対処する。

代表的な処方 ▶ 桂枝茯苓丸

構成生薬	作用	構成生薬	作用
桂皮	腎陽を強めて気血の巡りをよくする。	桃仁	血の巡りをよくする。
茯苓	脾・肺の通りをよくして津液を巡らせる。	芍薬	津（体表部の水分）を体の深奥部に回収。
牡丹皮	血流促進、熱を冷ます。		

湿痰タイプは 二朮湯

余計な水が引き起こす肩こりは、肩のこりとともに冷えも感じる。二朮湯はそんな湿痰タイプの肩こりに対し、脾や肺の働きを助けて気の巡りを正しく導き、津液の滞りを解消することで症状を改善させる。

代表的な処方 ▶ 二朮湯

構成生薬	作用	構成生薬	作用
蒼朮	津液の滞りを発散する。	白朮	津液を巡らせる。
威霊仙	こもった気を発散して痛みを軽くする。	茯苓	脾・肺の通りをよくして津液を巡らせる。
黄芩	脾肝肺の熱を冷ます。	甘草	気や津液の量を補充する。
香附子	気の巡りを順調にする。	生姜	脾気や津液を体の表層部まで導く。
半夏	脾気を降ろし湿を体外へ出す。	天南星	風の邪を解消。鎮痛作用。
陳皮	肺脾大腸の気を降ろし湿を処理。	羌活	風・寒・湿の邪を発散し解消する。

気滞タイプは 大柴胡湯

緊張やストレスの影響で肝の疏泄作用が低下し、気・血・津液の巡りが滞って肩こりを引き起こしている。大柴胡湯はストレスなどで高まった興奮を鎮め、肝気を解放して引き降ろし、余分な熱を冷まして肩こりを改善する処方だ。

代表的な処方 ▶ 大柴胡湯

構成生薬	作用	構成生薬	作用
柴胡	肝気をほぐして気を伸びやかにする。	大棗	陰液を補う。
半夏	脾を降ろして湿を体外へ排出。	枳実	気を引き降ろす。
黄芩	脾肝肺の熱を冷ます。	生姜	気や津液を体の表層部に導く。
芍薬	津（体表部の水分）を体の深奥部に回収。	大黄	蓄積した不要物を追い出す。

漢方薬による 治療法

症状別 漢方薬の選び方⑤ 肥満

主なキーワード 熱肥（ねつひ） 湿肥（しつひ） 湿熱（しつねつ） 防風通聖散（ぼうふうつうしょうさん） 腎陽虚（じんようきょ） 湿痰（しつたん） 真武湯（しんぶとう） 防已黄耆湯（ぼういおうぎとう）

水と熱を蓄えすぎた熱肥（ねつひ）と巡りの悪い湿肥（しっぴ）

身長や年齢をもとに健康体重を数値化して肥満度を測る西洋医学に対して、東洋医学では身体に対する"必要性"を基準にして、その必要性を超えて"何か"を過剰に蓄えている状態を太っていると考える。過剰なものの性質に関係があるのは水と熱。その過剰な蓄えから起きる肥満には、熱肥と湿肥の2つのタイプがある。

熱肥とは熱と水とが混じり合って過剰に蓄えられている状態をさす。一方湿肥は水の過剰を主体に、気・血・津液（き・けつ・しんえき）を巡らせて不要物を排出するための原動力となる熱が低下している状態をさす。

一見同じように太って見えても、熱肥か湿肥かで対処が異なる。体質に合わせた肥満対策をとらないと、効果が出なかったり症状を悪化させたりすることにもなるので注意が必要だ。

肥満に関わる3つのの要素、湿熱（しつねつ）、腎陽虚（じんようきょ）、湿痰（しつたん）

熱肥タイプの肥満は湿熱（しつねつ）の体質に起こりやすい。暴飲暴食が多い人や高カロリーの食事を好む人は、体内に過剰な蓄積が起こり、通常の気・血・津液の巡りでは処理できず、過剰になった水に余った熱が結びついてドロドロした湿熱を作り出している。それによって気や血の巡りが阻害され、水や熱の処理能力が低下して、さらに過剰な蓄積を生み出して熱肥となるのだ。この場合、体内の種々の過剰を清熱、発散、利湿（りしつ）などの多彩な作用で解消する防風通聖散（ぼうふうつうしょうさん）が適している。

湿肥タイプの肥満には腎陽虚（じんようきょ）と湿痰（しつたん）の2つの体質が関わる。腎陽虚は生まれつきもつ熱の量が少なく、体内で水を巡らす原動力となる熱が不足している

るため、水が停滞して過剰に溜め込み湿肥となってしまう。熱を補い、停滞した水を動かしやすくする作用をもつ真武湯（しんぶとう）で、湿肥を解消するといい。

湿痰は水分の摂り過ぎが主因で水が過剰になり、気・血・津液を動かすために必要な熱が冷やされて循環や排出の機能が低下。水を摂り過ぎている上にきちんと排出されず蓄積するという悪循環に陥り、湿肥となる。水の巡りのしくみに働きかけてむくみを解消し、余分な水を尿などにして排出する防已黄耆湯（ぼういおうぎとう）を用いるといい。

熱肥の場合は熱を増やさないように、湿肥の場合は熱を守るようにしなければならない。肥満のタイプによって対処法が正反対になるのだ。

体質別・代表的な肥満の薬

湿熱タイプは防風通聖散

食べ過ぎ、カロリーの摂り過ぎで、処理しきれないものが蓄積している湿熱タイプの肥満。熱を冷ます生薬を中心に、不要物を発散する生薬や余分な水分を排出する生薬などで構成された防風通聖散がおすすめだ。

代表的な処方 ▶ 防風通聖散

構成生薬	作用	構成生薬	作用
当帰	血を補い、巡りをよくする。	麻黄	気を体の表層部に導く。
川芎	血を上方に誘導して巡りをよくする。	白朮(蒼朮)	滞った津液を発散する。
白芍	津(体表部の水分)を体の深奥部に回収する。	桔梗	肺を開いて気を引き上げる。
山梔子	心のうつ熱を尿から排泄する。	黄芩	脾肝肺の熱を冷ます。
連翹	心や肺の熱を冷ます。	甘草	気や津液の量を補充する。
薄荷	気を巡らせて熱を発散する。	石膏	体の表層部の熱を冷ます。
生姜	気や津液を体の表層部に導く。	滑石	余分な熱や水分を解消する。
荊芥	表層部にこもった熱を発散して解消。	大黄	蓄積した不要物を追い出す。
防風	停滞する余分な水分や熱を発散。	芒硝	胃腸の熱を冷まし通便する。

腎陽虚タイプは真武湯

もともともっている熱の量が少ないために、水の巡りが悪く体内に溜め込んで湿肥になりがち。実際の体重以上に見た目が太って見えるのが特徴だ。真武湯は足りない熱を補い水の巡りをよくするので、腎陽虚の湿肥に効果的だ。

代表的な処方 ▶ 真武湯

構成生薬	作用	構成生薬	作用
茯苓	脾・肺の通りをよくして津液を巡らせる。	白朮(蒼朮)	津液の流れをよくする。
芍薬	津(体表部の水分)を体の深奥部に回収する。	附子	腎の熱を増やす。
生姜	気や津液を体の表層部に導く。		

湿痰タイプは防已黄耆湯

水を摂り過ぎているために体内の熱が冷え、水の巡りが悪くなって体内に溜め込む湿痰タイプ。湿肥の原因は水分代謝機能の低下にあるため、余分な水分を排出する機能を整える防已黄耆湯を用いるといい。

代表的な処方 ▶ 防已黄耆湯

構成生薬	作用	構成生薬	作用
防已	溜まった水を排出する。	大棗	陰液を補う。
黄耆	肺気を盛り立て体の表層部の機能を強める。	甘草	気や津液の量を補充する。
白朮(蒼朮)	津液の滞りを解消する。	生姜	気や津液を体の表層部に導く。

第3章 漢方薬による治療法　症状別 漢方薬の選び方 ⑤ 肥満

149

漢方薬による治療法
主な漢方処方一覧

臨床現場でよく用いられる処方60種類を紹介。構成している生薬や有効とされる症状のほか、気・血・津液・熱・腎・脾・肝・肺・心のどこに作用するのかも示す。

処方名	構成生薬	適応症・効能	作用の分類
安中散 （あんちゅうさん）	桂皮、延胡索、牡蠣、茴香、縮砂、甘草、良姜	急性・慢性胃炎などで、冷えによって悪化する胃痛や胸やけ、胃酸過多に用いる。	気
茵蔯五苓散 （いんちんごれいさん）	茵蔯蒿、沢瀉、猪苓、茯苓、蒼朮、桂皮	急性肝炎や胆のう炎などで黄疸があり、腹満感や排尿減少が見られるものに用いる。	熱 津液
温経湯 （うんけいとう）	半夏、麦門冬、当帰、川芎、芍薬、人参、桂皮、阿膠、牡丹皮、甘草、生姜、呉茱萸	月経不順や不正性器出血、不妊症、下半身の冷え、主婦湿疹（水仕事が原因の手湿疹）などに用いる。	血 肝
越婢加朮湯 （えっぴかじゅつとう）	麻黄、石膏、大棗、甘草、生姜、蒼朮	腎炎による浮腫や関節炎、湿疹などに用いる。	熱 津液 肺
黄連解毒湯 （おうれんげどくとう）	黄連、黄柏、黄芩、山梔子	のぼせ、不眠、興奮などの精神症状、鼻血、口内炎、胃炎などの熱証に用いる。	熱 心
乙字湯 （おつじとう）	当帰、柴胡、黄芩、甘草、升麻、大黄	痔の痛みや出血、脱肛、陰部瘙痒症に用いる。	気 熱
葛根湯 （かっこんとう）	葛根、麻黄、大棗、桂皮、芍薬、甘草、生姜	感冒症状、肩こり、鼻炎、化膿症の初期に用いる。	肺
加味帰脾湯 （かみきひとう）	黄耆、当帰、山梔子、人参、（白朮／蒼朮）、茯苓、酸棗仁、竜眼肉、柴胡、遠志、大棗、甘草、木香、生姜	貧血や胃腸虚弱があり、不眠、盗汗（夜の睡眠中に汗をかき、目が覚めると止む症状）、健忘症が見られる時に用いる。	気 脾 心
加味逍遙散 （かみしょうようさん）	柴胡、芍薬、（白朮／蒼朮）、当帰、茯苓、山梔子、牡丹皮、甘草、生姜、薄荷	更年期障害や慢性肝炎などで、のぼせや神経症状が見られる時に用いる。	気 肝
甘麦大棗湯 （かんばくたいそうとう）	甘草、大棗、小麦	ヒステリーや夜泣き、神経衰弱などに用いる。	津液 脾 心

※生薬構成については、日本において流通しているエキス製剤の内容を示す。同じ処方名でも、白朮と蒼朮など、製剤メーカーの考え方の違いによって採用する生薬が異なるものがあり、製品によって異なるものについては（白朮／蒼朮）で併記した。一般的には、白朮は健脾利湿に、蒼朮は祛風止痛に作用すると考えられている。そのほか、特定の製剤メーカーにのみ採用されている生薬を末尾の（　）内で示した。

150

処方名	構成生薬	適応症・効能	作用の分類
芎帰調血飲 （きゅうきちょうけついん）	当帰、川芎、地黄、白朮、茯苓、陳皮、烏薬、香附子、牡丹皮、益母草、大棗、乾姜、生姜、甘草	産後の体力回復、月経不順、血の道症などに用いる。	気 血
九味檳榔湯 （くみびんろうとう）	檳榔子、厚朴、桂皮、橘皮、蘇葉、甘草、生姜、木香、大黄	脚気や腓腹筋痛、神経痛などに用いる。	気 津液 脾
荊芥連翹湯 （けいがいれんぎょうとう）	当帰、芍薬、川芎、地黄、黄連、黄芩、黄柏、山梔子、連翹、荊芥、防風、薄荷、枳殻、甘草、白芷、桔梗、柴胡	青年期に見られる中耳炎や蓄膿、扁桃炎などの解毒症体質に用いる。	熱 肺
桂枝加朮附湯 （けいしかじゅつぶとう）	桂皮、芍薬、大棗、生姜、甘草、蒼朮、附子	半身不随、関節痛、神経痛、筋肉痛などに用いる。	熱 心 腎
桂枝湯 （けいしとう）	桂皮、芍薬、大棗、生姜、甘草	虚弱体質者などの感冒で、自汗（寒暖に関係なく、少し動いただけで自然と汗が出ること）を伴うものに用いる。	肺
桂枝茯苓丸 （けいしぶくりょうがん）	桂皮、茯苓、牡丹皮、桃仁、芍薬	月経不順、子宮筋腫、更年期障害などに用いる。	血 津液
香蘇散 （こうそさん）	香附子、蘇葉、甘草、陳皮、乾生姜	胃腸型の感冒や、気分がすぐれない時、じんましんなどに用いる。	気
柴胡加竜骨牡蠣湯 （さいこかりゅうこつぼれいとう）	柴胡、半夏、茯苓、桂皮、黄芩、大棗、生姜、人参、竜骨、牡蠣、（大黄）	神経症、不眠、高血圧などの不安や興奮、焦燥感が見られる時に用いる。	心
柴胡清肝湯 （さいこせいかんとう）	柴胡、当帰、芍薬、川芎、地黄、連翹、桔梗、牛蒡子、栝楼根、薄荷、黄連、黄芩、黄柏、山梔子、甘草	小児の腺病質体質、扁桃腺やアデノイド（咽頭扁桃が病的に肥大した状態）、湿疹などの体質改善に用いる。	熱 血 肺
酸棗仁湯 （さんそうにんとう）	酸棗仁、知母、川芎、茯苓、甘草	不眠症や嗜眠（異常な眠気）、多夢、盗汗（夜の睡眠中に汗をかき、目が覚めると止む症状）、不安神経症などに用いる。	血 心

※【処方名】漢方薬の名称。【構成生薬】漢方薬を構成している生薬。【適応症・効能】漢方薬が有効とされる症状。【作用の分類】作用する五臓など。

処方名	構成生薬	適応症・効能	作用の分類
滋陰降火湯 （じいんこうかとう）	芍薬、当帰、地黄、天門冬、麦門冬、蒼朮、陳皮、黄柏、知母、甘草	慢性の呼吸器疾患で、乾いたせきや便秘が見られる時に用いる。	津液 肺 心 腎
十全大補湯 （じゅうぜんたいほとう）	黄耆、桂皮、地黄、芍薬、当帰、川芎、人参、（白朮／蒼朮）、茯苓、甘草	慢性疾患や病後、術後などで体力が衰えたものに用いる。	血 脾 心
十味敗毒湯 （じゅうみはいどくとう）	柴胡、桔梗、（防風／浜防風）、川芎、（桜皮／樸樕）、茯苓、独活、荊芥、甘草、生姜	皮膚化膿症、湿疹などに用いる。	津液 肺
小柴胡湯 （しょうさいことう）	柴胡、半夏、黄芩、人参、大棗、甘草、生姜	熱性疾患が長引き、弛張熱（体温の1日差が1度以上の熱）や胸脇苦満（胸や脇腹が重苦しく張ったり痛んだりする）などが見られる時に用いる。	気 熱 肝
小青竜湯 （しょうせいりゅうとう）	麻黄、芍薬、乾姜、甘草、桂皮、細辛、五味子、半夏	気管支喘息やアレルギー性鼻炎などで、分泌物の多い時に用いる。	津液
消風散 （しょうふうさん）	当帰、地黄、石膏、防風、蒼朮、牛蒡子、木通、蝉退、苦参、荊芥、知母、胡麻、甘草	湿疹やじんましん、皮膚瘙痒症などに用いる。	熱 血 肺
辛夷清肺湯 （しんいせいはいとう）	辛夷、枇杷葉、知母、百合、黄芩、山梔子、麦門冬、石膏、升麻、（甘草）	蓄膿症や慢性鼻炎で、膿性鼻汁、鼻づまりなどの症状に用いる。	熱 津液 肺
参蘇飲 （じんそいん）	人参、茯苓、蘇葉、半夏、大棗、枳実、桔梗、陳皮、葛根、前胡、生姜、木香、甘草	高齢者や小児、胃腸虚弱者などの感冒で、咳嗽、喀痰が見られる時に用いる。	肺 脾
神秘湯 （しんぴとう）	麻黄、杏仁、厚朴、陳皮、甘草、柴胡、蘇葉	呼吸困難を主訴とする、神経症を兼ねた喘息に用いる。	気 肺
真武湯 （しんぶとう）	茯苓、芍薬、生姜、（白朮／蒼朮）、附子	体力が低下し、下痢、浮腫、腹痛、手足の冷えなどの症状が見られる時に用いる。	熱 津液 脾 腎

処方名	構成生薬	適応症・効能	作用の分類
清上防風湯 （せいじょうぼうふうとう）	黄芩、川芎、防風、連翹、白芷、桔梗、山梔子、荊芥、黄連、枳実、薄荷、甘草	痤瘡（にきび）など、とくに顔面に出る皮膚炎に用いる。	熱 肺
疎経活血湯 （そけいかっけつとう）	白芍、当帰、川芎、地黄、桃仁、蒼朮、茯苓、牛膝、陳皮、防已、防風、竜胆、威霊仙、羗活、白芷、甘草、生姜	坐骨神経痛、多発性関節炎など、筋肉や関節の疼痛、しびれ感などに用いる。	血 津液
大建中湯 （だいけんちゅうとう）	山椒、乾姜、人参、膠飴	腸の蠕動不安やイレウス（腸閉塞）などによる腹痛に用いる。	熱 脾
大柴胡湯 （だいさいことう）	柴胡、半夏、黄芩、芍薬、大棗、枳実、生姜、大黄	熱病が長引き、往来寒熱（悪寒と発熱が交互に現れる）、胸脇苦満（胸や脇腹が重苦しく張ったり痛んだりする）などが見られるものに用いる。	気 熱 肝
大防風湯 （だいぼうふうとう）	当帰、白芍、地黄、黄耆、防風、杜仲、蒼朮、川芎、人参、羗活、牛膝、甘草、大棗、生姜、附子	慢性化したリウマチや運動麻痺など、下肢の萎弱や疼痛に用いる。	血 脾 腎
釣藤散 （ちょうとうさん）	釣藤鈎、石膏、陳皮、麦門冬、半夏、茯苓、人参、防風、菊花、甘草、生姜	高血圧や神経症などによる頭痛、めまい、肩こりなどに用いる。	熱 心
猪苓湯 （ちょれいとう）	猪苓、茯苓、滑石、沢瀉、阿膠	尿路での炎症に伴う排尿障害に用いる。	熱 津液
桃核承気湯 （とうかくじょうきとう）	桃仁、桂皮、大黄、芒硝、甘草	血瘀でのぼせ、頭痛、精神不安、月経障害などが見られる時に用いる。	血
当帰飲子 （とうきいんし）	当帰、地黄、白芍、川芎、防風、蒺藜子、何首烏、黄耆、荊芥、甘草	乾燥性の皮膚瘙痒症、湿疹などに用いる。	血
当帰四逆加 呉茱萸生姜湯 （とうきしぎゃくか ごしゅゆしょうきょうとう）	当帰、桂皮、芍薬、木通、細辛、甘草、大棗、呉茱萸、生姜	手足の冷えや、冷えによる腹痛、腰痛、下痢、嘔吐に用いる。	熱 血

※【処方名】漢方薬の名称。【構成生薬】漢方薬を構成している生薬。【適応症・効能】漢方薬が有効とされる症状。【作用の分類】作用する五臓など。

処方名	構成生薬	適応症・効能	作用の分類
当帰芍薬散 （とうきしゃくやくさん）	当帰、川芎、芍薬、茯苓、（白朮／蒼朮）、沢瀉	妊娠中の婦人の腹痛など、主に女性の虚弱体質や貧血による諸症状に用いる。	血 津液
女神散 （にょしんさん）	当帰、川芎、桂枝、蒼朮、黄芩、香附子、檳榔子、木香、黄連、人参、甘草、大黄、丁香	更年期障害や不安神経症、ヒステリーなど、いわゆる血の道症と呼ばれる症状に用いる。	気 熱 血
人参湯 （にんじんとう）	人参、（白朮／蒼朮）、甘草、乾姜	胃腸虚弱体質で疲れやすく、胃の痛み、嘔吐、下痢などが見られる時に用いる。	脾
人参養栄湯 （にんじんようえいとう）	地黄、当帰、白朮、茯苓、人参、桂皮、白芍、陳皮、遠志、黄耆、五味子、甘草	肺結核などの慢性疾患や、病後の衰弱による倦怠感、不眠、健忘、咳嗽に用いる。	気血脾心
麦門冬湯 （ばくもんどうとう）	麦門冬、半夏、粳米、大棗、人参、甘草	上気道炎、気管支炎などで痰の少ないけいれん性の咳嗽に用いる。	気 津液 肺
八味丸 （はちみがん）	地黄、山茱萸、山薬、沢瀉、茯苓、牡丹皮、附子、桂皮	老化などによる体力低下、腹痛、浮腫など腎陽虚の症状に用いる。	熱 腎
半夏厚朴湯 （はんげこうぼくとう）	半夏、茯苓、厚朴、生姜、蘇葉	咽喉部のつかえ感、悪心、嘔吐、咳嗽、気うつ症などに用いる。	気 津液
半夏瀉心湯 （はんげしゃしんとう）	半夏、黄芩、人参、乾姜、大棗、甘草、黄連	急性胃腸炎で悪心、嘔吐、下痢、心下部のつかえが見られる時に用いる。	熱 脾 心
半夏白朮天麻湯 （はんげびゃくじゅつてんまとう）	半夏、陳皮、天麻、人参、白朮、茯苓、生姜、沢瀉、麦芽、黄柏、（神麹、蒼朮、乾姜）	メニエール症候群など、虚弱体質者に見られるめまい症や頭痛に用いる。	津液 脾
防已黄耆湯 （ぼういおうぎとう）	防已、黄耆、（白朮／蒼朮）、大棗、甘草、生姜	変形性膝関節症などの、関節水腫や浮腫に用いる。また肥満、多汗症にも用いる。	津液 肺

処方名	構成生薬	適応症・効能	作用の分類
防風通聖散 （ぼうふうつうしょうさん）	当帰、川芎、白芍、山梔子、連翹、薄荷、生姜、荊芥、防風、麻黄、（白朮／蒼朮）、桔梗、黄芩、甘草、石膏、滑石、大黄、芒硝	肥満体質に伴う高血圧や脳卒中、皮膚病、便秘など臓毒証体質に用いる。	熱 津液
補中益気湯 （ほちゅうえっきとう）	黄耆、人参、（白朮／蒼朮）、当帰、柴胡、陳皮、大棗、甘草、升麻、生姜	全身疲労、四肢倦怠感、胃腸虚弱、内臓下垂など気虚の治療に用いる。	気 脾
麻黄湯 （まおうとう）	麻黄、杏仁、桂皮、甘草	感冒などによる発熱、頭痛、身体痛、あるいは喘息、鼻炎症状に用いる。	肺
麻黄附子細辛湯 （まおうぶしさいしんとう）	麻黄、附子、細辛	悪寒の強い感冒症状、アレルギー性鼻炎、神経痛などに用いる。	熱 肺 腎
麻杏甘石湯 （まきょうかんせきとう）	麻黄、杏仁、甘草、石膏	気管支炎、気管支喘息などの咳嗽、喘息発作などに用いる。	肺
抑肝散加陳皮半夏 （よくかんさんかちんぴはんげ）	茯苓、（白朮／蒼朮）、当帰、川芎、釣藤鈎、柴胡、甘草、陳皮、半夏	気の滞りによる肩こり、頭痛、不眠、高血圧などに用いる。	肝
六君子湯 （りっくんしとう）	人参、茯苓、（白朮／蒼朮）、半夏、陳皮、大棗、甘草、生姜	胃腸虚弱体質で消化不良、食欲不振、倦怠感などが見られる時に用いる。	気 脾
竜胆瀉肝湯 （りゅうたんしゃかんとう）	竜胆、当帰、地黄、黄芩、山梔子、木通、沢瀉、車前子、（黄連、黄柏、芍薬、川芎、連翹、薄荷、防風）	成人の解毒証体質、膀胱炎、膣炎、陰部湿疹などの下焦の湿熱症状に用いる。	津液 肝 心
苓桂朮甘湯 （りょうけいじゅつかんとう）	茯苓、桂皮、（白朮／蒼朮）、甘草	痰飲が胃に停滞して生じるめまい、動揺感、息切れなどに用いる。	津液
六味丸 （ろくみがん）	地黄、山茱萸、山薬、牡丹皮、沢瀉、茯苓	糖尿病、老化などによる体力低下、口渇、排尿異常など腎陰虚の諸症状に用いる。	津液 腎

※【処方名】漢方薬の名称。【構成生薬】漢方薬を構成している生薬。【適応症・効能】漢方薬が有効とされる症状。【作用の分類】作用する五臓など。

第3章 漢方薬による治療法 主な漢方処方一覧

155

漢方薬による治療法

代表的な生薬一覧

漢方薬を構成する代表的な生薬60種類を紹介。
それぞれの効能や気・血・津液・熱・腎・脾・肝・肺・心の作用の分類のほか、原料も掲載。

生薬名	原料	効能	作用の分類
延胡索（えんごさく）	ケシ科の多年草、エンゴサクやエゾエンゴサク、またはヤマエンゴサクなど同属植物の塊根	麻痺、鎮静、鎮痛、止痛作用。胸痛、腹痛などに用いる。	血
黄耆（おうぎ）	マメ科の多年草、キバナオウギまたは、ナイモウオウギなどの根	利尿、強壮、降圧（血圧を下げる）、末梢血管拡張、抗アレルギー作用。また利水（体内に溜まった過剰な水分を代謝する）の効能があり、浮腫、盗汗（病的な寝汗）、自汗（しきりに自然と汗をかくこと）、皮膚化膿症などにも用いる。	気肺脾心
黄芩（おうごん）	シソ科の多年草、コガネバナおよび同属植物の根	利胆（胆のうの働きをよくする）、抗炎症、抗アレルギー、降圧（血圧を下げる）、利尿、鎮静作用。また、吐き気や下痢にも用いる。	熱肺肝脾心
黄柏（おうばく）	ミカン科の落葉高木、キハダの樹皮	抗菌、抗炎症、降圧（血圧を下げる）、健胃（胃の機能を高める）などの作用があり、下痢などにも用いる。	熱心腎
黄連（おうれん）	キンポウゲ科の常緑多年草、オウレンの根茎	鎮静、抗潰瘍、抗炎症、抗菌作用。	熱肝脾心
遠志（おんじ）	ヒメハギ科の多年草、イトヒメハギの根	去痰（痰を除去する）、抗浮腫、利尿作用。健忘、不眠などにも用いる。	心
何首烏（かしゅう）	タデ科の多年草、ツルドクダミの塊根	コレステロール降下、降圧（血圧を下げる）、抗菌、腸蠕動促進、強壮作用。補血（血を補う）の効能などもあり、髪を黒くする代表的な生薬である。	血肝
葛根（かっこん）	マメ科のつる性木本、クズの根	解熱、鎮痙（けいれんを抑える）、降圧（血圧を下げる）、消化管運動亢進作用。	肺脾
甘草（かんぞう）	マメ科の多年草、ウラルカンゾウまたはそのほか同属植物の根および根茎	ステロイド様、抗炎症、抗潰瘍、鎮咳（せきを鎮める）、止痛作用。肝機能改善薬としても広く用いる。	気
桔梗（ききょう）	キキョウ科の多年草、キキョウの根	鎮痛、鎮咳（せきを鎮める）、去痰（痰を除去する）、抗炎症、解熱、排膿（膿を出す）作用。また咽喉腫痛にも用いる。	肺

生薬名	原料	効能	作用の分類
枳実（きじつ）	ミカン科のダイダイやナツミカンなどミカン類の未成熟果実	胃腸の非生理的な収縮を抑制し、蠕動を強めてリズムを整える。また、抗炎症、抗アレルギー作用があり、胸満感や胸痛、腹満感や腹痛などにも使用する。	気 肝 脾
菊花（きっか）	キク科のキクの頭状花	解表（血管を拡張して発汗させ、体表に現れる症状をとり除く）、平肝（肝の機能亢進状態を改善する）、明目（視力を改善する）などの効能があり、頭痛、めまい、目の充血、視力の低下、化膿性の炎症などに用いる。	肺 肝
杏仁（きょうにん）	バラ科の落葉高木、アンズの種子（仁）で、硬い殻を割って取り出したもの	鎮咳（せきを鎮める）、去痰（痰を除去する）作用。喘息、喉痹（咽喉が腫脹閉塞すること）、便秘などにも用いる。	肺
枸杞子（くこし）	ナス科の落葉小低木、クコの成熟した果実	降圧（血圧を下げる）、抗脂肪肝作用。肝、腎や血を補い、視力の低下などにも用いる。	津液 肝 腎
荊芥（けいがい）	シソ科の一年草、ケイガイの花穂あるいは地上部	鎮痛、抗炎症、抗結核菌作用。発熱などにも用いる。	熱 脾
桂枝（けいし）	クスノキ科の常緑高木、ケイの若枝	血行促進、鎮静、解熱、抗菌、利尿作用。	熱 肝 心 腎
紅花（こうか）	キク科の二年草、ベニバナの管状花の乾燥したもの	血圧降下、免疫賦活（体の免疫を活発にする）、抗炎症作用。また活血（血の巡りをよくする）の効能があり、血瘀による痛みにも用いる。	血 肝
厚朴（こうぼく）	モクレン科の落葉高木、カラホウや凹葉厚朴の幹や枝の樹皮	鎮痛、抗痙攣、筋弛緩作用。腹部膨満感にも用いる。	気 脾
牛膝（ごしつ）	ヒユ科の多年草、ヒナタイノコズチの根	子宮収縮、腸管抑制、降圧（血圧を下げる）、止痛作用。また活血（血の巡りをよくする）の効能があり、婦人科疾患や関節痛などにも用いる。	血 肝 腎
呉茱萸（ごしゅゆ）	ミカン科の落葉低木、ゴシュユの成熟する少し前の未成熟果実	駆虫（寄生虫を殺す）、抗菌、鎮痛、健胃（胃の機能を高める）、止痛作用。吐き気にも用いる。	熱 肝 脾

※【生薬名】生薬の名称。【原料】生薬のもととなる動植鉱物名。【効能】主な効用など。【作用の分類】作用する五臓など。

生薬名	原料	効能	作用の分類
柴胡（さいこ）	セリ科の多年草、ミシマサイコの根	解熱、抗炎症、抗アレルギー、肝障害改善、抗潰瘍（かいよう）、抗ストレス作用。長引く発熱や季肋部（きろく）（みぞおち）の不快感にも用いる。	肺 肝
細辛（さいしん）	ウマノスズクサ科の多年草、ウスバサイシン。日本では一般的に根と根茎を用いる	解表（げひょう）（血管を拡張して発汗させ、体表に現れる症状をとり除く）、去痰（痰を除去する）、止痛作用などがあり、感冒や喘息、頭痛、鼻炎、歯痛、神経痛などに用いる。	熱 肺
山梔子（さんしし）	アカネ科の常緑低木、コリンクチナシの果実	利胆（胆のうの働きをよくする）、鎮静、降圧（血圧を下げる）、抗真菌、鎮痛作用。黄疸（おうだん）にも用いる。	肝 脾 心 腎
山茱萸（さんしゅゆ）	ミズキ科のサンシュユの果肉	抗糖尿病、免疫賦活（ふかつ）（体の免疫を活発にする）作用。頻尿などの治療にも用いる。	肝
酸棗仁（さんそうにん）	クロウメモドキ科の落葉小高木、サネブトナツメの成熟種子	鎮静、催眠、鎮痛、抗痙攣（けいれん）、抗ストレス作用。古くから安眠薬として用いられている。	心
山薬（さんやく）	ヤマノイモ科のつる性多年草、ヤマノイモまたはナガイモの根茎	肺、腎を補う。下痢やせき、糖尿病の治療、また胃腸虚弱や体力低下の改善に用いる。	気 津液 肺
地黄（じおう）	ゴマノハグサ科の多年草、ジオウの根	血糖降下、利尿、緩下（かんげ）（排便を促進する）作用。	津液 肝 心 腎
芍薬（しゃくやく）	ボタン科の多年草、シャクヤクの根	赤芍（せきしゃく）と白芍（びゃくしゃく）に区別され、赤芍は活血（血の巡りを改善する）、清熱（体の中の熱を冷ます）作用、白芍は補血（血を補う）、止痛作用がある。	血 心
生姜（しょうきょう）	ショウガ科の多年草、ショウガの根茎	解熱、鎮痛、鎮咳（がい）（せきを鎮める）、鎮吐（吐き気を抑える）、解毒作用。	熱
小麦（しょうばく）	イネ科の越年草、コムギの種子あるいは粉	安神（精神を安定させる）、止汗、止渇（のどの渇きを止める）の効能があり、ヒステリーや発熱による苦しみ、糖尿病、下痢、盗汗（病的な寝汗）、自汗（しきりに自然と汗をかくこと）などに用いる。	心

生薬名	原料	効能	作用の分類
辛夷（しんい）	モクレン科の落葉樹、モクレンやハクモクレン、ボウシュンカ、タムシバなどの花蕾を乾燥したもの	消炎（炎症を鎮める）、抗真菌、降圧（血圧を下げる）作用などがあり、鼻炎や蓄膿などによる鼻づまりにも用いる。	熱肺
石膏（せっこう）	天然の硫酸塩類鉱物、セッコウの鉱石	解熱、止渇（のどの渇きを止める）、利尿、清熱（体の中の熱を冷ます）作用。	熱肺脾
川芎（せんきゅう）	セリ科の多年草、センキュウの根茎	鎮痙（けいれんを鎮める）、鎮痛、鎮静、降圧（血圧を下げる）、血管拡張作用。頭痛や月経痛などにも用いる。	血熱肝
蘇葉（そよう）	シソ科の一年草、シソやチリメンジゾの葉	抗菌、解熱、鎮静作用。胸のつかえを改善するためにも用いる。	熱肺
大黄（だいおう）	タデ科の多年草、ダイオウ類の根茎	抗菌、抗炎症作用。通便の効能もあり、打撲や月経異常など瘀血の症状にも用いる。	血脾心
大棗（たいそう）	クロウメモドキ科の落葉高木、ナツメの半熟果実	抗アレルギー、抗潰瘍、抗ストレス作用。	気肝脾
沢瀉（たくしゃ）	オモダカ科の多年草、サジオモダカの塊茎	利尿、コレステロール低下、血糖降下作用。口渇などの症状にも用いる。	津液心
釣藤鈎（ちょうとうこう）	アカネ科のカギカズラの鈎の付いた茎	鎮静、降圧（血圧を下げる）、血管拡張作用。精神的な興奮症状などにも用いる。	肝
猪苓（ちょれい）	サルノコシカケ科のチョレイマイタケの乾燥した菌核	利尿、抗菌、抗腫瘍作用。	津液心
陳皮（ちんぴ）	ミカン科のウンシュウミカンの果皮	健胃（胃の機能を高める）、蠕動（ぜんどう）促進、鎮静、抗炎症作用があり、消化不良や食欲不振などに用いる。	気肺脾

※【生薬名】生薬の名称。【原料】生薬のもととなる動植鉱物名。【効能】主な効用など。【作用の分類】作用する五臓など。

第3章　漢方薬による治療法　代表的な生薬一覧

生薬名	原料	効能	作用の分類
当帰（とうき）	セリ科の多年草、トウキの根	鎮痛、消炎（炎症を鎮める）作用。補血（血を補う）、活血（血の巡りをよくする）の効能もあり、月経不調、皮膚化膿症などに用いる。婦人科領域の主薬として用いられている。	血 熱 肝 心
桃仁（とうにん）	バラ科の落葉小高木、モモあるいはノモモの核の中にある種子	抗炎症、鎮痛、血小板凝集抑制、線溶系活性（固まった血栓を溶かす機能のある線溶系を活性する）作用。また活血（血の巡りをよくする）効能があり、月経障害や下腹部痛などにも用いる。	血 肝
杜仲（とちゅう）	トチュウ科の落葉高木、トチュウの樹皮	降圧（血圧を下げる）、利尿、中枢神経抑制作用。肝、腎を補い、腰やひざの筋骨を強め、流産を予防する。	熱 肝 腎
人参（にんじん）	ウコギ科の多年草、オタネニンジンの根	タンパク質・DNA・脂質合成促進、抗疲労・ストレス、強壮、降圧（血圧を下げる）、降血糖作用。疲労や衰弱、体力低下、消化不良などの症状にも用いる。	気 脾 心
麦門冬（ばくもんどう）	ユリ科の多年草、ジャノヒゲの根の膨大部	抗炎症、去痰（痰をとり除く）、血糖降下作用。乾燥性、熱性のせき、熱病や体質などによる陰虚（脱水）症状に用いる。	津液 肺 心
薄荷（はっか）	シソ科の多年草、ハッカの全草	解表（血管を拡張して発汗させ、体表に現れる症状をとり除く）作用。感冒、頭痛、咽喉痛、歯痛、麻疹、皮膚瘙痒症などに用い、自律神経失調の改善にも作用する。	肺 肝
半夏（はんげ）	サトイモ科の多年草、カラスビシャクの球茎	鎮嘔（吐き気を鎮める）、鎮咳（せきを鎮める）、唾液分泌亢進、腸管内輸送促進作用。消化不良にも用いる。	津液 肺 脾
白朮（びゃくじゅつ）	キク科の多年草、オケラの根茎	胃液の分泌促進、利尿、血糖低下、抗潰瘍、抗炎症作用。利水（体内に溜まった過剰な水分を代謝する）の効能もあり、下痢にも用いる。	気 脾
檳榔子（びんろうじ）	ヤシ科の常緑高木、ビンロウの種子	駆虫（寄生虫を殺す）、消積（胃の膨満感を消す）、理気（気を巡らせる）などの効能があり、消化不良や腹痛、便秘などに用いる。	気
茯苓（ぶくりょう）	サルノコシカケ科のマツホドの菌核	利尿、抗潰瘍、血糖降下、血液凝固抑制、免疫増強作用。動悸などにも用いる。	津液 脾

生薬名	原料	効能	作用の分類
附子（ぶし）	キンポウゲ科の多年草、トリカブト属の子根	鎮痛、強心、血管拡張作用。寒冷による症状や冷えによる機能異常、また腹が冷えて痛み、下痢をする時にも用いる。	熱 心 腎
防已（ぼうい）	ツヅラフジ科のオオツヅラフジの茎や根茎	鎮痛、抗炎症作用があり、利水（体内に溜まった過剰な水分を代謝する）の効能もある。	津液
牡丹皮（ぼたんぴ）	ボタン科の落葉低木、ボタンの根皮	抗炎症、血小板凝集抑制、抗菌、鎮痛、抗アレルギー作用。活血（血の巡りをよくする）、清熱（体の中の熱を冷ます）の効能もある。	血 肝 心
牡蠣（ぼれい）	イタボガキ科のマガキなどの貝殻	免疫増強活性作用。気を鎮め、不安、動悸、不眠などの不安神経症や煩躁などの興奮症状にも効果がある。	肝 心
麻黄（まおう）	マオウ科の常緑小低木、マオウや木賊麻黄などの地上茎	中枢神経興奮、鎮咳（せきを鎮める）、発汗、交感神経興奮、抗炎症、抗アレルギー、発汗作用。また浮腫にも用いる。	熱 肺
麻子仁（ましにん）	クワ科の一年草、アサの種子	排便促進作用。	脾
薏苡仁（よくいにん）	イネ科の一年草、ハトムギの種子	抗腫瘍作用。利水（体内に溜まった過剰な水分を代謝する）、排膿（膿を出す）、清熱（体の中の熱を冷ます）などの効能もある。	津液 脾
竜骨（りゅうこつ）	新生代のシカ類、サイ類、ゾウ類、マンモスなど古代の大型哺乳動物の骨の化石	鎮静作用。安神（精神を安定させる）、平肝（肝の機能亢進状態を改善する）などの効能があり、癲癇（てんかん）や神経症、不眠、盗汗（病的な寝汗）、遺精（自然に精液が漏れる）、出血、下痢などに用いる。	肝 心
竜胆（りゅうたん）	リンドウ科の多年草、リンドウなどの根および根茎	胃液分泌促進、腸管運動促進、抗菌、抗炎症作用。性病や目の充血にも用いる。	熱 肝
連翹（れんぎょう）	モクセイ科の落葉小低木、レンギョウの果実	抗菌、強心利尿作用。解毒、消腫の効能があり、熱性疾患や瘰癧（るいれき）（頸部リンパ節結核）、化膿性疾患に用いる。	熱 肝 脾

※【生薬名】生薬の名称。【原料】生薬のもととなる動植鉱物名。【効能】主な効用など。【作用の分類】作用する五臓など。

第3章 漢方薬による治療法

代表的な生薬一覧

漢方薬のエビデンスについて

効果の科学的検証がさかんになっている

　西洋医学では、90年代ごろからEBM（エビデンス・ベースド・メディシン＝科学的根拠に基づいた医療）が重視されるようになった。それを受けて、東洋医学もより科学的に検証しようとする動きがさかんだ。

　とくに研究が進んでいるのが、認知症だ。幻覚や妄想などの症状が強く出る「レビー小体病」というタイプの認知症の治療には、高ぶった神経を鎮める働きがある抑肝散がよく使われる。そこで認知症の患者を無作為に、抑肝散を服用したグループと服用しなかったグループに分けて検証したところ、抑肝散を飲んだグループは、幻覚、攻撃性などの症状が明らかに改善。一方、抑肝散を飲まなかったグループは治療前とほとんど変わらなかった。

　また、脳血管障害が原因となる「脳血管性認知症」には通常、慢性頭痛などに用いる釣藤散の効果が証明されている。この患者を対象に、釣藤散を服用したグループと薬効のない偽薬を使ったグループに分けて検証した結果、釣藤散を飲んだグループのほうが、精神症状や自覚症状などが改善していた。

　そのほかインフルエンザに対する漢方治療の研究も進み、かぜなどに用いる麻黄湯が、抗ウイルス薬と同等の効果があるという臨床研究報告が複数登場している。

　インフルエンザや認知症の西洋医学的な治療は、副作用が出ることもあり、漢方薬に期待が集まっている。

認知症やインフルエンザへの臨床研究

病　名	西洋医学で使用される薬	東洋医学で使用される薬
認知症	抗精神病薬や認知症治療薬で、症状を抑えることができる。胃腸症状やめまい、立ちくらみなどの副作用が出ることがある。	漢方薬の抑肝散や釣藤散は、認知症に対する効果が証明されてきている。ただし、個々の証に合わせて服用しなければならない。
インフルエンザ	抗ウイルス薬で、インフルエンザを治療できる。ただ、近年、薬に対してウイルスの耐性が高まっている。また、異常行動などの副作用が出ることがある。	漢方薬の麻黄湯は、抗ウイルス薬と同等の効果が証明されている。ただし、個々の証に合わせて服用しなければならない。

第**4**章

鍼灸・気功による治療法

東洋医学には漢方薬治療のほかに鍼灸治療や、
手技療法、気功などの養生法がある。
漢方薬が体の内側からのアプローチなのに対し、
鍼灸などは体の外側からのアプローチ。
ここではそんな体の外側からのアプローチが、
どのような効果をもたらすのかを解説する。

鍼灸・気功による 治療法

経絡に働きかける治療

主なキーワード 経絡 正気 邪気 経穴 経脈 絡脈 正経十二経脈 奇経八脈

体内を縦横に結びつなげる、気や血の通り道

経絡とは、体内を巡ることで生命活動を支えている気や血の通り道で、全身に縦横無尽に張り巡らされているものだ。体の深奥部である臓腑から、体表部である皮膚や筋肉までをつないでおり、そこを気や血が巡ることによって、生体機能全体を調整してバランスを保っている。

経絡はまた、病気に抵抗する力である正気や、病気に導く力である邪気の通り道でもある。経絡を十分な量の正気が行き来していれば病気にはなりにくいが、邪気の力が正気の力を上回ると、邪気が体表部から経絡に侵入し、臓腑へと悪影響を及ぼすのだ。

また、体表部の器官と臓腑は、経絡を通してお互いに影響し合っている。例えば、臓腑に異常が起きると気や血

の滞りや過不足が生じ、それが経絡を通じて体表部にも影響して病気が現れる。反対に、体表部から邪気が侵入すると、経絡を通じて臓腑に悪影響を及ぼし、病気となる。

東洋医学ではこうした経絡のメカニズムを利用して病気の診断や治療を行う。例えば経絡と体表部の接点である経穴（俗にいうツボの1種、➡P174）に痛みやしこりなどの異変が見られる場合、その経穴と経絡を通してつながっている臓腑に病変が起こっていることが推測でき、診断の指標となる。また、逆に経穴に鍼や灸などで刺激を与えると、気や血の巡りを改善したり、正気を強めて邪気を弱めたりすることができ、その経絡とつながっている臓腑の不調も改善できるのだ。

太い幹となる経脈と細い枝となる絡脈

経絡には、太い幹にあたる経脈と、経脈から分かれた細い枝である絡脈がある。経脈の「経」は縦を意味しており、経脈は体内を縦方向に走っている。一方、絡脈の「絡」にはつながる、からまるなどの意味があり、体内を横方向に走って経脈同士をつなぐ役割を担っている。

経脈には、さらに、正経十二経脈

（➡P166）と奇経八脈（➡P173）がある。正経十二経脈は、五臓と六腑、心包（心を包む膜状の臓器）のそれぞれにつながる12種類の経脈で、各臓腑に気や血を行き渡らせる働きがある。奇経八脈は正経十二経脈以外の経脈のことで、8種類ある。臓腑とはつながっておらず、正経十二経脈同士をつなぐように張り巡らされている。

経絡は体表部と臓腑をつなぎ、気・血の通り道に

気や血が体内を巡るための通り道が経絡

経絡は体内に縦横無尽に張り巡らされた気と血の通り道である。経絡において気や血の巡りが滞ると、その経絡がつながっている内臓にも影響が及び、不調をもたらす。

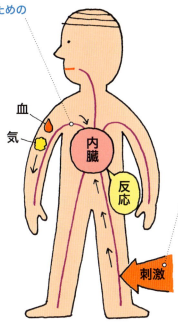

体表部の経穴を刺激すると体の深奥部にある内臓にその刺激が伝わる

経絡は体表部と内臓とをつないでおり、体表部から刺激を与えることで、特定の内臓に刺激を伝えることができる。このメカニズムを利用して、鍼治療などが行われている。

縦に走る経脈と横に張り巡らされた絡脈

経脈は体内を縦方向に走る太い幹のような経絡

経脈は縦方向に走る経絡。五臓と六腑、心包とつながって、各臓器の働きを調整している正経十二経脈と、それ以外の経絡であり、正経十二経脈のそれぞれを連携させる役割をもつ奇経八脈とがある。

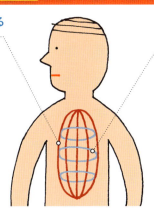

絡脈は経脈から分かれて網目状に全身に張り巡らされた支線

絡脈は太い幹である経脈から枝分かれしたもので、縦横に交差しながら網目状に全身を張り巡らし、体の機能を1つに結びつけている。

> **まとめ** 体表部と臓腑をつなぐ経絡に働きかけることで、特定の臓腑に起こった病気を治療できる

第4章 鍼灸・気功による治療法 経絡に働きかける治療

鍼灸・気功による治療法

正経十二経脈

主なキーワード 正経十二経脈 陰経 陽経 手経 足経 手陰経 手陽経 足陰経 足陽経

互いに交わり、1つの輪になる気・血の主要経路

経絡の中でも主要なものが、正経十二経脈である。12種類あり、体内で手太陰肺経→手陽明大腸経→足陽明胃経→足太陰脾経→手少陰心経→手太陽小腸経→足太陽膀胱経→足少陰腎経→手厥陰心包経→手少陽三焦経→足少陽胆経→足厥陰肝経の順でつながり、気や血がこの順で流れている。12番目の足厥陰肝経は1番目の手太陰肺経につながり、この12の経脈は体全体を循環する1つの輪になっている。

正経十二経脈は、下表のように陰経と陽経に分かれる。陰経は体の陰の部分（腹側・内側など）を上方向に通る経路で、それぞれ特定の臓につながっている。陰経はさらに太陰、少陰、厥陰に分かれ、気や血はこの順で陰経を巡るのだ。この3つを三陰経と呼ぶ。

陽経は陽の部分（背側・外側など）を下方向に通る経路で、それぞれ特定の腑につながる。陽経は陽明、太陽、少陽に分かれ、気や血はこの順で陽経を巡る。この3つを三陽経と呼ぶ。

さらに正経十二経脈には、手を通る手経と足を通る足経があり、それぞれの陰経と陽経を手陰経・手陽経、足陰経・足陽経と呼ぶ。正経十二経脈はそれぞれ、手陰経→その手陰経の臓と表裏の関係にある腑の手陽経→その手陽経と同じ三陽経に属する足陽経→その足陽経の腑と表裏の関係にある臓の足陰経、という順でつながる法則性がある。この法則性によって、気や血は陰経（上行経路）⇔陽経（下行経路）、手経⇔足経、臓⇔腑を交互に行き来しながら体内をくまなく循環するのだ。

❖ 正経十二経脈の陰経・陽経、手経・足経 分類表

陰経（上行経路）					陽経（下行経路）				
経脈名	三陰経	手経・足経	臓	次に交わる経脈	経脈名	三陽経	手経・足経	腑	次に交わる経脈
❶ 手太陰肺経	太陰	手陰経	肺	肺と表裏の関係にある大腸につながる手陽明大腸経と交わる。	❷ 手陽明大腸経	陽明	手陽経	大腸	同じ陽明の足陽経である足陽明胃経と交わる。
❹ 足太陰脾経	太陰	足陰経	脾	次の三陰経である少陰の手経、手少陰心経と交わる。	❸ 足陽明胃経	陽明	足陽経	胃	胃と表裏の関係にある脾につながる足太陰脾経と交わる。
❺ 手少陰心経	少陰	手陰経	心	心と表裏の関係にある小腸につながる手太陽小腸経と交わる。	❻ 手太陽小腸経	太陽	手陽経	小腸	同じ太陽の足陽経である足太陽膀胱経と交わる。
❽ 足少陰腎経	少陰	足陰経	腎	次の三陰経である厥陰の手経、手厥陰心包経と交わる。	❼ 足太陽膀胱経	太陽	足陽経	膀胱	膀胱と表裏の関係にある腎につながる足少陰腎経と交わる。
❾ 手厥陰心包経	厥陰	手陰経	心包	心包と表裏の関係である三焦につながる手少陽三焦経と交わる。	❿ 手少陽三焦経	少陽	手陽経	三焦	同じ少陽の足陽経である足少陽胆経と交わる。
⓬ 足厥陰肝経	厥陰	足陰経	肝	太陰の手経である手太陰肺経と交わる。	⓫ 足少陽胆経	少陽	足陽経	胆	胆と表裏の関係にある肝につながる足厥陰肝経と交わる。

正経十二経脈の分布図

❶ 手太陰肺経

肺につながる太陰の手陰経。中焦（＝胃のあたり）から始まり、大腸へいったん下がって、また中焦へ戻り、肺、喉、胸部上、脇、上肢の内側から肘へ、腕を下って親指の経穴「少商」で終わり、その後、肺と表裏の関係である大腸につながる手陽明大腸経と交わる。右図の経穴は、喘息やせき、鎖骨や上肢前側の疼痛、冷え、風邪や悪寒、発熱などの治療に有効だ。

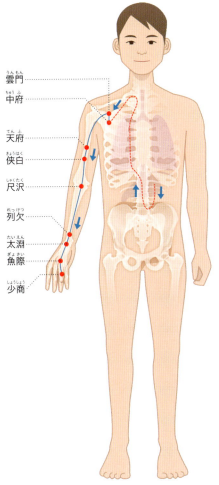

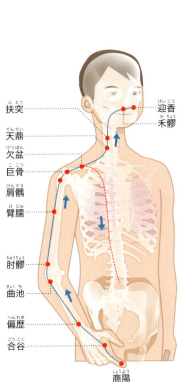

❷ 手陽明大腸経

大腸につながる陽明の手陽経。人差し指の経穴「商陽」から手、腕、肩へと上がり、第7頸椎から鎖骨の上で二手に分かれる。1つのルートは、胸中、肺を通って大腸へと下り、もう1つは鎖骨上から頸部、頬部へ至り、鼻の両側の「迎香」で終わる。ここから同じ陽明の足経経である足陽明胃経へとつながる。左図の経穴は、歯痛・咽喉痛・口乾・肩や腕の痛み、顔面神経麻痺、膝頭の痛みなどの治療に有効である。

※ ——— は体表を通る経脈でこの上に経穴がある。-------- は体内を通る経脈である。

第4章　鍼灸・気功による治療法　正経十二経脈

❸足陽明胃経

胃につながる陽明の足陽経。小鼻の横あたりから始まり、目の経穴「承泣」から下がって、下顎で二手に分かれる。一方は、耳前から髪際、額へ至り、もう一方は頸部、喉を通って、鎖骨部でさらに二手に分かれる。1つは「欠盆」に入って胃・脾につながり、もう1つは、胃の下部から腹部深層を経て、さらに下がって「気衝」に入る。大腿部でこの2つのルートが合流し、膝、足の前面を下がって、足の人差し指の経穴「厲兌」で終わる。足の親指の先で、胃と表裏の関係である脾につながる足太陰脾経と交わる。左図の経穴は、胃の不調、吐き気、鼻血、喉の腫れや痛み、口内炎、下腿や足の痛みなどの治療に有効である。

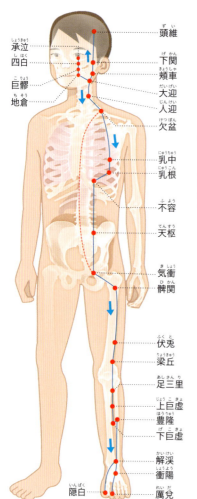

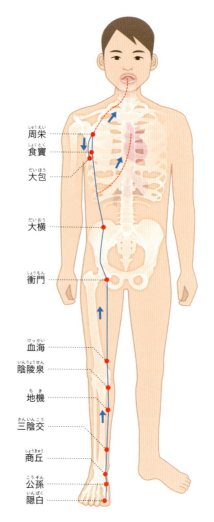

❹足太陰脾経

脾につながる太陰の足陰経。足の親指にある「隠白」から始まり、内くるぶしから足の内側前方を通って上へ、腹部で体の内と表に二分される。体内では、脾胃をつなぎ、胸部奥から心につながる手少陰心経と交わる。もう一方は、脇下でさらに分かれて、喉から舌へのルートと、胸脇の経穴「大包」に至り、手少陰心経へつながる。足陽明胃経と対でよく使われ、右図の経穴、下腹部や股関節の痛み、膝の内側の痛みなどの治療に有効である。

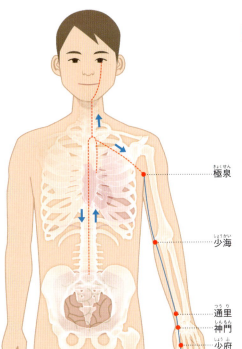

❺ 手少陰心経

心につながる少陰の手陰経。心臓から始まり、横隔膜を経て小腸へ下がり、また心臓に戻った後、二手に分かれる。一方は心臓から肺へ直行し、脇の下から、上肢の前面を通って、肘、手の甲側の小指の経穴「少衝」で終わる。もう一方は、心臓から喉、目へと至り、心と表裏の関係である小腸につながる手太陽小腸経と交わる。左図の経穴は、胸の痛みや息切れ、ストレスによる不眠、手のひらの熱感などの治療に有効である。

第4章 鍼灸・気功による治療法　正経十二経脈

❻ 手太陽小腸経

小腸につながる太陽の手陽経。手の甲側の小指先の経穴「少沢」から始まって、手の甲、上肢背面を上がって、肘、肩甲骨あたりを巡って、体の前面の経穴「欠盆」に入り、二手に分かれる。一方は心臓、食道、胃を通り、さらに下がって小腸に至る。もう一方は、鎖骨の部分から顎に沿って頬に上がり、目尻から耳の経穴「聴宮」で終わり、同じ太陽の足陽経である足太陽膀胱経へとつながる。右図の経穴は、喉の痛みや下顎痛、頸部痛、ふくらはぎの痛みなどの治療に有効である。

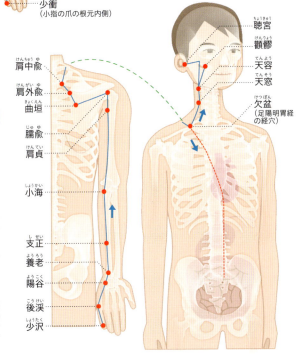

※ ——— は体表を通る経脈でこの上に経穴がある。　----- は体内を通る経脈である。
　　--- は経脈がつながっていることを意味する。

❼足太陽膀胱経

膀胱につながる太陽の足陽経。目の経穴の「睛明」から額へ上がり、頭頂部で分かれる。一方は後頭部を通り、頭蓋内から脳へ、再び外に出て、脊柱を挟むように左右を下がって腰の「腎兪」に至り、腎臓から膀胱へとつながる。もう一方は、頭頂部から肩甲骨内側を経て下がり、股関節を通って、膝でもう一方のルートと合流する。そして、足の背面から外くるぶしを経て、足の小指先の経穴「至陰」に至り、膀胱と表裏の関係である腎につながる足少陰腎経と交わる。足少陰腎経とともに働いて生殖や老化などに関係し、右図の経穴は、頭痛、腰痛、背痛、膝関節障害、足の運動障害などの治療に有効である。

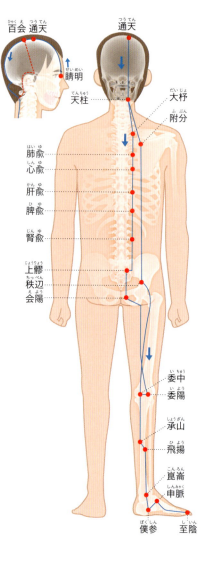

❽足少陰腎経

腎につながる少陰の足陰経。足の小指先から起こって、足裏の経穴「湧泉」を通り、くるぶし、膝、大腿の内側を通って上がり、会陰で二手に分かれ、1つは、会陰から腹、胸、鎖骨下の「兪府」で止まる。もう1つは腎臓でさらに枝分かれし、肝、横隔膜を貫いて肺に至り、喉、舌へとつながる。腎臓で枝分かれしたもう1つのルートは、脊柱を貫いて膀胱へ至る。胸で分かれた支脈は心につながり、胸中で心包とつながる手厥陰心包経と交わる。生殖など生命活動や老化などと深い関わりを持ち、左図の経穴は呼吸困難やふらつき、めまい、焦燥感、腰痛、背痛、下肢の脱力や痛みなどの治療に有効である。

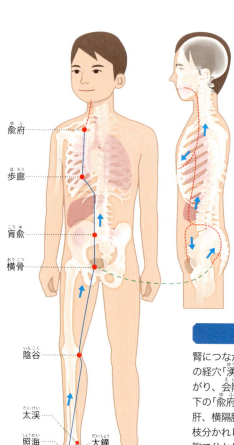

170

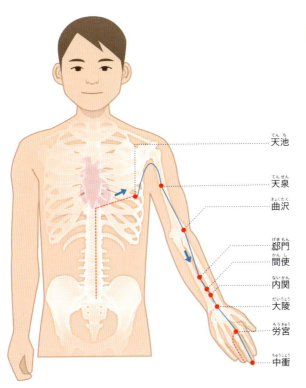

❾ 手厥陰心包経

心包につながる厥陰の手陰経。胸中から始まり、心包を通って枝分かれし、1つは横隔膜を下って心包と表裏の関係である三焦につながる手少陽三焦経と交わる。もう1つは、脇下三寸の経穴「天池」を上がって脇下へ、上腕、肘、手のひらの経穴「労宮」に入って、中指の指先「中衝」に出る。さらに「労宮」から分かれたもう1つのルートは、薬指先から手少陽三焦経と交わる。左図の経穴は、動悸や胸痛、手のひらのほてりや肘、脇の腫れや痛み、煩躁（もだえ乱れる状態）などの治療に有効である。

第4章　鍼灸・気功による治療法　正経十二経脈

❿ 手少陽三焦経

三焦につながる少陽の手陽経。薬指先の経穴「関衝」から起こり、指の内側、腕、肩から体の前側に向かって、胸中で枝分かれする。1つは心包を通って体内を下り、三焦へとつながる。もう1つは、胸中から上がり、耳、こめかみを経て、まゆ尻の経穴「糸竹空」に至る。さらにこめかみで枝分かれしたルートは、耳中から耳の前部、目尻から同じ少陽の足陽経である足少陽胆経とつながる。邪気などに対する体の防衛反応を担ったり熱源や水を運ぶルートになっており、左図の経穴は難聴や咽喉痛、目や耳の疼痛などの治療に有効である。

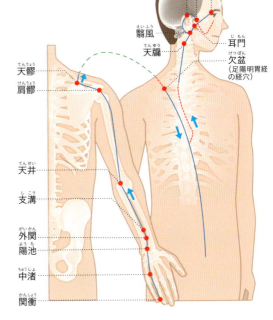

※ ───は体表を通る経脈でこの上に経穴がある。　─ ─ ─は体内を通る経脈である。
　　─ ─ ─は経脈がつながっていることを意味する。

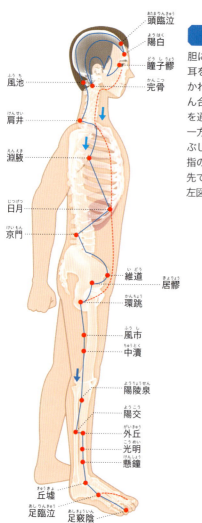

⓫ 足少陽胆経

胆につながる少陽の足陽経。目尻の経穴「瞳子髎」から始まり、耳を通って、耳の後ろの経穴「完骨」を通って耳の後ろで枝分かれする。一方は、側頭部を経て首へ向かう。鎖骨でいったん合流して、また枝分かれする。この一方は胸中から肝・胆を通って、鼠蹊部、陰毛の際を通って、再び合流する。もう一方は、「肩井」から脇、体の側面を通って、足の外側からくるぶしを経て、足の薬指の経穴「足竅陰」に至る。足の薬指と小指の間の経穴「足臨泣」で枝分かれしたルートは、足親指の爪先で胆と表裏の関係である肝につながる足厥陰肝経と交わる。左図の経穴は、頭痛や股・膝の疼痛などの治療に有効である。

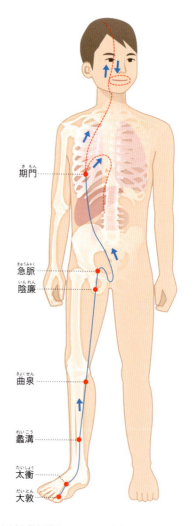

⓬ 足厥陰肝経

肝につながる厥陰の足陰経。足親指先の経穴「大敦」から、膝、腿の内側を通り、性器のそばを巡って、腹部、肋骨、胃、肝臓に至り枝分かれする。1つは横隔膜を貫いて、喉、鼻、目へと連絡し、額からさらに上がり、頭頂部で督脈（→P173）とつながる。もう1つは、肝臓から横隔膜を貫いて、肺を通って中焦に至り、1番目の経脈である手太陰肺経とつながる。血の働きにも関わり、右図の経穴は、鼠蹊ヘルニア、排尿困難などの治療に有効である。

※ ── は体表を通る経脈でこの上に経穴がある。 ──── は体内を通る経脈である。

鍼灸・気功による治療法
奇経八脈

主なキーワード　奇経　督脈　任脈　奇経八脈

経脈を連携させて互いに協調させ、バランスを保つ

　正経十二経脈以外の経脈を奇経という。督脈、任脈、衝脈、帯脈、陰蹻脈、陽蹻脈、陽維脈、陰維脈の8本があり、奇経八脈と呼ばれる。正経十二経脈のような臓腑とのつながりはなく、奇経同士も陰陽や表裏といった関係はなく、単独で存在する。

　奇経には、2つの大きな機能がある。1つめは、正経十二経脈と交差しつつ体内を巡りながら、正経十二経脈を調節したり、協調させたりする働きである。2つめは、正経十二経脈を流れる気や血のバランスを調節する役割だ。正経十二経脈の気や血が増加した場合は奇経で蓄え、正経十二経脈の気や血が不足した場合は奇経から補充する。

　奇経八脈の中でとくに重要なのが、督脈と任脈である。督脈は体の背面中央を下から上へと走る奇経で、6本の陽経と交わっており、全身の陽経を統括調整して陽の気の量を調節している。また、脳や脊髄、腎などの働きを連携させている。

　任脈は体の前面中央を下から上へと走る奇経で、3本の足陰経と交わっており、全身の陰経を統括調整して陰の気の量を調節している。そのほか、月経を調整しているといわれている。

　督脈と任脈はともに、骨盤内の生殖器である胞中から始まるため、いずれも受精や妊娠と関係が深い奇経だと考えられている。

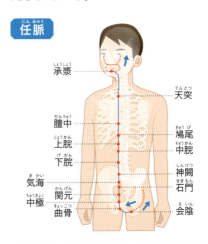

督脈
骨盤内にある「胞中」から始まり、会陰に出る。腰・背中・うなじと順に上って脳内に入る。頭頂・額・鼻・上口唇と下って、上口唇内部の「齦交」へ到達する。

任脈
骨盤内にある「胞中」から始まり、会陰から腹部の中央ラインを通って、腹・胸・首を経て下口唇の中央まで伸びる。さらに顔の両側を上がり、左右の目元で終わる。

173

鍼灸・気功による治療法

経穴とは

主なキーワード 経穴　経絡　鍼灸治療　WHO（世界保健機構）

経穴の刺激で経絡を通る気や血の滞りが改善

　経穴とは俗にいうツボの1種で、体内における気や血の通り道である経絡と体表部の接点である。経絡は太くなったり細くなったり、膨らんだりへこんだりしながら体内を走っているが、その最も太い部分や細い部分、膨らんだ部分やへこんだ部分は体表部から触ると確認できる。それが古くから経穴として認識されているのだ。

　経絡は臓腑とつながっているため、経穴は臓腑と体表面とを結ぶ点だといえる。そして同時に、臓腑から外界に通じる出入り口でもある。そのため経穴は邪気の侵入口にもなってしまう。正気の勢いが弱まり、邪気の勢いが勝ると、邪気が経穴より体内へと侵入し、経絡を通じて臓腑に悪影響を与え、気

や血の巡りが変調をきたす。その変調は経絡を通して経穴にも伝わり、ザラつきや赤み、熱や冷え、しこりや痛みといった形で現れる。そのため、経穴の状態を確認することにより、臓腑の病状を把握することができる。

　また、経穴は気の出入り口でもあり、気や血が集まる場所でもある。そのため、経穴を刺激することで気や血の巡りを調整することができる。さらに経絡は正気の通り道であるため、経穴を刺激することでその正気の勢いを強めることができ、免疫力を高めて邪気の勢いを抑えることもできるのだ。

　つまり経穴とは、診察の指標となる病気の反応点であるのと同時に、治療点ともなるわけである。

世界統一基準も定められたグローバルな治療法

　経穴を使った治療で、とくに効果が期待できるのが不定愁訴である。不定愁訴とは、はっきりとした病気ではないが、本人にはとても辛い症状があるもので、慢性的な疲労感や不眠、肩こり、冷えやのぼせなど、さまざまな症状が見られる。こうした症状には、経穴を刺激して全身の気・血のバランスを整える治療法が有効である。

　経穴を鍼や灸で刺激する鍼灸治療

は、東洋医学の範疇にとどまらず、世界各地で行われているグローバルな治療法だ。しかしかつては、経穴の位置に対する見解が各国で異なるという問題があった。そのため、2008年にWHO（世界保健機構）で、361の経穴に関する世界統一基準が定められた。

　現在では神経系疾患をはじめ、運動器系や循環器系など、数多くの疾患で鍼灸治療の有効性が認められている。

経穴とは経絡の凹凸などが体表部に接する場所

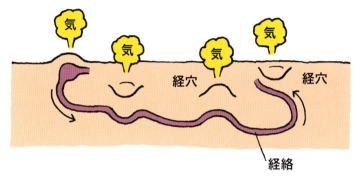

経絡は、太くなったり細くなったり、凹凸を作ったりしながら体内を走っている。経穴とは、この経絡の太くなった部分や細くなった部分、膨らんだ部分やへこんだ部分が体表部と接している場所のことで、気の出入り口にもなっている。

経穴は臓腑の変調の反応点であり、治療点でもある

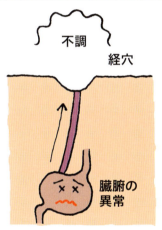

経穴は臓腑と結びついているので、臓腑に変調が生じるとその臓腑と関連した経穴に異常が現れる。このため、「経穴＝反応点」であるといわれる。

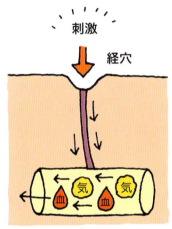

経穴は経絡を刺激する治療点でもある。経絡は気や血が巡る経路でもあるので、経穴を刺激することで経絡を流れる気・血の巡りをよくし、不調を改善することができる。

まとめ 経穴の状態から体内の不調が把握でき、経穴を刺激することでその不調を治療できる

鍼灸・気功による 治療法

経穴の種類と奇穴・阿是穴

主なキーワード 経穴 奇穴 正経十二経脈 督脈 任脈 十四経穴 原穴 募穴 背兪穴 阿是穴

経絡の上にあり、名称や場所が決まっている経穴

経穴は経絡上に位置する治療点・反応点のことだが、経絡上にはない治療点・反応点もある。これを奇穴と呼ぶ。鍼や灸による治療は、主にこの経穴と奇穴に対して行われる。

経穴は古くから治療に用いられているもので、正経十二経脈と督脈、任脈を合わせた十四経脈の上に存在するものだ。そのため経穴は、十四経穴とも呼ばれる。全部で361の種類が存在し、その名称や場所が決まっている。

経穴はいくつかに分類できる。臓腑との関連がとくに深く、臓腑に不調があると圧迫した時に痛みを感じるなど、何かしらの異変が現れるのが原穴。原穴はすべて、手首や足首の付近に分布している。

そのほか、経穴には腹部や胸部にある募穴や、背中にある背兪穴などもある。募穴は気が集まるところで、この流れが悪くなるとさまざまな病気を起こしやすくなる。背兪穴は、背骨の両端に並んでおり、心兪・肺兪・胃兪のように、各臓腑に対応している。

経絡上にはない奇穴、感覚を重視する阿是穴

奇穴は、治療経験によって発見されたもので、とくに1901年以降に定められたものを新穴という。足裏や耳、手首、足首、目のまわりなどに存在し、それぞれ特定の症状に対して治療効果があるとされている。経穴同様、名称や場所は決まっている。

もう1つ、よく治療の対象となるものが阿是穴である。これは、例えば指圧などの時に、患者の感覚として痛気持ちよく感じる、あるいはズーンと響くように感じられる場所のこと。不定穴ともいわれ、名前や位置が特定されておらず、押した時に痛みなどの反応が現れたりしこりがあったりする場所

が阿是穴だとされている。

阿是穴の反応は感覚的なものと思われがちだが、痛みやしこりなどが現れるということは、気や血の流れが滞っている箇所と考えることができる。それらの反応点を刺激することで、気や血の流れを改善し、治療につなげることができるのだ。

十四経脈上にある経穴と、十四経脈以外に存在する奇穴、場所は特定できないが、はっきりとした反応と治療効果がある阿是穴。これらを、症状に合わせてうまく使い分けたり、同時に治療の対象としたりすることで、より高い効果が期待できるのである。

部位別・主な経穴・奇穴

顔・頭部

攅竹（さんちく）*
眉毛の内側の端にあるくぼみ
[適応症] 頭痛、眼精疲労、目のかすみ、涙目、近視、後頸部

晴明（せいめい）*
目頭の内側のすぐそばにあるくぼみ
[適応症] 眼精疲労、目のかすみ、涙目

承泣（しょうきゅう）*
黒目のすぐ下の骨の中央のくぼみ
[適応症] 目の痛み、目のかすみ、涙目

迎香（げいこう）*
小鼻の脇の、少しへこんだくぼみ
[適応症] 鼻づまり、鼻水、鼻血

聴会（ちょうえ）*
耳の前方、下顎の関節との境目あたりにあるくぼみ
[適応症] 耳鳴り、難聴、歯痛、頭痛

翳風（えいふう）*
耳たぶ裏側の下顎角と乳様突起の間のくぼみ
[適応症] 耳鳴り、難聴、頬痛、顎関節症

百会（ひゃくえ）
頭頂部の中央線と両耳の穴を結んだ線との交差点にあるくぼみ
[適応症] 頭痛、めまい、健忘、耳鳴り、鼻づまり、脱肛、痔、下痢

下関（げかん）*
頬骨の下部で口を閉じたときにできるくぼみ
[適応症] 歯痛、耳鳴り、顎関節痛、めまい

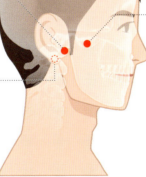

風池（ふうち）*
後頭部の下部、胸鎖乳突筋と僧帽筋の間のくぼみ
[適応症] 頭痛、めまい、頸痛、涙目、鼻血、難聴、感冒

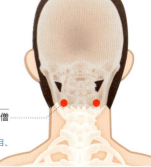

※「＊」がついている経穴は、左右にあるもの。

第4章 鍼灸・気功による治療法　経穴の種類と奇穴・阿是穴

177

胸・腹部

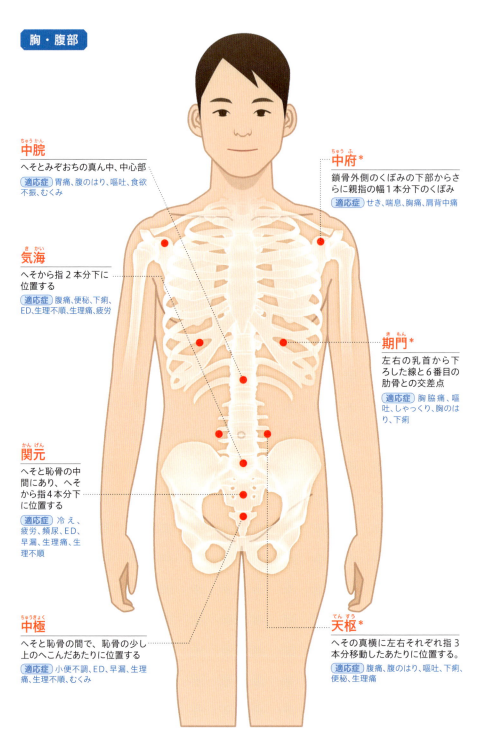

中脘（ちゅうかん）
へそとみぞおちの真ん中、中心部
適応症 胃痛、腹のはり、嘔吐、食欲不振、むくみ

中府*（ちゅうふ）
鎖骨外側のくぼみの下部からさらに親指の幅1本分下のくぼみ
適応症 せき、喘息、胸痛、肩背中痛

気海（きかい）
へそから指2本分下に位置する
適応症 腹痛、便秘、下痢、ED、生理不順、生理痛、疲労

期門*（きもん）
左右の乳首から下ろした線と6番目の肋骨との交差点
適応症 胸脇痛、嘔吐、しゃっくり、胸のはり、下痢

関元（かんげん）
へそと恥骨の中間にあり、へそから指4本分下に位置する
適応症 冷え、疲労、頻尿、ED、早漏、生理痛、生理不順

中極（ちゅうきょく）
へそと恥骨の間で、恥骨の少し上のへこんだあたりに位置する
適応症 小便不調、ED、早漏、生理痛、生理不順、むくみ

天枢*（てんすう）
へそのの真横に左右それぞれ指3本分移動したあたりに位置する。
適応症 腹痛、腹のはり、嘔吐、下痢、便秘、生理痛

背中・腰部

大椎 (だい つい)
首を前に曲げたとき、大きく突き出る骨のすぐ下のくぼみ

適応症 発熱、せき、頚痛、肩背痛、腰痛

肩井* (けん せい)
肩のほぼ真ん中で、筋肉が盛り上がっているところ
※妊娠中は強く刺激しないこと

適応症 肩背中痛、頚痛、乳腺炎、難産

定喘* (てい ぜん)
大椎の左右、すぐ横、指1本分ほどずらしたところ

適応症 喘息、せき、寝違え

肺兪* (はい ゆ)
大椎から胸椎3つ分下へ下がったところのくぼみから、左右へ指2本分ずらしたところ

適応症 せき、喘息、腰背部痛

膈兪* (かく ゆ)
左右の肩甲骨の下を結んだ線上で、背骨から指2本分、左右にずらしたところ

適応症 胃痛、嘔吐、ゲップ、せき、背中の痛み、乳腺炎

脾兪* (ひ ゆ)
肝兪の下、胸椎2つ分下がったところ

適応症 脇痛、腹のはり、嘔吐、下痢、むくみ、背中の痛み

腎兪* (じん ゆ)
命門から指2本分外側に移動した左右にある

適応症 ED、頻尿、生理不順、足腰のだるさと痛さ、耳鳴り、むくみ、喘息

命門 (めい もん)
へそがある場所の真裏に位置する、第二・第三腰椎棘突起間にある

適応症 腰痛、頻尿、下痢、ED、早漏、めまい、耳鳴り、手足の冷え

百会 (ひゃく え)
頭頂部の中央線と両耳の穴を結んだ線との交差点にあるくぼみ

適応症 頭痛、めまい、健忘、耳鳴り、鼻づまり、脱肛、痔、下痢

安眠* (あん みん)
耳の後ろの頭蓋骨の突起部の下と風池を結ぶ線上の中間点

適応症 不眠、頭痛、めまい、高血圧

血圧点* (けつ あつ てん)
首の付け根付近で、最も出っ張っている骨とそのすぐ上の骨の間から左右に指三本分ほど移動したあたりに位置する

適応症 高血圧、低血圧

百労* (ひゃく ろう)
大椎の指3本分上で左右に親指1本外のところ

適応症 頚痛、寝汗、せき

風門* (ふう もん)
大椎の下方で最も突き出た骨（第二胸椎）のすぐ下のくぼみから左右に指2本分ほどずらしたところ

適応症 風邪、せき、発熱、頭痛、鼻づまり、頚背部痛

心兪* (しん ゆ)
大椎から胸椎5つ分下の骨（第5胸椎）の下のくぼみから左右へ指2本分ずらしたところ

適応症 不眠、動悸、健忘、イライラ、咳、心痛

肝兪* (かん ゆ)
膈兪から下へ胸椎2つ分下がったところ

適応症 脇痛、鼻血、目のかすみ、背中の痛み

胃兪* (い ゆ)
脾兪から下へ胸椎1つ分下がったところ

適応症 胸脇痛、胃痛、腹のはり、嘔吐、消化不良

※「*」がついている経穴は、左右にあるもの。

第4章 鍼灸・気功による治療法

経穴の種類と奇穴・阿是穴

腕・手

尺沢 *
しゃくたく

ひじの内側にある横じわ上で、腱の親指側のすぐ外にあるくぼみ

(適応症) せき、喉痛、嘔吐、肘の痛み

孔最 *
こうさい

手首のしわと肘のしわを結ぶ中点から肘側に親指1本分ずらしたところ

(適応症) 感冒、咳、喉痛、頭痛、肘の痛み、痔

間使 *
かんし

手首内側の横じわ中央からひじ内側の横じわに延ばした線上で、手首から指4本ほどひじ方向へ下がったところ

(適応症) 心痛、動悸、胃痛、嘔吐、イライラ、肘の痛み

通里 *
つうり

手首内側の横じわの小指寄りの端から親指1本分ほどひじ側にずらしたところ

(適応症) 舌痛、動悸、頭痛、めまい、不正出血

内関 *
ないかん

手首内側の横じわの中央からひじ方向へ指3本分ほどずらしたところ。押さえると響く感じがある場所

(適応症) 心痛、動悸、胸痛、胃痛、嘔吐、しゃっくり、不眠、偏頭痛

列欠 *
れっけつ

手首内側の横じわの親指寄りの端から指2本分肘の方向にずらしたところ

(適応症) 頭痛、咳、のど痛、風邪、鼻炎、じんましん

神門 *
しんもん

手首付け根の内側にある横じわ上の、小指側の端部分

(適応症) 心痛、イライラ、不眠、健忘、頭痛

少商 *
しょうしょう

親指の爪の付け根の外側すぐのところ

(適応症) 扁桃腺、のど痛、咳、発熱

手三里 *
てさんり

曲池から親指方向に向かって指3本分移動したあたりで圧痛があるところ

(適応症) 首肩痛、歯痛、あごの痛み

支溝 *
しこう

手首甲側の横じわから肘側へ指4本ほどずらした少し手首側の点。圧痛がある場所

(適応症) 便秘、耳鳴り、難聴、脇痛、嘔吐

外関 *
がいかん

手の甲の手首付近でしわが寄る中心から、指3本分ひじ方向へ上がったところ

(適応症) 頭痛、頬痛、難聴、耳鳴り、肩背痛、肘痛

合谷 *
ごうこく

親指と人差し指それぞれの付け根がV字に交差する点のところ、押すと圧痛または痛気持ちいい感じがある位置※妊娠中は強く刺激をしないこと

(適応症) 頭痛、歯痛、喉痛、首肩痛、胃痛、腹痛、便秘

腰腿点 *
ようたいてん

手の甲側で人差し指と中指の骨の付け根にあるくぼみ。同様に、薬指と小指の骨の付け根にもある

(適応症) ぎっくり腰

落枕 *
らくちん

手の甲側で人差し指と中指の間で骨が交差するところ

(適応症) 寝違え、頚痛

曲池 *
きょくち

ひじを直角に曲げた時、内側にできるしわの外端とひじの先端の間にある中央のくぼみ

(適応症) 発熱、肘痛、歯痛、生理不順、皮膚炎、高血圧

後谿 *
こうけい

手で握りこぶしを作った時、小指付け根にできるしわのうち、手首側のしわの端部分

(適応症) 頭痛、首痛、肩肩痛、肘痛

脚・足

血海*
ひざを曲げた時、皿の内側の上部から指3本分ほど上にずらした場所にある、筋肉が盛り上がっているところ

(適応症) 生理不順、生理痛、不正出血、じんましん、湿疹

陰陵線*
すねの内側をひざ方向へ触れていったとき、太い骨に当たって指が自然に止まるところ

(適応症) 腹のはり、むくみ、小便の出が悪い、膝痛

承山*
ふくらはぎに力を入れた時、ちょうど中央部に山のようにできるふくらみの山頂部

(適応症) 腰背部痛、痔、便秘、鼻血、腹痛

三陰交*
内くるぶしから指4本ほど上にある骨のすぐ横にあるくぼみ※妊娠中は強く刺激しないこと

(適応症) 消化不良、生理不順、生理痛、難産、じんましん

復溜*
内くるぶしから指3本分、膝方向に上がったところのくぼみ

(適応症) 下痢、むくみ、腹のはり、寝汗、腰痛

太谿*
内くるぶしの中心とアキレス腱中央部の間にあるくぼみ

(適応症) 頭痛、めまい、のど痛、歯痛、耳鳴り、生理不順、健忘、不眠、ED、頻尿、足腰のだるさと痛み

女膝*
かかと部分で、ちょうど足裏と足の表の境目になるあたり、皮膚の色が変わるあたりに位置する

(適応症) 膝痛、歯槽膿漏

足三里*
向こうずねの骨を下から触れていったとき、骨の突起に当たる場所があり、そこから指1本分外側にずらしたところ

(適応症) 胃痛、嘔吐、腹のはり、消化不良、下痢、便秘、乳腺炎、むくみ

崑崙*
アキレス腱と外くるぶしの間のくぼみ

(適応症) 頭痛、頸部痛、鼻血、腰痛、難産

陽陵泉*
腓骨頭（ひざの外側斜め下にあるふくらんだ部分）の、内側斜め下のくぼみ

(適応症) 高血圧、脇痛、胆嚢炎、座骨神経痛、顎関節症、肩痛

裏内庭*
足裏の人差し指のつけ根のすぐ下。人差し指を曲げた時、指先が触れるあたり

(適応症) 胃痛、食あたり

湧泉*
足先を曲げた時、土踏まずにできる山のような形のしわの頂部分。足裏のほぼ中心に位置する

(適応症) 頭痛、のぼせ、のど痛、便秘

失眠*
足裏でかかとのほぼ中央に位置する

(適応症) 不眠

内庭*
足の人差し指と中指の間を足首側にずらして圧痛のある場所

(適応症) 歯痛、鼻血、腹痛、腹のはり、下痢、食あたり

太白*
足の甲の内側面、親指の付け根にあるくぼみ

(適応症) 胃痛、腹痛、腹のはり、嘔吐、下痢、便秘、痔、食欲不振

太衝*
足の甲側で親指と人差し指の骨の間を足首方向へ触っていき、V字型の骨の谷間のあたり。押すと圧痛がある場所

(適応症) 眼精疲労、かすみ目、頭痛、生理不順、脇痛

※「*」がついている経穴は、左右にあるもの。

鍼灸・気功による治療法

経穴・奇穴の見つけ方、押し方

【 主なキーワード 】 経穴 奇穴 取穴

指の幅を基準に、視診、触診を合わせて位置を決定

経穴や奇穴などの位置を特定することを、取穴という。経穴や奇穴の位置は基準が決められており、特定の場所から「親指○本分」といった目安で指定されている。親指1本分とは親指の最も太い部分の指幅をさし、指2本分とは人差し指と中指の指幅を合わせた長さがよく用いられる。

こうしておおよその位置を把握したら、さらにその周辺を視覚や触覚を使って、正確な経穴の位置を決定する。

経穴や奇穴の位置には個人差があるため、基準となる場所にぴったり一致するとは限らないためだ。

視覚では、赤みがある、もしくは青白いといった色味の違いを確認する。さらに触覚では、皮膚の乾燥やザラつき、押した時の抵抗、しこりやむくみ、痛みの有無、心地よさの有無など、反応を確認する。経穴や奇穴の正しい位置を決めるためには、このように五感を働かせることが大切である。

押す、揉む、こねるなど状態に合わせて圧を加える

経穴や奇穴を押す場合は、最も力が入りやすい親指で押す。押す力は3〜5kg程度の圧力が目安になる。自分が押す力の圧力は、体重計を押して確認することができる。どれくらいの力を入れるとどれくらいの圧力がかかるのか、力の加減を何段階かに分けてチェックしておくといいだろう。

経穴や奇穴にいきなり強い圧力をかけてしまうと、痛みが現れたり、筋肉を傷めたりする場合がある。そのため、少しずつ力をかけるようにし、数秒間押したらゆっくりと力を緩めるようにする。この時、患者が息を吐くタイミングに合わせてゆっくり押すようにすると効果的だ。息を吐くと筋肉が緩む

ため、圧がより深い場所まで伝わりやすいからだ。

また、経穴や奇穴の周辺の筋肉を軽く揉んだりさすったり、叩いたりするのも効果的だ。そのほか、経穴や奇穴に指をあててぐるぐると回してこねる方法なども並行して行うと、より高い効果が期待できる。

力の入れ具合は「痛気持ちいい」状態を基準とし、それよりも痛みが強くなる場合は力を弱めるようにする。痛みがひどい場合は、軽くさするだけでもよい。力任せに押したり、長時間同じ場所を施術したりすると、かえって症状を悪化させる場合があるので、注意が必要だ。

182

経穴や奇穴を見つける取穴は指の幅を目安にする

親指幅1本分（1寸）　　指幅2本分（1.5寸）　　指幅3本分（2寸）　　指幅4本分（3寸）

 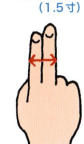 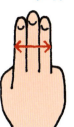 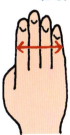

経穴や奇穴の位置を表す場合、関節や骨、へそなどの特定の位置を目安にして、そこから親指幅1本分、2本分というように表記する。実際は寸で表すが、親指幅1本が1寸、指幅2本分が1.5寸、指幅3本分が2寸、指幅4本分が3寸に相当する。

経穴や奇穴の位置は触覚や視覚を使い決定

痛みがある　　しこりがある　　陥没がある

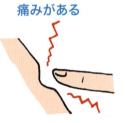 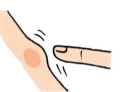 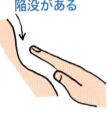

ザラつきがある　　熱感または冷感がある　　湿っている

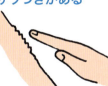 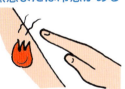 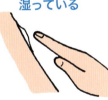

指の幅で取穴をしたら、経穴や奇穴の細かい位置は触覚や視覚で判断して特定する。押さえると痛みがある、しこりがある、くぼんでいる…など、異変が現れている箇所は治療の対象となる経穴や奇穴。斑点が表れている箇所も治療点であることが多い。

> **まとめ**　経穴や奇穴の位置は個人差があるので、触覚や視覚を使って総合的に特定する

鍼灸・気功による治療法

鍼治療とは

主なキーワード 鍼 経穴 経絡 管鍼法

皮膚に鍼を刺す刺激により、陰陽バランスを整える

東洋医学の治療には、生薬を使った漢方治療のほか、鍼や灸や気功といった薬を使わない治療もある。

鍼治療とは、病変のある部位や臓腑と関わりの深い経穴に鍼を刺す治療法のこと。経穴を刺激することによって経絡を通る気や血の流れを改善し、体内の陰陽のバランスを整えて、本来の健康な状態に戻すものである。

鍼治療はまた、自律神経のバランスを整える効果も期待できる。実際、鍼を打つと血流がスムーズになり、体がポカポカと温かく感じられることがある。これは、自律神経の副交感神経が優位になり、心身ともにリラックスしている状態だといえる。リラックスす

ることで心身が癒され、疲労回復にも役立つのだ。鍼治療を継続的に行えば、体全体の調子もよくなって、免疫力がアップするともいわれている。

鍼治療の対象となる代表的な症状には、肩こりや腰痛、神経痛、関節炎などが挙げられる。また、近年増加しているパソコンによる作業が原因の、頸椎や肩・腕のトラブルにも効果がある。また、頭痛をはじめ、さまざまな痛みの緩和や鎮静にも有効だ。

このほか、消化器系疾患やアトピー性皮膚炎、気管支喘息、不眠症、更年期の手足の冷えやしびれ、のぼせ、さらにがんなどの化学療法の副作用緩和にも、鍼治療がよく用いられている。

日本や中国だけでなく、世界で広く用いられる治療法

古代中国において、鍼は鎮痛目的、または外科的治療のために用いられていたとされる。その後、鍼によって体に物理的な刺激を与えて、気の流れを整え、痛みや病気などを改善するための療法として発展してきた。

日本には6〜7世紀頃に伝えられ、江戸期に杉山和一（のちの杉山検校）によって管鍼法（→P186）が確立され、これが日本の鍼の基礎となった。

明治以降、西洋医学が伝来して、鍼

治療は一時衰退したが、現在では、大学に鍼灸学部などが設置され、専門家の育成や研究が積極的に行われている。

鍼治療の適応範囲は非常に広く、20世紀後半に、欧米など世界各国に鍼治療が伝わり、多くの医療現場で用いられるようになった。1997年には、NIH（米国立衛生研究所）より鍼灸の適応疾患について合意声明書が出されるなど、国際的にもさまざまな疾患に有効な治療法として認められている。

鍼の種類

一般的な鍼

鍼灸院などで最も一般的に使われている鍼は、通常、ステンレス製が多い。目的によって長さや太さが異なる。長さは5分（15mm）、1寸（30mm）、1寸3分（40mm）、1寸6分（50mm）があり、太さは、0.1mm〜0.34mm程度のものがある。長さ5分、太さ0.1mmの鍼は美容鍼として顔に使うことが多い。

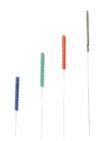
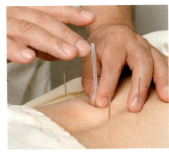

円皮鍼

円形の絆創膏テープに、長さ0.3〜0.6mm程度の鍼がついており、皮膚に貼りつけて使用する。ほとんど痛みがないため、「刺されるのが怖い」「痛そう」などと恐怖を感じる人の場合は、円皮鍼から鍼治療を始めることもできる。

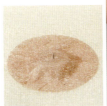
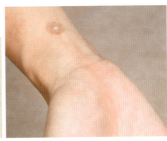

中国鍼

日本の鍼に比べて、太く、長さもかなり長い中国鍼。写真の鍼の長さは3寸（約9cm）と5寸（約15cm）。日本ではあまりポピュラーではないが、使用している鍼灸院もある。

九鍼

九鍼と呼ばれる昔の鍼。刺すタイプの毫鍼だけでなく、切開して瀉血したり排膿するための鍼や、火で熱して熱いまま刺す鍼、按摩や経穴を押すときに使う針（皮膚には刺さないタイプ）などがある。

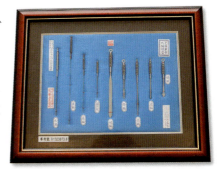

まとめ 経穴に鍼を刺し、経絡を通る気や血の流れを改善するのが鍼治療

鍼灸・気功による治療法
鍼治療の方法

主なキーワード 管鍼法 鍼管 円皮鍼 経穴 得気 気至 候気 補瀉

鍼管を用いる管鍼法で苦痛の少ない治療が可能に

現在、日本で行われる最もポピュラーな治療の方法は、管鍼法である。管鍼法とは、鍼管という筒状の器具を用いて、細くて長い鍼を皮膚に刺す方法で、細くて柔らかい鍼を適切に刺すことができるため、痛みをほとんど感じずにすむものだ。以前は、ステンレス製の鍼管を高圧滅菌消毒して使うことが多かったが、現在では、感染症予防や衛生面から、プラスチック製の使い捨ての鍼が主流となっている。そのほか、数日間刺したままにしておく、貼りつけタイプの円皮鍼などがある。

施術では、最初に経穴の位置を決める。経穴の位置には個人差があるため、まず基準となる場所の周辺を指で触れ、皮膚の色味が違う場所や表面に乾燥やザラつきがある場所、押した時に痛みや腫れ、しこりなどの反応が最も強く出る場所を、経穴として決定する。

鍼を刺し入れる角度は、真っすぐや斜めなど、その経穴に適した角度を選ぶ。鍼管をやや強く経穴に押しあてると、筒の中から鍼が落ちて、瞬間的に皮膚にあたる。しかし、鍼管で皮膚を押さえつける圧迫感により、鍼があたる感覚はほとんど感じない。その後、鍼管後方から少し出ている鍼の端を指先で軽く叩いて、鍼を少しずつ刺し入れる。鍼管をとり除いた後、皮膚に突き刺さった状態の鍼を、さらにゆっくりと深く刺し入れる。

鍼の抜き刺しで変わる気血の流れを的確に読みとる

鍼を打たれると、経穴を通して体内に響く、なんともいえない感覚を覚えることがある。これを得気という。一方、施術者は、筋肉のかすかな動きや鍼が押し返されるような感覚を得る。この状態を「鍼を刺して気が至る」といい、気至と呼ぶ。なお、得気が起こらない場合に、技を駆使して人為的にこれを得ることを候気という。

東洋医学の治療法には補瀉という考えがあり、体の状態によって、「補」（体に不足しているものを補う）したり、「瀉」（体にある不要なもの、害を及ぼすものをとり去る）したりする。鍼治療の場合も同様で、鍼の操作で正気を補したり、邪気を瀉したりすることで、不調を改善する。

補瀉の方法には、鍼を回転させる捻転補瀉や、鍼を上下に動かす提挿補瀉、鍼の抜き差しのスピードを変化させる疾徐補瀉、経絡の流れの方向によって変わる迎随補瀉などがある。

鍼治療には毫鍼と鍼管が用いられる

毫鍼

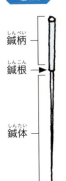

鍼柄
鍼根
鍼体
鍼尖

現在最も広く用いられている鍼。持ち手の部分を鍼柄、体に刺入する部分を鍼体と呼び、鍼体の先端を鍼尖、根本を鍼根と呼んでいる。

鍼管

円筒形　六角形　斜刺用

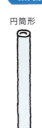
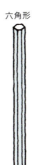

昔から鍼管にはさまざまな形状があり、材質は真鍮、ステンレス、ガラスなどがある。使用する鍼よりも3〜4mm短いものを用いる。現在は使い捨てができるプラスチック製が主流である。

第4章 鍼灸・気功による治療法　鍼治療の方法

気血を調整する補瀉法の手技

捻転補瀉　鍼を回転させる方向を変えて補瀉を行う方法。

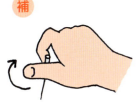

補：右手の親指を強めに前に出し、人差し指を軽めに後ろに引いて、時計回りに鍼を回転させる。

瀉：右手の人差し指を強めに前に出し、親指を軽めに後ろに引いて、逆時計回りに回転させる。

疾徐補瀉
鍼の抜き差しの速さによる方法。
- 補　鍼をゆっくりと刺して、速く抜く。
- 瀉　鍼を速く刺して、ゆっくりと抜く。

迎随補瀉
経絡の流れの方向に合わせる方法。
- 補　経絡の流れに沿って、鍼を刺す。
- 瀉　経絡の流れに逆らって、鍼を刺す。

提挿補瀉　鍼を上下させる際の力の入れ具合を変えて補瀉を行う方法。

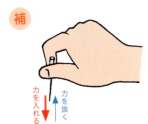
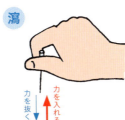

補：刺す時は意識して適度に力を入れ、抜く時は力を抜く。

瀉：刺す時は力を抜き、抜く時は意識して適度に力を入れる。

呼吸補瀉
患者の呼吸に合わせる方法。
- 補　患者が息を吐く時に鍼を刺し、吸う時に鍼を抜く。
- 瀉　患者が息を吸う時に鍼を刺し、吐く時に鍼を抜く。

開蓋補瀉
鍼孔※の処理による方法。
- 補　鍼を抜いた後、素早く鍼孔を指で押してふさぐ。
- 瀉　鍼を抜く時、鍼を揺らして鍼孔を開き、指で押さえない。

※鍼を抜いた後の穴

鍼灸・気功による治療法

灸治療とは

主なキーワード 灸 もぐさ 経穴 艾葉 直接灸 間接灸

温熱効果により血行を促進し、経絡の流れも改善

灸とは、もぐさを捻って小さな粒状にしたものを経穴の上に置いて、線香で火をつける治療法のことである。鍼治療の場合は、経穴を鍼で刺激することで不調の改善を目指すが、灸治療では、もぐさが燃焼して生まれる熱が経穴から体に伝わることで血行がよくなり、それに伴って気の流れが改善し、さまざまな不調が解消される。

もぐさとは、乾燥させたヨモギの葉の裏側にある綿毛を集めて作られたもの。ヨモギの葉は、艾葉という生薬としても知られる。昔から、自然治癒力や免疫力を高める働きがあるといわれており、食す、漢方薬として服用する、

風呂に入れるなど、病気予防や健康増進のために使われてきた。

体を温めるという点では、灸は入浴とも似ている。灸治療で体が温められると、疲労回復やリラクゼーションなどの効果があり、その結果、ストレスが緩和され、自律神経のバランスも整ってくる。この温熱効果に加え、ヨモギの有効成分を体内にとり込むことで、灸はより一層の効果が期待できると考えられている。

具体的な症状としては、関節痛や筋肉痛、神経痛のほか、冷えと関係の深い更年期障害や不妊症などの婦人科疾患の治療にもよく用いられる。

直接灸のほか、熱の伝わり方がマイルドな間接灸も

灸には、肌に直接もぐさをのせる直接灸と、もぐさの下にショウガなどを置く間接灸がある。

直接灸の場合、もぐさを直接皮膚の上に置き、線香などで火をつけ、燃え尽きるまで焼き切る。もぐさは、半米粒大から直径高さとも1cmほどまで、目的によって大きさを変える。直接灸のうち、米粒半分の大きさから米粒大くらいのもぐさを直接皮膚に置き、燃やし切る灸を透熱灸という。

間接灸のうち、ニンニクやショウガ

片などをもぐさの下に置いて熱を穏やかに伝える方法を隔物灸という。ほか、ワンタッチで皮膚に貼れる台座付きタイプ（台座灸）の市販品もある。

間接灸の中には、直接皮膚に触れず、肌に近づけて温める方法もある。もぐさを棒状に固めた棒灸がそれにあたり、先端を燃焼させて皮膚から数cm離れたところから経穴を温める。鍼の上に丸めたもぐさをのせて火をつける灸頭鍼や、もぐさを箱などの専用の器具に入れて温める方法（箱灸）もある。

灸ともぐさの種類

直接灸 皮膚に直接もぐさをのせる灸。

透熱灸 (とうねつきゅう)	米粒半分から米粒大くらいの大きさにしたもぐさを皮膚の上に直接置く。線香でもぐさに火をつけて、燃やし切る。すぐに燃え尽きるので、もぐさに火をつける際は、手早く行う。
焼灼灸 (しょうしゃくきゅう)	透熱灸の一種で、ウオノメやタコの治療に用いる灸のこと。患部にもぐさをのせて線香で火をつけ、角質化して固くなった部分を燃やし切る。ウオノメやタコがとり除かれるまで続ける。
打膿灸 (だのうきゅう)	大豆大に皮膚を焼き切り、火傷痕に膏薬を塗って化膿させる方法。本来は腫瘍などの治療に使われたが、日本では白血球を増加させ、免疫力を高める目的で行われてきた。
知熱灸 (ちねつきゅう)	米粒半分から米粒大のもぐさに火をつけ、燃やし切らずに8分程度で火を消す痕が残らない灸法。より大きいサイズのもぐさを用いて、患者が熱を感じたらすぐにとり除く方法もある。

〈もぐさの種類〉

もぐさの純度によって、燃える早さが変わる。純度が高いほど、速く燃え尽きるため、直接灸に向く。純度が低いほど燃焼に時間がかかり、高温になるため、間接灸に向く。

間接灸 もぐさが皮膚に触れない灸。

隔物灸 (かくぶつきゅう)	ショウガやニンニクなど、身近なものをスライスして皮膚にのせ、その上にもぐさをおいて点火する。そのほか、味噌(味噌灸)や塩(塩灸)などを用いることもあり、熱を和らげる効果がある。ニンニクはすりおろして使用することもあり、この場合は和紙やガーゼを敷いて、その上におろしたニンニクをのせて行う。
台座灸 (だいざきゅう)	台座を作り、その上にもぐさをのせるタイプ。市販のものはほとんどが台座灸で、家庭でも使いやすいため、一般的に普及している。
棒灸 (ぼうきゅう)	棒状の灸に点火し、手で握るか、もしくは専用の器具を使って皮膚に近づけ、患部を温める。輻射熱(放射熱)を利用した灸法。近づける距離によって熱さの加減が調整できる。
クルミ灸	目にいいとされる漢方エキスに漬けたクルミの殻の上にもぐさを置き、目の上にのせて点火する。ほどよい温かさで眼精疲労などを緩和する。目の下のクマ解消にも効果がある。
灸頭鍼 (きゅうとうしん)	皮膚に鍼を刺し、鍼の柄の部分に丸めたもぐさをつけて点火する。鍼刺激と輻射熱による灸の効果が同時に期待できる方法。
箱灸 (はこきゅう)	内部に石膏などで防火を施した箱型の容器に、もぐさを入れて点火する。腰、腹、背中など、経穴が多く集まる部分に箱ごと置いて治療する。

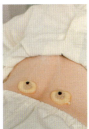
隔物灸(ショウガ)

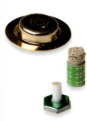
台座灸

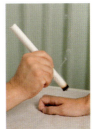
棒灸

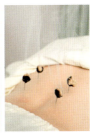
灸頭鍼

(左から)ショウガ片の上にもぐさをのせた隔物灸、シールをはがして貼るタイプの市販の台座灸、じんわり熱が伝わる棒灸、鍼の頭にもぐさを刺す灸頭鍼。

Column

さまざまな分野で とり入れられる鍼灸治療

ストレス社会で増えるメンタル疾患にも活用

人は生きていく上で、仕事や生活においてさまざまなストレスを受ける。このストレスによって、肉体的・精神的にさまざまな「歪み」が生じ、病が引き起こされるというのが、東洋医学の考え方である。鍼灸治療も同じで、これらの「歪み」に対し、鍼で刺激を与えて、そこで起こる生体反応によって「歪み」を正し、本来の健康な状態に戻していくことを、重要な目的としている。

鍼治療に期待される効果として、局所の痛みやしびれなどに直接的な刺激を与えて改善することが挙げられる。この場合、問題のある経絡上の経穴に鍼を刺したり、灸を据えたりして治療する。

そのほか、局所の筋肉の緊張をとり除いたり、血行を促進して血流を促す、免疫力をアップさせる、といった効果も報告されている。さらに注目なのが、自律神経（交感神経や副交感神経）に対する作用だ。うつやパニック障害などに、鍼治療を併用するケースが増加している。

うつの原因の1つに過労があるが、一般的にうつの人は肩こりや首こり、そして不眠を訴えることが多いといわれる。これを東洋医学的にみると、うつの人は気の滞りが非常に強い状態に

あるといえる。本来、気の流れを促す肝の働きが弱まると、気の流れが滞って詰まり、肩や首がこってしまうのだ。また、ストレスを受けた時、最初に滞って詰まる経脈が胃経、次に胆経、心包経といわれているが、経脈が滞ってしまうと、心の働きを阻害するため、イライラや不安、不眠などの症状が出てきてしまう。

現代人は昼夜の別なく働き過ぎで過労気味である。オフィスでずっとパソコンを打っていれば肩も首もこってくるが、ケアをする暇もなく働き続けると、疲労感や硬直感がだんだん麻痺してくる。これは体の一種の防衛反応のようなもので、交感神経を優位にさせて疲れている感覚を感じさせなくする状態である。

そうなると、今度は副交感神経、つまり休息をとるための神経へのスイッチが入らなくなり、夜になっても交感神経が高ぶって眠れず、不眠を招き、慢性疲労を蓄積してしまう。

鍼灸で体の緊張を緩めると、痛みやこりが少しずつほぐれてくる。さらに気の滞りが改善し、詰まっていた経脈の流れがよくなれば、体だけでなく、メンタル面でも緊張がほぐれてきて心身ともによい状態にもっていくことができるのだ。

医療の連携で広がる治療の可能性、認知症への効果も

最近では、うつなどメンタル面の疾病には、鍼灸治療のほか、漢方薬や西洋薬などの薬物療法やカウンセリングを併用することが多い。最終的には薬の量を少しずつ減らしていくのが望ましいが、いずれにせよ、今後は精神科医と各専門家のチーム連携が必要となってくるだろう。

しかし、鍼灸治療がメンタル面に効果があるということを知らない人も多く、最初から心的不調の治療を目的に訪れる人は少ない。東洋医学の基本的な考え方では「心身一如」が重視され、心と体は分けずに1つのものとして捉える。つまり、心は体の一部であり、体のこりは心のこりにもつながるという視点で治療をすることが必要である。

また近年は、認知症の治療にも鍼灸がとり入れられるようになった。古くから鍼灸は脳血管障害の治療にとり入れられており、脳内の血流をよくして脳の機能を高め、脳卒中の後遺症などを治療してきた。

一方、西洋医学における認知症の治療は、脳血流改善薬の投与が主体である。つまり、脳血流を改善することで認知症の改善を目指しているので、脳血流をよくする鍼灸も、脳血管障害や認知症に効果があると考えられているのだ。現在、中国などで、認知症の治療効果に関するデータが集積されつつある。日本でも、認知症治療の認定鍼灸師の養成が始まるなど、鍼灸による認知症治療の効果が注目されている。

鍼治療による「脳血管性認知症」の中核症状改善

調査　天津中医薬大学(対象112人)
※点数が低いほど症状が重い

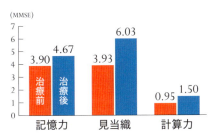

天津中医大学における臨床研究で脳血管性認知症の患者112人に対して12週間の鍼治療を行った。週1回の鍼治療(使用したツボは外関、気海、中脘、膻中、血海、足三里、上星、百会、四神聡)を施したところ、認知機能検査(MMSE)値が、記憶力3.9から4.67へ、見当識が3.93から6.03へ、計算力が0.95から1.50へと改善した。

鍼治療による「アルツハイマー型認知症」の中核症状改善

調査　天津中医薬大学(対象98人)
※点数が低いほど症状が重い

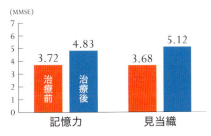

同じく天津中医大学における臨床研究で、アルツハイマー患者98人に同様の治療を行ったところ、記憶力が3.72から4.83へ、見当識が3.68から5.12へ改善した。

※『三焦気化失司与老年期痴呆』(韓景献)より引用。なお、「中核症状」とは基本的な症状、「見当識」とは基本的な状況把握のこと。

鍼灸・気功による治療法

手技療法による治療

主なキーワード 手技療法 按摩 指圧 マッサージ

体に刺激を与え、健康を保ち不調を改善する方法

手技療法とは、手指で揉む・叩くといった刺激を体に与え、その反応により、体の不調を治す療法のこと。按摩・指圧・マッサージが、代表的な療法として挙げられる。按摩は中国で、指圧は日本で、マッサージはヨーロッパでというように、世界各地でさまざまな手技療法が生まれた。その後、国や地域の特性を背景に、独自の理論を完成させ、体の変調を整えることを主な目的として、広く普及している。

按摩は「押す」「揉む」が主体で、衣服の上から強弱の刺激を与える。経絡に沿って押したりなでたりすることで気・血の流れを改善したり、症状に合った経穴を押して体調を整える。

指圧は按摩と同様、衣服を着用したまま、経絡や経穴に刺激を与える手技療法。施術は「押す」が主体だが、按摩の手技をベースに、導引（筋肉や関節を動かしながら体内に気をとり入れる療法）や、柔道活法（失神者に刺激を与えて蘇生させる療法）、アメリカ由来のカイロプラクティックなどを組み合わせて、1つの形に体系化されたものである。

マッサージは、衣服を着用せず、皮膚に直接「なでる」「さする」といった手技を行う。心身のリラクゼーションを導くとともに、経絡の流れに沿って指圧や按摩などと併せて行うことで、治療の相乗効果を狙うことが多い。

ストレスフルな現代社会で活躍の場が広がっている

按摩・指圧・マッサージを職業とするためには、国家資格の「あん摩マッサージ指圧師」の免許取得が必要である。この資格を得るためには、高校卒業後（もしくは、同等以上の条件を含む）、専門学校などの養成施設に入学し、手技療法の理論や実技、臨床実習のほか、東洋医学や基礎医学などを3年間の教育課程で学ぶ（視覚障害者の場合は、盲学校高等部専攻科および保健理療科で学ぶ）。この国家試験に合格すると、病院や治療院、スポーツ施設などで、按摩マッサージ指圧師として働くことができる。

手技療法には、体の不調を改善するだけでなく、心身のリラクゼーション効果も認められている。

ほか、慢性的な病気や不定愁訴（原因のわからないつらい症状）などにも有効で、ストレスの多い現代社会において、按摩マッサージ指圧師の活躍はますます期待されている。

代表的な手技療法

按摩

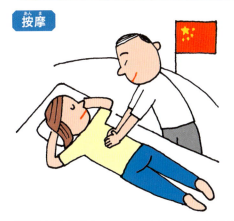

按摩は中国で誕生し、奈良時代に日本に渡ってきたとされる。薄い衣服の上から施術をし、筋肉のこりや不調を改善していく。手の指やこぶしを使って、もんだり叩いたりといった手技がある。

指圧

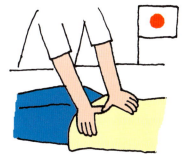

江戸時代より民間療法として広まった、日本生まれの手技療法。古くから日本で使われていた按摩の技術に、導引や柔道活法などを組み合わせたものである。手のひらや親指を使い、ゆっくり圧をかけていく。

マッサージ

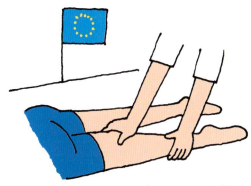

ヨーロッパで生まれたマッサージは、もともと医療行為として行われていたとされる。按摩や指圧とは異なり、直接皮膚に触れて施術する。技法には、なでる、さする、もみほぐす、叩く、などがある。

第4章 鍼灸・気功による治療法　手技療法による治療

まとめ 道具を使わず、手だけを使用して行う手技療法で心身の不調を改善することができる

鍼灸・気功による 治療法

按摩療法

主なキーワード 按摩 導引按蹻 軽擦法 揉捏法 叩打法 圧迫法 振せん法 運動法 曲手

揉む、押す、つまむなどの手技をとり混ぜ不調改善

中国の伝統的な治療法の1つである按摩。「按」は押さえることを、「摩」はなでることをさしており、「抑按調摩」（圧すことで抑制し、なでることで調える）が語源とされ、略して按摩となった。その歴史は古く、奈良時代にはすでに、日本の医療の一分野として位置づけられていたとされる。当初は、導引按蹻（体を押さえたり筋肉や関節を動かすなどして、気を体にとり入れる治療術）の形で伝わったといわれている。

按摩は、不調がある箇所を押さえたりなでたりすることで、痛みを軽減したり、こりをほぐして血行を促進させるのが主な方法と目的である。このような「手当て」を基本とした按摩は、広く民間で行われ、その間に日本独自の方法に発展していった。現在では、さまざまな手技の中でも、とくに手指を使った揉みを中心とした施術が行われている。

中心から外側に向かって衣服の上から刺激を与える

按摩は、基本的に経絡理論に沿って行われる。経絡に沿って刺激を与え、気・血の流れをよくして不調を改善する手技療法である。その際、体の中心部、つまり心臓に近いところから末端へ、縦、横、あるいは円を描くように揉んでいく。例えば、上腕に施術する時は、肩から手先の方へ向かって、遠心的に刺激を与えていくのだ。

なお、衣服を脱いで行うマッサージとは異なり、按摩の場合は、薄い衣服の上から施術をする。皮膚を露出している場合は、手ぬぐいをかけて行われる。薄い衣服や手ぬぐいを通して与える刺激で、筋肉のこりをほぐし、筋組織内の循環を改善して、不調を治していくのが按摩である。

現在、按摩の基本手技は、主に7つに分けられる。手を密着させてなでさする軽擦法、手指でつまんだり揉みほぐしたりする揉捏法、手指で叩く叩打法、患部に圧をかけていく圧迫法、手指を震わせてその振動を与える振せん法、関節を弛緩させた状態で動かす運動法、手を転がしたり軽く叩いたりする曲手である。

日本独自の方法として、腹部に按摩を施す按腹も生み出されている。五臓六腑の要である三焦を中心に、腹部のこりを按摩によってほぐしていくもので、内臓の不調はもちろん、全身の不調にも効果があるとされている。

按摩における7つの基本手技

軽擦法（按撫法）

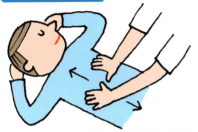

手のひらを体にぴったり密着させ、同じ圧力・同じ速度で、一定の方向に向かってなでさする方法。強めになでさする手技は、「強擦法」という。

揉捏法（揉撚法）

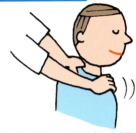

手や指を体に密着させ、筋肉を押したり強く揉みほぐしたりする方法。血行やリンパの循環をよくし、新陳代謝を高める効果がある。

叩打法

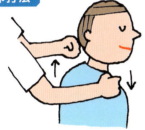

手や指で体の表面を叩く方法。軽く握ったこぶしで叩いたり、両手のひらを立てて小指で叩いたり、手のあらゆる部位を使用する。

圧迫法

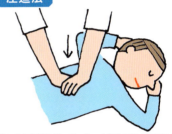

手のひらや指を使って、ゆっくりと圧をかけていく方法。神経痛などの痛みやけいれんなどを抑える効果がある。

振せん法

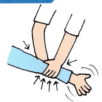

手のひらや指を密着させ、軽く押しながら細かく断続的に振動を与える方法。神経や筋肉をリラックスさせる効果がある。

運動法

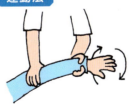

関節の力を抜き、十分にゆるんだ状態で主に関節を動かす方法。関節の動きがよくなり、運動による障害の予防や改善効果がある。

曲手

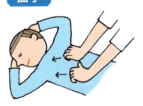

疲労回復などを目的とした手技。握った手で叩いたり、手を転がしたりする方法で、「叩打法」が変形したものである。

まとめ 按摩とは、衣服の上からなでたりさすったり圧をかけたりする手技である

第4章 鍼灸・気功による治療法 按摩療法

鍼灸・気功による 治療法

指圧療法

主なキーワード 指圧 押圧操作 母指圧 手掌圧

民間療法から派生した、日本生まれの手技療法

指圧は、手指や手のひらで経絡や経穴などを押して刺激を与える手技療法である。圧による刺激で自然治癒力や回復力を高めて、不調を改善する。

指圧のポイントは、立体的な体に対して手指が常に垂直になるように押すことと、圧の強弱を段階的に変え、いわゆる「痛気持ちいい」くらいの圧をかけることである。器具や薬物を用いず、副作用の心配もないので、老若男女に行えるのが利点だ。指圧の手技を使い分けて、的確な治療を行っていく。

民間療法として行われていた指圧は、按摩の手技に、気を体にとり入れる導引や、柔術の治療法にあたる柔道活法などを組み合わたもので、大正時代初期に指圧として統合された。さらに、アメリカ生まれの整体術・カイロプラクティックやオステオパシーなどの理論も加えられ、日本ならではの手技として確立し、現在に至っている。

指圧は、触れる、押す、圧を加え続ける、離すというさまざまなやり方で行われる。そして、触れる時は、抵抗感や緊張を感じないよう、軽く柔らかく触れるのが基本である。

多種多様な方法で個々の状態に応じた圧をかける

指圧に最も適した指は母指（親指）であり、その手技を押圧操作という。押し方や力の抜き方に変化をもたせることで、不調の改善を目指す。

いろいろな種類の押し方があり、症状・目的に応じて使い分ける。押し方には、徐々に押す漸増圧、さらにゆっくり圧を加える緩増圧、また急に圧を加える急増圧などがある。圧を抜く方法も複数あり、徐々に力を抜く漸減圧、さらにゆっくり離す緩減圧、急速に離す急減圧といった離し方を使い分ける。通常は、漸増漸減圧（圧力を徐々にかけ、徐々に抜く）が基本となる。

指圧では、ちょうどよい深さまで指を押し込んだら、しばらく一定の圧を加え続ける。そして指先に神経を集中し、体の微妙な反応を感じとりながら、圧の強さや押す時間などを推し量っていく。

母指のみを使う母指圧には、片手母指圧、両手母指圧、重ね母指圧が、ほかの指を一緒に使う方法には、二指法、三指法がある。また、手のひら全体で押す方法（手掌圧）もあり、片手掌圧、両手掌圧、両手重ね掌圧がある。これらの技法を駆使して施術を行うことが大事である。

指圧における8つの基本手技

母指圧

片手母指圧

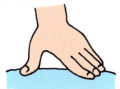

母指を主として使う手法のうち、左右どちらか一方だけの母指で押す方法。ほかの四指で軽く支えるようにバランスをとる。

両手母指圧

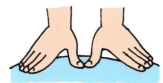

同じく母指を主とした手法で、左右の母指の先を接しながら押す方法。ほかの四指で支えながら、両手の母指で同時に押す。

重ね母指圧

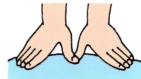

左右の母指を重ねて押す方法。上の母指の圧が強すぎると下の母指に負担がかかるので、下の母指の圧を強めにするとよい。

二指圧・三指圧

二指圧

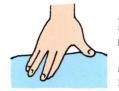

人差し指の上に中指を重ね、人差し指の腹で押す方法。母指と人差し指で挟み、圧をかけながら引く方法もある。

三指圧

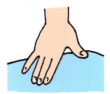

人差し指、中指、薬指を揃え、それぞれの指の腹を使って押す方法。爪を立てないよう、指の腹をうまくあてて押すこと。

手掌圧

片手掌圧

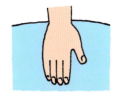

利き手だけで押す方法。手のひら全体を使い、力が垂直に体にかかるように押していくことで、広範囲に圧がかかる。

両手掌圧

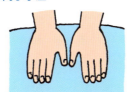

左右の手を並べて、押す方法。両手のひらに力が垂直にかかるように押すこと。広範囲に圧をかけることができる。

両手重ね掌圧

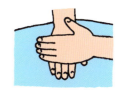

片方の手の上に、もう片方の手をのせて押す。手の重ね方には、自然に重ねる方法と、片方の手に十字になるように重ねる方法がある。

まとめ 主に親指を使用し、体に対して垂直に圧をかけていく手技が指圧である

第4章 鍼灸・気功による治療法　指圧療法

鍼灸・気功による治療法
マッサージ

主なキーワード マッサージ 軽擦法(けいさつ) 強擦法(きょうさつ) 揉捏法(じゅうねつ) 叩打法(こうだ) 圧迫法 振せん法

古代より医療行為として重用されヨーロッパで発展

マッサージは、ヨーロッパで生まれた手技療法である。もともと医療行為として行われており、原則として手で直接皮膚に触れて施術する。按摩とは逆で、手足の指先など体の末梢部から心臓（体の中心）へ向かって行われる。その手技が血液やリンパの流れに作用し、それらの滞りを改善する。

日本には明治20年代に西洋医学療法の1つとしてもたらされた。このフランス式マッサージに按摩の技術がとり入れられ、日本独自のマッサージが開発されたとされる。

マッサージは本来、東洋医学の範疇には属さないが、東洋医学の考えをとり入れた治療院では、さまざまな手技を複合的に組み合わせてより高い効果を得るため、経絡や経穴を利用した手技療法を補う目的で、マッサージを用いることが多い。西洋医学的な考え方による、筋肉や関節、腱、皮膚へのアプローチを加えることで、総合的な治療ができるのだ。

また、マッサージは皮膚に直接触れるので触診の意味もあり、患者の体の状態がよりわかりやすくなるという利点もある。マッサージの手法をとることで、経絡の流れなどを診断し、鍼灸(しんきゅう)やそのほかの手技療法などで足りない治療効果を補うこともある。

心地よい刺激で血液やリンパの循環を改善する

マッサージでは、手のひらや指などで皮膚に直接刺激を与えるため、その潤滑剤としてオイルを使用する。肌にオイルなどを塗ることで手のすべりがよくなり、よりスムーズな手技ができるというわけだ。

基本となるマッサージの手技にはさまざまな種類があり、筋肉のこわばりをほぐして血流を改善する、神経活動を鎮静させるなど、目的に応じて手技を組み合わせながら行う。

手技は6つに分類され、軽くなでさする軽擦法(けいさつ)をはじめ、筋肉をもみほぐしていく揉捏法(じゅうねつ)、やや強めになでさする強擦法(きょうさつ)、手指で叩く叩打法(こうだ)、手のひらや指で押していく圧迫法、細かく振動を与える振せん法がある。

痛みやこりなどの症状改善、皮膚の保湿といった美容効果がよく知られているが、その心地よい刺激によって、心身ともにゆったりと緊張を和らげるため、リラックス効果がある。そのため、精神面でのリラクゼーション目的で行われることも多い。

198

マッサージにおける6つの基本手技

軽擦法

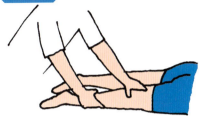

手のひらや指を肌に密着させ、軽くなでさする方法。心地よい刺激により、血液やリンパの循環を促進する。リラックス効果もある。

揉捏法

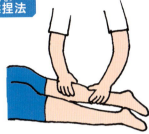

筋肉を押さえたりつかむなどして、もみほぐす方法。疲労などで委縮した筋肉の血行を促進し、緊張をゆるめる効果がある。

強擦法

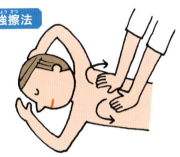

軽擦法と揉捏法を合わせて行う方法で、少し強めに肌をなでさする。関節部に使われることが多く、関節の可動をよくする。

叩打法

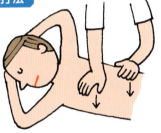

手のひらやこぶし、小指の横など、手や指のいろいろな部分を使って叩く方法。リズミカルに叩いて血行を促す。

圧迫法

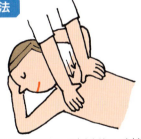

手のひらまたは指先などで、圧力をかけていく方法。静脈が刺激されることにより、リンパや血液の流れを促進する。

振せん法

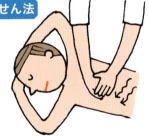

施術部分を軽く押しながら手を震わせ、その振動を肌に伝える方法。断続的に刺激を与えることで神経や筋肉の活動を活性化させる。

 手のひらや指で、肌に直接ふれて施術する手技がマッサージである

鍼灸・気功による治療法

気功

主なキーワード 気功 軟気功 硬気功 外気功 内気功 調身 調息 調心 三調

気の働きを高めて、流れをスムーズに整える健康法

気功とは、呼吸と体の動きを組み合わせた中国古来の健康法だ。生命のエネルギーである気を全身に巡らせて、免疫力や治癒力などを高めることで病気や体のトラブルを改善し、さらに人間が持つ生命力を最大限に引き出すことを目的としている。

気功は、健康増進や病気の治療を目的とした軟気功（医療気功）と、武術を主な目的とする硬気功（武術気功）に分類できる。軟気功はさらに、気功師が患者に施すもので、体の外から気を調節する外気功（→P202）と、患者自身の力で気を整える内気功（→P202）に分かれる。内気功のやり方には体をほとんど動かさない静功と体を動かす動功がある。

気功を行う上で大切なのは、自ら姿勢・呼吸・意識を調整することである。姿勢を調える調身（→P204）、呼吸を整える調息（→P206）、意識を整える調心（→P208）の３つを三調と呼び、気功の基本的な方法とされている。三調をリラックスして行うことが、気功の鍛練において非常に大切であり、健康につながるとされる。

気の流れを改善し、生命活動を高める

気功を行うとまず、体内を流れる気が調整され、経絡を通じて体のすみずみまで気が十分に巡らされていく。気の量が充実してスムーズに流れれば、それに導かれて流れる血や津液もよく巡って五臓六腑に行きわたり、それぞれの働きもよくなって生命活動がアップする。

次に、気血の流れが改善されることで免疫力が高まり、心身の不調が改善され、病気の予防につながる。

このほか、気功を続けることで、常に体内に気が蓄積されるようになり、生命力である正気を助け、病気をもたらす邪気がとり除かれるようになる。すると、病気になりにくい体になっていくのだ。

気功では１人ひとり異なった気の状態に応じて、過剰な人は排出し、不足している人は補い、上昇傾向がある人は下降させるなど、気功の方法を使い分けることが必要である。そのため自己流ではなく、信頼できる気功師の指導を受けることが望ましい。

現在では気功は、精神的な疾患や、痛み、慢性疾患といった体の諸症状など、さまざまな現代病の治療にもとり入れられている。

気功の種類

軟気功の分類

- **内気功**
  自分で体内に気をとり込み、養い、全身に巡らせることで不調改善や健康促進を目指す気功。
  - **静功**
    体を動かさず意識や呼吸を調整することで、気を鎮めたり養ったりする気功。
  - **動功**
    ゆっくりと体を動かし、リラックスした状態で気や血を全身に巡らせる気功。
    - **有意動功**
      決められた動作を行う動功。例として、太極拳などが挙げられる。
    - **無為動功**
      動作が決められていない動功。自分では意識をせず、自然の動きに任せる。
  - **按摩保健功**
    手足の指、関節、筋肉、ツボなどを押さえたり揉んだりなでさすって行う気功。
- **外気功**
  内気功の鍛錬により蓄積した気を体外に放出し、受け手の気を調整して不調改善を目指す気功。

目的別の分類

医学家
軟気功や医療保健功を行う。中国最古の医学書といわれる『黄帝内経』を基本経典とし、病気の予防や治療、養生法などを重視している。

武術家
硬気功を行う。気功によって体内の気を鍛え、潜在能力を引き出す。武術を主な目的とし、伝統的な中国武術に通じるものもある。

道家
軟気功を行う。精や気、神(意識)の修練を根本とし、身心を同時に養い修めることを目的とする。

儒家
軟気功を行う。古典的な人倫(人としての秩序・人格)を重視し、身を修め気を養うことを目的とする。

仏家
軟気功を行う。仏教思想を基礎とし、戒定慧の三学(修行のための基本原則)に基づき、心の鍛錬をすることに重点を置く。

気功による治療が効果的とされる症状

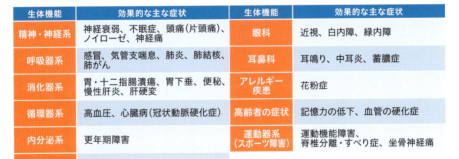

生体機能	効果的な主な症状	生体機能	効果的な主な症状
精神・神経系	神経衰弱、不眠症、頭痛(片頭痛)、ノイローゼ、神経痛	眼科	近視、白内障、緑内障
呼吸器系	感冒、気管支喘息、肺炎、肺結核、肺がん	耳鼻科	耳鳴り、中耳炎、蓄膿症
消化器系	胃・十二指腸潰瘍、胃下垂、便秘、慢性肝炎、肝硬変	アレルギー疾患	花粉症
循環器系	高血圧、心臓病(冠状動脈硬化症)	高齢者の症状	記憶力の低下、血管の硬化症
内分泌系	更年期障害	運動器系(スポーツ障害)	運動機能障害、脊椎分離・すべり症、坐骨神経痛
代謝系	糖尿病、肥満		

まとめ 気功とは、姿勢・呼吸・意識を整えて全身にエネルギーを巡らせる健康法である

鍼灸・気功による治療法

外気功と内気功

主なキーワード 外気功 接触式 非接触式 練功 気場帯功式 内気功 静功 動功 入静 調身 調息 調心 三調

外気功では熟練者が自らの気を与えて不調を改善

外気功は、気功の熟練者が鍛錬によって得た気を体外に放出することで、受け手の気の滞りをとり除き、自然治癒力を引き出そうとするものだ。

外気功の方法には、患部や関連した経穴などに触れながら気を注ぐ接触式、受け手の体から離れた状態で気を放出する非接触式、受け手が熟練者から気を受けつつ一緒に練功（気功の練習）をすることで、自身の気の巡りをよくする気場帯功式がある。「気場」とは、気（生命エネルギー）で満たされた場所のことをさす。

外気功は、病気や事故による運動機能障害や、気の滞りによって起こる痛み、心身の不調などの治療の際、あくまで補助的なものとして用いられる。自分で行う内気功を練習していて、気に対する理解がある人ほど、外気功の効果が現れやすいといわれている。

自身の力で気を体のすみずみまで巡らせる内気功

内気功とは、自分で行う気功のことをさす。体内に自分で気をとり込んで全身に巡らせることで気を増幅させ、体の不調を改善したり、病気を予防したりする健康法だ。気功の熟練者の力が必要な外気功と違って、1人で場所や時間にこだわらず行えるので、手軽な健康法として生活にとり入れやすいのが特徴だ。

内気功には、体をほとんど動かさず心や呼吸を整えながら瞑想する静功と、呼吸や姿勢を意識しながらゆっくりと体を動かして行う動功、マッサージのように自分の体をなでたり、さすったりする按摩保健功など、さまざまな方法がある。中国武術の一種である太極拳は、呼吸を意識しながら気を充実させる動功の1つだ。

内気功では、脳の興奮や緊張を鎮め、心の中に雑念がない、無念無想の境地になることを目指す。こうした雑念のない状態のことを入静という。

入静状態になると乱れた自律神経や滞った気や血の流れが改善され、心身ともに健康をとり戻すことができる。

入静状態になるために大切なのは、まず姿勢を正し（調身）、次に無理のない自然な呼吸をし（調息）、最後に心をリラックスさせる（調心）ことだ。この調身、調息、調心は三調と呼ばれ、気功の基本的な技術とされている。

三調をある程度鍛錬すれば、気功師ほどでなくとも、内気功で自身の健康を増進することができる。

気功の熟練者が気を放出する**外気功**の方法

接触式

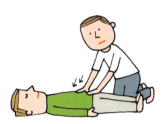

手や指、手のひらなどで、体の表面の患部や、それに関連した経穴に軽く触れることで、気を注ぐ方法。気や血の巡りを改善、心身をリラックスさせる。

非接触式

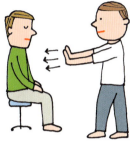

体に触れることなく、受け手から離れた状態で気を注ぐ方法。症状によって気の種類を使い分けて改善を目指す。

気場帯功式

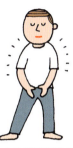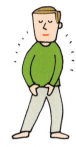

気功の熟練者が気功を行う際に生まれる気場に身を委ねることで、心身が癒される効果がある。また、熟練者から良質の気を受けながら練習できる。

第4章 鍼灸・気功による治療法　外気功と内気功

自分自身の力で行う**内気功**が持つ効果

①経絡の気の巡りがよくなる

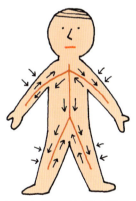

体内に気をとり込み、気を増やしていくことで、気の通り道である経絡が滞りなく通じるようになり、気や血の巡りが順調になる。また、気が充実して、体の持つ潜在能力も発揮できるようになる。

②気血が調和する

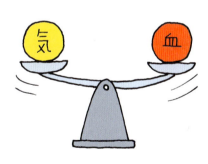

気は血のもととなり、血の栄養分は気の材料となる。それだけ、気と血は密接な関係にある。気血は、経絡内の気の流れがスムーズになることで調和する。その結果、病気の治療や予防につながる。

> **まとめ**　熟練者が受け手の気を調整するのが外気功、自分で気の巡りをよくするのが内気功

鍼灸・気功による治療法

内気功① 調身

主なキーワード 調身 臥式 坐式 立式 行歩式 動功 静功 入静

姿勢を正しく整えて、全身を巡る気の流れを調節

調身とは、全身をゆったりさせて姿勢を整えることである。いきなり心に雑念のない入静の状態に入るのは難しいため、一般的には調身、調息を経てから、調心で心を整えてゆったりとリラックスするとよいとされている。

まず調身では、全身の余分な力と緊張をとり除くことが大切だ。姿勢が悪かったり、不必要な力が入って筋肉や関節が緊張していたりすると、気が滞りやすく、気の巡りをスムーズにさせることができないため、気功の効果も十分に得られない。

正しい姿勢で、ゆったりと気功を行うと、滞っていた気や血が巡りはじめ、生命エネルギーが体のすみずみまで行き渡る。それによって、体のさまざまな不調が改善されていくのだ。

体調や症状によって、調身の方法を選ぶ

調身の代表的なやり方は、大きく分けると、寝て行う臥式、椅子に座ったり、あるいはソファーなどに寄りかかって行う坐式、立って行う立式、歩いて行う行歩式の4種類がある。これらを選ぶ上で最も大切なのはリラックスすることなので、自分が楽でいられる姿勢を選ぶとよい。また、それぞれの形には、動きのある動功と、動きがほとんどない静功がある。

例えば、立式の静功の1つに「太極椿」がある。これは、全身の力を抜くことで気の巡りをよくするほか、人間が本来持っている自然治癒力を最大限に引き出すための鍛錬法である。初心者でもとり入れやすいので、調身の基本としてマスターしておきたい技術といえるだろう。

どの方法で気功を行うかは、個々の体力や体調、症状によっても違ってくる。自分の体に意識を向け、体からの声と対話しながら、最も適した方法を選んで行うことが重要だ。

精神的に不安定な状態の時は、雑念が起きにくい単純な動功を繰り返し行い、精神状態が安定してきてから、静功を組み入れていくとよいといわれている。このように、段階を踏みつつ、最終的に、雑念のない意識状態である入静を目指す。

なお、調身を行う際は、人の少ない静かな場所と時間帯に行うのが望ましい。アクセサリーや腕時計ははずし、服装は軽く動きやすいものを選び、とくに屋外で行う時は、暑すぎたり寒すぎたりしない服装で行う。

気の流れを調節する4種類の調身のやり方

臥式

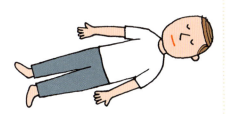

仰向けになり、軽く目を閉じ、全身の力をゆるませる。手のひらの向きは自由でよい。ゆったりと呼吸をし、身も心も大地に溶け込んでいくようなイメージをもつ。

坐式

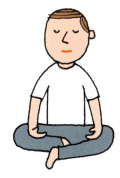

あぐらを組み、上体をまっすぐに立てる。両手はひざのあたりに置く。手のひらの向きは自由でよい。気の流れをイメージしながらゆっくりと呼吸をする。

立式

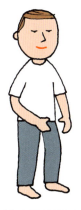

代表的な太極椿の姿勢。両足を肩幅くらいに開いて立ち、ひざとひじは軽くゆるめる。まぶたはすだれがスーッと降りるように下ろす。肩の力は抜き、胸は張らず、ゆったりと呼吸をする。

行歩式

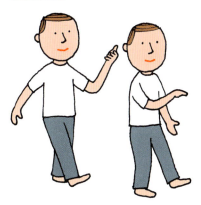

手の位置や手のひらの向きを意識しながら、ゆっくりと前進していく。片側の手は胸の前、もう一方の手は骨盤の横にくるようにしながら左右の手を入れ替えて、進んでいく。

> **まとめ** 体の緊張をとり除き全身をリラックスさせ、気を体のすみずみに巡らせるのが調身

鍼灸・気功による治療法

内気功② 調息

主なキーワード 調息 腹式呼吸法 逆腹式呼吸法 胸式呼吸法 口鼻式呼吸法 間欠呼吸法 潜呼吸法

心身の状態と密接に関係している呼吸を整える

調息とは、呼吸を調節して整えることをさす。呼吸のリズムや回数、深さなどを意識して呼吸することで、リラックスできるものである。すると、気や血の巡りがよくなり、体のバランスや内臓の働きも自然に整っていくと考えられている。

調息の目的・作用は、大きく分けて3つある。1つめは、気持ちを穏やかにして、意識を集中させやすくすること。2つめは、体内の気がスムーズに巡るように導いていくこと。3つめは、

体内の古く汚れた空気を吐き出し、自然界から新しく清々しい空気をとり入れることである。

呼吸が整うと、自然に心肺機能や集中力が高まり、自律神経のバランスが整いやすくなる。心に緊張感や不安感がある人や、病気などにより不調を抱えている人の呼吸は浅くなりがちだが、リラックスしているときや健康な人の場合は、ゆったりと深い呼吸が行われている。調息では、このゆったりとした深い呼吸を意識的に行う。

深く穏やかな呼吸で自律神経のバランスを調整

調息には、さまざまな方法がある。代表的なものとしては、普段無意識に行っている呼吸を少し意識して行う自然呼吸法、息を吸う時に腹部を自然に膨らませ、吐く時にへこませる腹式呼吸法、その逆で吸う時に腹部をへこませ、吐く時に膨らませる逆腹式呼吸法、胸を膨らませたりへこませたりして行う胸式呼吸法、鼻から吸って口から吐く口鼻式呼吸法、呼吸を止める間を入れながら呼吸する間欠呼吸法、かすかに下腹部を起伏させて行う潜呼吸法などが代表的である。

腹式呼吸法は、ヨガなどでもとり入れられ、一般的によく知られており、

比較的習得しやすい。この呼吸法を行うと、体内の気を集めたり、蓄えたりしやすくなる。とくに睡眠前に行うと体がぽかぽか温まり、心地よい眠りに導いてくれる。

また、口鼻式呼吸法も初心者がとり入れやすく効果的だ。口から長く穏やかに息を吐くことで、自律神経系の副交感神経を優位に導き、気持ちをリラックスさせる。ゆっくり口から吐いたあと、鼻から自然に吸う。

初心者の場合は、余分な緊張状態を作らないためにも、最初は自然呼吸法をベースにし、心身をリラックスさせることを心がけるとよい。

呼吸を整えて心身をリラックスさせる調息のやり方

腹式呼吸法の1例 仰向けで行う腹式呼吸法。仰向けで行うと初心者でもやりやすい。体が温まりやすく、睡眠前に行うのが効果的。

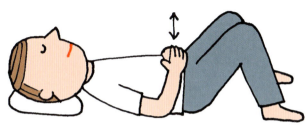

仰向けになり、両ひざを立てて、脚は腰幅くらいに開いておく。両手は下腹部に置くか、おへそ部分に中指の先を揃えて置く。息を吸う時に下腹部を膨らませ、吐く時にへこむように呼吸する。

口鼻式呼吸法の1例 立って動きに合わせて穏やかな呼吸をする、口鼻式呼吸法の中の1つ。動きに合わせて呼吸することで、呼吸のタイミングをとりやすい。

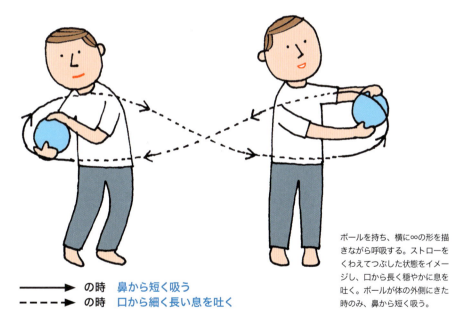

ボールを持ち、横に∞の形を描きながら呼吸する。ストローをくわえてつぶした状態をイメージし、口から長く穏やかに息を吐く。ボールが体の外側にきた時のみ、鼻から短く吸う。

──▶ の時 鼻から短く吸う
┄┄▶ の時 口から細く長い息を吐く

第4章 鍼灸・気功による治療法 内気功② 調息

まとめ 呼吸を意識的にコントロールして、生命エネルギーである気を充実させるのが調息

鍼灸・気功による 治療法

内気功③ 調心

主なキーワード　調心　入静　一念代万念　存想法　随息法　意守法　数息法

「心」を調整し入静状態になる自己コントロール法

　調心とは、心（意識）を整えることだ。気功では脳の興奮や緊張を鎮め、心の中に雑念がなく、無念無想の境地になることを目指す。こうした入静状態になるためのメインとなる技術が、調心なのである。ほかの体操などと違う気功の最大の特徴は、この調心にあるともいえる。

　入静の状態になると、雑念が一切消失するとともに、ストレスや悩み、不安などから心が開放されるといわれている。それに伴って、自律神経の乱れや滞った気・血の流れが改善され、心身ともに健康をとり戻すことができるのである。

　ただし、初心者がいきなり入静に至るのは難しいものである。そのために、調身→調息→調心という流れで行うほか、調心の鍛錬を続けていくことで徐々にリラックスできるようにしていく。すると最終的には、自然と入静できるようになってくる。

1つのことに集中することで次第に無念無想に

　調心の技術としては、通常の状態から入静状態へと橋渡しをする目的の一念代万念という方法がある。普通、いきなり目をつぶって意識を集中しようとしても、心の中にはさまざまな雑念が浮かんでくる。一念代万念は、1つのことに集中することで、雑念をとり払う方法だ。ネガティブな思考や感情で揺れ動く心を落ち着かせ、心静かな世界へ導くことで、心身をリラックスさせる効果がある。その結果、無念無想の境地である「万念皆無」といわれる生命力に満ち溢れた世界へ誘われるとされている。

　一念代万念の方法の1つが存想法だ。あるイメージを頭に浮かべながら、それに合わせて体を自然に動かし、リラックスしていく方法だ。そのほか、意識を呼吸そのものに集中することで、雑念を取り払う随息法、下腹部の中心にある丹田、もしくは外の景色などを見て意識を集中することで入静状態に入る意守法、呼吸を数えることに意識を集中する数息法などがある。

　初心者の場合は、好きな香りや静かな音楽で環境作りをすることも、1つの方法だ。最初は数分から始め、慣れてきたら少しずつ時間を長くしていくのがよい。

　入静して体と心が一体となって初めて、真の気功を体感し、その素晴らしさを実感できるのである。

心を静かに整える調心のやり方

存想法

存想法の1つで、海の波間に漂う様子をイメージしながら腰を中心に上体を回す「晃海法」。心身のリラックスや、内臓のマッサージ効果がある。

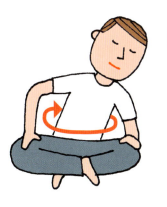
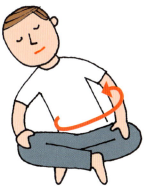

あぐらをかいて座り、背筋をリラックスさせる。青く広い海の穏やかな波に漂うイメージを持ちながら、腰を中心に上体を回しやすい方向へ回す。小さな回転から徐々に大きく回し、再び小さな円に戻ったら、次は逆方向に回す。呼吸は動作にあわせて自然に行う。

随息法・意守法

呼吸を意識する随息法から丹田を意識する意守法へと変化していく、「静坐養神法」。随息法と意守法を組み合わせた方法だ。視覚的な刺激に囲まれた日常を遮断することで、自分の内側を見つめ、生命力を養う。

＜前から見たところ＞　　＜横から見たところ＞

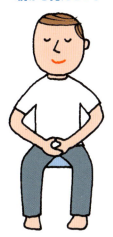
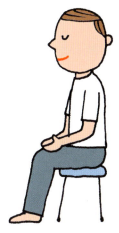

椅子に浅めに座る。背筋を伸ばし、あごを少し引き、鼻の先を見ながら目を静かに閉じる。その状態で奥歯をゆるめ、舌を上前歯の根本あたりに軽くつける。最初は呼吸を意識して、自然に呼吸ができるようになったら意識を丹田まで下げていく。

まとめ

1つのことに意識を集中させることで心を整え、無念無想の境地へと導かれるのが調心

日本漢方と中医学の違いとは

中国伝統医学が日本流に発展した日本漢方

　東洋医学は「日本漢方」「中医学」などと呼ばれることもある。これらはどう違うのだろうか。

　6～7世紀頃、中国にわたった遣隋使や遣唐使が当時の最先端医学として、日本にもち帰ったのが中国伝統医学だ。それが日本の風土や日本人の体質に合わせて独自に発展していったものが日本漢方である。

　日本漢方の場合、基本的には中国医学の古典である『傷寒論』『金匱要略』に登場する処方を用いている。これらの書物は、比較的理論が少なく、症状とそれに対応する処方がわかりやすく書かれている。このため、どの処方がどんな体質のどんな症状に効くのかを覚えれば、漢方薬を扱えるという利点がある。半面、漢方薬の使い方が固定されがちになるという側面もある。

　日本漢方の独自性として、おなかを触って腹部の筋肉や皮膚の緊張状態、圧痛の有無などを観察する腹診をとくに重視するという点がある。腹診は四診の1つであり中国伝統医学の診察法であるが、中医学を基本とする医師は舌診を重視し、腹診を行わない場合も多い。

理論をベースに現在も発展している中医学

　一方中医学は、日本に伝わったものと同じ中国伝統医学が中国において発展、整理され続け、現代に至ったもの。長年にわたり従来の生薬や処方に対して新たな考えや新しい生薬、処方も追加されて、その効果が検討されてきたため、生薬や処方の種類が豊富なことが特徴だ。

　また、決められた方剤の配合をそのまま採用することが多い日本漢方に対して、中医学は患者の体質や症状に合わせて、使う生薬の量を増やしたり減らしたりして加減するのが基本だ。なお、現在の日本漢方はエキス剤が主流だが、中医学では丸剤、散剤、軟膏などさまざまな形状のものが使われる。

　さらに理論をもとにして、生命の生理状態の捉え方や病気に対する考え方にも応用でき、病気の本態を分析、説明することが可能だ。そして漢方薬による治療だけではなく、病気の予防法や生活習慣の注意点などを指導することも、重要な治療の1つとなっている。

　薬も食事もその根本は同じ、という意味の「薬食同源」は、中医学の基本的な思想だ。

第5章

東洋医学の食養生

東洋医学には、病気を予防してより健康的に
生きる「養生（ようじょう）」という考え方がある。
その代表的なものが、毎日の食事によって
健康な体をつくる食養生（しょくようじょう）だ。
ここではその具体的な方法である
薬膳や薬草茶について紹介してゆく。

東洋医学の食養生

薬膳について

主なキーワード 薬膳 四気 五味 寒性 涼性 温性 熱性 平性 酸味 苦味 甘味 辛味 鹹味

薬に近い作用をもつ食材をとり入れた食事が薬膳

中国に「薬食同用」という言葉があるように、東洋医学では食材にも薬と同様に薬効や四気、五味があり、食材も薬も同様に扱うべきだと考えられている。この考えを食事にとり入れることで、未病を改善し、病気になりにくい体を作ることができるとしており、こうした食事や調理法を薬膳という。

東洋医学では、漢方薬などを使った治療とともに、病気の原因となる生活習慣の改善も重要視している。その中でもとくに重視しているのが食事だ。

いくら漢方薬で治療しても、食事の内容が体の状態に合わなければ、病気や症状は改善しにくくなるからだ。その上で食材の薬効を利用して食養生を目指す薬膳は、理想的な食事といえる。

薬としても用いられている食材には、アンズ、ヤマイモ、ショウガ、シソの葉、ゴボウなどがある。しかしこれらは食べると誰もが健康になれるというものではない。漢方薬同様、1人ひとりの体の状態や体質に合わせて献立にとり入れることが大切だ。

薬膳では食材がもつ四気と五味の性質を利用する

薬膳では食材のもつ性質を、生薬と同様に四気と五味で捉える。四気とは、食材を体を温めるか冷やすかの作用で分類するもの。体を冷やす寒性、涼性の性質を持つ食材は、熱が過剰な血虚、陰虚、気滞、湿熱の体質に適している。夏に採れる果実や野菜が多く、この季節の熱くなった体を冷やすのに役立つ。調理によって火を通すと性質が穏やかになるものもある。

体を温める温性、熱性の性質を持つ食材は、熱が不足している脾虚、腎陽虚、湿痰、血瘀の体質の人や、体が冷えやすい冬の食事に適している。そのほか、体を冷やしたり、温めたりといっ

た作用がなく、これらの四気の性質のどれにも属さない食材は、平性という。

また、五行の考え方をもとに食材を5つに分類する考え方が五味で、酸味、苦味、甘味、辛味、鹹味に分けられる。それぞれの味は各五臓の働きと関連し、甘味の食材は気や血を補う、辛味は気や血の巡りをよくする、というように特有の作用がある。

四気や五味は生薬と同じ考え方とはいえ、食材の作用は、薬ほど強くはないとされている。けれども食材の作用を意識した食生活を送ることで、病気になりにくい体を手に入れることができるのだ。

生薬としても使用される身近な薬膳の食材

食材名	生薬名	配合されている主な処方
アンズの種子	杏仁（きょうにん）	神秘湯、麻黄湯、麻杏甘石湯
ヤマイモの根茎	山薬（さんやく）	八味丸、六味丸
ショウガ	生姜（しょうきょう）	温経湯、越婢加朮湯、葛根湯、柴胡加竜骨牡蠣湯
ナツメの果実	大棗（たいそう）	甘麦大棗湯、補中益気湯、六君子湯
シソの葉	蘇葉（そよう）	九味檳榔湯、香蘇散、参蘇飲、神秘湯
ミカンの果皮	陳皮（ちんぴ）	芎帰調血飲、香蘇散、抑肝散加陳皮半夏
八角	大茴香（だいういきょう）	恩仙散
ゴボウの種子	牛蒡子（ごぼうし）	消風散
クコの実	枸杞子（くこし）	杞菊地黄丸

第5章 東洋医学の食養生　薬膳について

生薬と同様、食材も四気と五味に分けられる

◆ 四気の作用と食材の例

四気の分類	主な作用	食材の例
寒性	体を冷やす。	バナナ、トマト、ヒジキ、鮭
涼性	体をやや冷やす。	ミカン、レタス、小麦、豆腐
平性	どちらでもない。	サツマイモ、豚肉、牛乳、キャベツ
温性	体をやや温める。	リンゴ、カボチャ、牛肉、鶏肉
熱性	体を温める。	コショウ、山椒、唐辛子

◆ 五味の作用と食材の例

五味の分類	主な作用	食材の例
酸味（さんみ）	やわらかいものを固めたり、漏れ出るものを止めたりといった収れん作用がある。	レモン、梅、ヨーグルト
苦味（くみ）	火の勢いを鎮める働きがあり、熱によるせきや胃痛を和らげる。余分な水をとり除く作用もある。	フキ、ニガウリ
甘味（かんみ）	胃腸の働きを整えて、気や血を補い、腹痛やけいれんなどの急な症状を和らげる。	米、リンゴ、牛肉、キャベツ、アジ
辛味（しんみ）	気や血の巡りをよくして、発汗を促し、痛みをとる。	ニンニク、ネギ、ショウガ
鹹味（かんみ）	塩辛い味のことで、乾燥を潤したり、固まったものをやわらかくしたりする作用がある。	昆布、クラゲ、ハマグリ

まとめ 薬を調合するのと同様に、食材の薬効を考え組み合わせた食事で治療を助けるのが薬膳

東洋医学の食養生

体質別の
薬膳①　脾虚（ひきょ）

主なキーワード　脾虚　水穀の気　化生作用　運化作用　昇清作用　統血作用　健脾　温補　利水

冷えを遠ざけて胃腸の働きを助ける食生活を

脾には食べ物がもつ栄養である水穀の気をとり出し、それを分解吸収して気や血、津液に生合成する化生作用、さらに気や血、津液を全身に運ぶ運化作用、水穀の気を上部に運び肺に送る昇清作用、血管の中で多方向に進もうとする血を一定方向に導く統血作用がある。水穀の気をとり出すために活動する胃腸の働きとの関係が深いため、脾の働きが衰えると、胃腸の働きも衰え、食欲不振や消化不良、便通の不調を引き起こすことになる。

脾虚の体質は、脂っぽいものなど、過度に胃腸に負担をかける消化しにくいものや、胃腸の働きを鈍らせる冷たいものを避け、食べ過ぎないことが健康を保つコツ。消化排泄を助ける食物繊維を摂るのはよいが、生野菜サラダのような冷たいものをたくさん食べるのではなく、煮物などの温野菜をよく噛んで、ゆっくり食べよう。1回の食事でたくさん食べるのではなく、少量ずつバランスよく食べる方が胃腸に負担がかからないので、なるべく1日3食、規則正しくきちんと食べるよう心がけるようにする。

胃腸トラブルとだる重い倦怠感が脾虚の特徴

脾虚の体質の代表的な症状は、胃腸の働きが悪くなって起こる下痢だ。胃腸の働きが悪いため、消化吸収の段階で適度に吸い出されるべき水分が残ったままの排出物と、体内の熱不足が下痢を引き起こす。こうした症状を改善するには、脾の機能を補う健脾、香辛料や調理法で胃腸を温める温補を心がける。下痢が激しい場合は、腸の余分な水分を除く利水を行う。

また、食べ物からとり出した水穀の気がうまく気や血、津液となって体に巡らないため、体力がつかず、倦怠感やだるさを感じるのも脾虚の特徴。こうした虚弱体質には脾の機能を補うだけでなく、体力をつけるもの、つまり滋養強壮作用があり、かつ消化しやすい食材を積極的に摂る必要がある。

調理の際はなるべく食材に火を入れ、滋養強壮作用のある食材と体を温める食材を組み合わせて摂ることが望ましい。消化吸収を助けるために、ゆっくりよく噛んで食べる習慣をつけることも、脾虚の症状改善に役立つ。

さらに、食欲を増進させて津液や血の巡りをよくするために、適度な運動を心がけることも、食養生の効果を高めるのでおすすめだ。

脾虚におすすめの食材と効能

❖ **脾虚**の改善に役立つ食材の作用

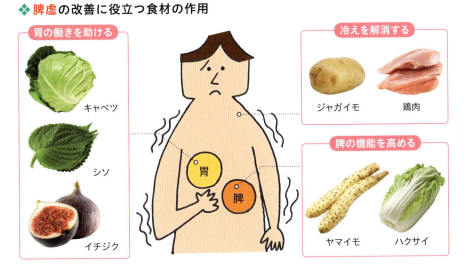

❖ **脾虚**におすすめの10の食材

食材	主な作用
ヤマイモ	脾の機能を高める。慢性下痢や食欲不振に有効。
キャベツ	胃の働きを助ける。食欲増進、胃もたれ、胃痛、ゲップに効果的。
シソ	胃の不快感や嘔吐などの改善。腹部の冷えからくる痛みを和らげる。
ダイコン	嘔吐や消化不振の改善。むくみの改善、利尿作用。 **注意** 脾胃虚弱、下痢がひどい時は生食、多食は避ける。
ジャガイモ	腹部の冷えを改善し、胃痛を和らげる。胃の働きを助ける。
ハクサイ	脾の働きを助け、胃腸のつかえをとり去る。余分な水を排出する。
イチジク	胃を丈夫にし、体の余分な熱を冷ます。便通を正常にする。
鶏肉	熱を補い、冷えや食欲不振、体力の低下を改善に導く。
ショウガ	冷えによる下痢、食欲不振の改善。嘔吐などの症状を抑える。
コショウ	腹部の冷えや痛みの改善。吐き気を抑える。食欲増進作用。

まとめ 脾虚は胃腸トラブルや倦怠感が起こりやすい。日頃から健脾作用のある食材を選ぶ

東洋医学の食養生

体質別の薬膳② 腎陽虚

【主なキーワード】 腎陽虚 先天の精 後天の精 活血作用 利水作用 以形補形

体全体の熱が少ないため体を温める食事が最優先

腎は生命力の源ともいうべき精が蓄えられている場所。生まれつきもっている先天の精と、食べ物などから得る後天の精は、体内で結びつき、腎に蓄えられて気や血、津液を生み出すもととなる。特に先天の精が少ない人は、後天の精のもととなる飲食物をしっかり摂らなければならない。

腎の働きが弱いと、こうした精を十分に蓄えられず、気や血、津液を生み出す力も弱まってしまう。その結果、エネルギー不足から熱が十分に作られず、体が冷えるのが腎陽虚であり、その改善には体を温める食物を摂って、後天の精を補うことが大切だ。

脾虚に比べ、より津液への影響力が大きい腎陽虚は、生殖機能への悪影響を及ぼし生理不順などを引き起こすこともある。このため、活血作用や補血作用のある食材もあわせて摂るとよい。

また冷えから頻尿を引き起こすことも多いので、利水作用のある食材も、腎陽虚の改善には不可欠である。

調理の際は、食材になるべく火を入れて温かくして食べることを意識したい。体を冷やす食材やアイスクリームなどの冷たい食べ物は、避けるようにしよう。

熱不足からくる全身の冷えと頻尿が腎陽虚の特徴

腎陽虚は体を温める陽の気が足りず、熱を十分に作れないために体が冷える。まずは、熱を作る材料となる気を補う食材、熱を運ぶ血を補う食材、血管を拡張する作用のある食材などを積極的に摂るとよい。

中華料理でよく使われる八角や花椒は、体を温める生薬でもある。調理の際にこうした調味料を加えることで、さらに効果が高めることができる。また、黒砂糖も体を温める効果が高いので、薬草茶などの飲料に加えて摂るのもいい。

冷えはむくみや頻尿を引き起こす。これは津液の巡りに関係があるため、適切な排尿を促す利水作用のある食材が必要になる。

ちなみに、豚肉には腎を補う作用があるが、豚マメ（腎臓）にはさらに利水作用もあり、よりおすすめだ。薬膳では、動物の肉を食べる時には、自分の五臓の中で弱いものと同じ部位を食べると、その機能を補う効果があるとされている。この考えを以形補形という。腎陽虚の場合なら、腎臓を食べるのがよいということになる。

腎陽虚におすすめの食材と効能

❖ 腎陽虚の改善に役立つ食材の作用

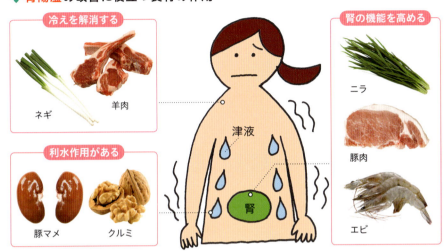

❖ 腎陽虚におすすめの10の食材

食材	主な作用
ニラ	冷えの改善。吐血、鼻血、血尿、血栓の予防効果がある。
ネギ	寒気や冷えの改善。発汗作用、血の巡りをよくする。
ラッキョウ	胃の不快感、吐き気を抑え、冷えや下痢を改善。
クルミ	頻尿、インポテンツの改善。腎を温める。便秘解消。
鹿肉	母乳不足、月経不順の改善。腰や背中の冷えを解消。
豚マメ	腰痛、むくみ、頻尿を改善する。産後の体力回復にもよい。
羊肉	足腰の冷え、母乳不足の改善。体力回復作用。
エビ	腎を補う。足腰の冷えや食欲不振の改善。体力回復作用。
マグロ	陽を補う。動脈硬化や血栓予防作用。
ウズラの卵	五臓の働きを補う。補血作用。

まとめ 腎陽虚は冷え、生殖機能の不調、頻尿などに。気や血を補う食材や利水作用のある食材を

東洋医学の食養生

体質別の薬膳③ 血虚

主なキーワード 血虚 補血作用 活血作用

血の不足、巡りの悪さを改善する造血食材が必要

全身に栄養を運ぶ血の巡りが悪く、体の各所で栄養不足が起こっている血虚は、まず造血作用のある食材を摂り、血を補う必要がある。さらに、血の巡りをよくする効果が期待できる体を温める食材で、全身に栄養をスムーズに運び、不調を改善に導いていく。

消化不良や血行不良も起きやすいので、胃腸に負担をかける高カロリーのものや味の濃いもの、体を冷やす生ものは避けたほうがよい。

血虚は心、肝の働きを鈍らせるため、肉体的な疲労だけでなく、精神的な疲労も蓄積されやすい。イライラや不安感、不眠といった症状に悩まされる。

また、女性の場合は血液が失われる月経の影響で、男性よりも血虚になりやすい。さらに極端なダイエットや寝不足、過労も血虚になりやすくなるので、食生活だけでなく、生活習慣そのものを見直すことも、血虚体質の改善には必要だ。

イライラする時には甘いものがいいといわれるが、甘いものならなんでもいいわけではなく、それぞれの体質に合ったものがある。黒砂糖は体を温める作用があるので、血虚の体質の人に適した甘味料である。

立ちくらみやふらつき、イライラ、不安感が特徴

血虚の体質に必要な補血、活血作用のある食材は、昔から貧血によいといわれているレバーやホウレンソウが代表的だ。とくにレバーは牛、豚、鶏など、いずれのレバーにも肝を養い、血を補う作用があるので、血虚には最適な食材といえるだろう。

また前述の黒砂糖も含め、黒豆や黒ゴマなど、黒い食材にも補血や活血作用をもつものが多く、血虚による不調を改善するのに役立つ。

イライラや不安感を解消するには、カキ（貝）などの神経を鎮める効果のある食材が適している。飲料では紅茶が神経を鎮め、さらに体を温める効果も期待できるのでおすすめだ。同じお茶でも、緑茶やウーロン茶などは体を冷やす性質があるため、血虚の体質にはあまり向かない。

全身に栄養を運ぶ血の不足で、体力が不足しやすい血虚体質は、立ちくらみ、ふらつきも起こしやすい。バランスよく多くの栄養素が含まれており、補血効果もあるタマゴは、体力回復や内臓の機能回復に役立つので、積極的に摂りたい食材の1つだ。

血虚におすすめの食材と効能

❖ 血虚の改善に役立つ食材の作用

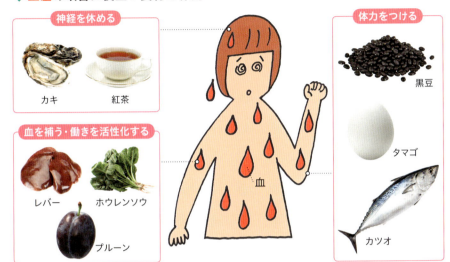

❖ 血虚におすすめの10の食材

食材	主な作用
レバー	養肝、補血作用。血液不足の改善。貧血改善。
サバ	補血作用。血栓予防、体力回復効果。
ホウレンソウ	五臓の働きを助け、血の巡りをよくする。血栓予防。
カツオ	血と気を補い、消化吸収を助ける。
黒豆	活血、補血作用。全身のむくみを改善。滋養強壮作用。
プルーン	血の働きを活性化する。補血作用。
カキ（貝）	不眠、貧血の改善。神経を鎮める。体力増強効果。
ウコッケイのタマゴ	滋養、補腎、補血作用。体力回復、肝臓の機能向上。
ウズラのタマゴ	補血作用。小児栄養不足の改善。内臓の働きを高める。
紅茶	神経を休める。肝臓の働きを助ける。

 血虚は立ちくらみ、イライラ、不眠などの不調が特徴。血、心、肝を補う食材を摂る

第5章 東洋医学の食養生 体質別の薬膳③ 血虚

東洋医学の食養生

体質別の薬膳④ 陰虚

主なキーワード 陰虚 補陰作用 利水作用 止渇作用 清熱作用 涼血作用 解暑作用

津液不足で乾燥気味。熱をとり体を潤す食生活を

陰虚は津、液、血、精が不足するために不調を起こす体質。心、肺、肝、腎、脾の五臓それぞれのどこで何が不足しているかによって症状は異なるが、共通しているのは水分不足による乾燥と、熱っぽさだ。熱は体への影響だけでなく精神的な興奮を引き起こすため、疲れていても神経が高ぶってよく眠れず、不眠からの疲労蓄積にもつながる。

そこで食生活にとり入れたいのは、症状の原因である陰液の不足を補う作用のある食材だ。そうした補陰作用のある食材が、陰虚体質には必要である。

調理する際に気をつけたいのは、発汗作用の強い香辛料は使わないということだ。

熱っぽいなら冷たいものを摂ればいいと、短絡的に考えてはいけない。例えば日本では生食が多いキュウリを、薬膳では炒めたりスープに入れたりと加熱調理するように、薬膳ではどんな体質でも「冷たいものは食べない」「基本的に食材には火を入れて食べる」というのが鉄則である。内臓を物理的に冷やすような食べ方はよくないとされているので、注意が必要だ。

不眠や動悸、外では乾燥かゆみが陰虚の特徴

陰液不足で乾燥している陰虚は、肺の潤い不足により空ぜきやねばった痰、胃腸の水分不足による便秘、皮膚ではかさつきやかゆみといった不調が生じる。こうした症状の改善には、水分をたくさん摂るというより、体内の水分量を適切に保つ利水作用と、今感じている渇きを解消する止渇作用をもつ食材を摂る。例えば止渇に加え、血の不要な熱をとる涼血、体の暑さをとり除く解暑作用のあるトマトは、陰虚体質に適した食材だ。そのほか、スイカ、メロンなど、ウリ科の食物の多くは、利水、解暑作用がある。汗をかい

て水分を必要とする夏の野菜や果物は、陰虚体質に向くものが多い。

また、不要な熱を冷ます水分が足りなくて起こる、興奮や不眠、不安感には、清熱作用のある食材を積極的に摂るようにすると効果的だ。

3度の食事だけでなく、緑茶などの飲料も活用するとよい。プーアール茶やウーロン茶などの中国茶も涼性で、利水作用もあるため、陰虚の体質には適している。ただし、カフェインによる寝付きが悪くなる作用が気になる場合は、ハイビスカスなどの南国の植物を使ったハーブティーがおすすめだ。

陰虚におすすめの食材と効能

❖ 陰虚の改善に役立つ食材の作用

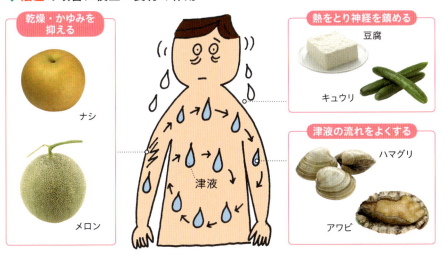

❖ 陰虚におすすめの10の食材

食材	主な作用
ハマグリ	滋陰、利水作用。むくみを流す。のどの詰まり感をとり去る。
アワビ	清熱、滋陰作用。ほてりを鎮める。小便の不調を改善する。
豚肉	気と腎の働きを助ける。空ぜきや便秘を解消する。
豆腐	体内にこもった熱をとり、体を潤す。消化吸収がよい。
レンコン	止渇、清熱、涼血作用。肺の熱をとる。貧血の改善。
キュウリ	清熱、止渇作用。むくみや口の渇きを改善する。
トマト	止渇、涼血、解暑作用。煩渇、食欲不振の改善。
メロン	清熱、解暑、利水作用。美肌、血栓予防効果がある。
ナシ	潤肺、清熱、止咳、生肌作用。痰の多いせき、渇きの改善。
黒ゴマ	乾燥を解消する。便通をよくして、体内の循環を促す。

第5章 東洋医学の食養生　体質別の薬膳④ 陰虚

まとめ 陰虚は乾燥やかゆみ、不眠などを引き起こす。補陰作用のある食材で水分調節を

東洋医学の食養生

体質別の薬膳⑤ 気滞

主なキーワード 気滞 理気作用 降気作用 利水作用

気の巡りが悪く疲れやすい気滞には、理気の食材を

気滞は、生命力ともいうべき気が足りないわけではなく、その巡りが滞っている状態。頑張れないわけではないが疲れやすい、血色はいいが手足が冷えるといった矛盾は、気の巡りがいい部分と悪い部分の落差が原因だ。気は血や津液の巡りを推動するので、気滞の場合血瘀などの他の不調を引き起こすことも少なくない。

気が少ない気虚とは違い、気の全体量は不足していないので、気を巡らせる理気作用をもつ食材を摂ることで、気の滞りを解消に導く。内臓の働きが鈍り、呼吸が浅くなったり、胃腸の働きが悪くなったりして、のどや胃に詰まったような感覚を覚える。こうしたつかえも、理気作用で気の巡りが正常になれば改善される。

気は上に昇る性質があるため、頭部のほうに気が上昇しやすく、熱や血もそこに滞ってしまい、のぼせや頭痛を引き起こす。このため、気を下降させる降気作用のある食材も適している。

一方、下半身は気の量が不足しがちになり、重たい津液は上半身に巡りにくくなる。そのため下半身に溜まり、冷えやむくみが引き起こされるので、利水作用のある食材を足すとよい。

滞りによるのどや胃のつかえ、頭痛が気滞の特徴

気が滞ることで血や津液の滞りも引き起こす気滞。体のあちこちで、何かが詰まったような不快感が生じるのが、気滞の特徴である。

首の辺りの血管が詰まるような感じがして、頭痛や肩こりが起こる。のどでは呼気がつかえるような感覚を覚える。胃の辺りに何かが滞っていて重い。こうした症状はすべて、気の滞りを解消して巡りをよくする理気作用で改善される。

この理気作用をもつ代表的な食材は、ミカンやグレープフルーツなどの

かんきつ類だ。かんきつ類の香りが体や心の緊張、こわばりを解く。またミントやジャスミン、バラ、ラベンダーなど、薫り高いハーブティーも、同じように理気作用がある。

これに利水効果の高い食材を組み合わせ、気滞からくる血や津液の滞りもあわせて解消するとよい。利水効果の高い食材には、体を冷やす性質のものが多いが、高菜やワサビ、豚のレバーなどは利水作用と温性の性質を兼ね備えているので、そうした食材を積極的に摂るといい。

気滞におすすめの食材と効能

❖ 気滞の改善に役立つ食材の作用

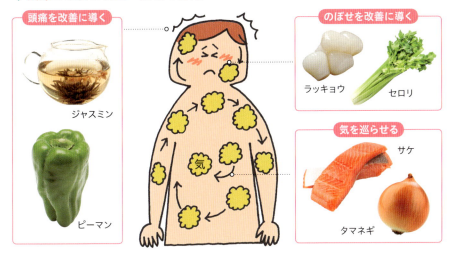

❖ 気滞におすすめの10の食材

食材	主な作用
サケ	理気、補気、活血、補血作用。胃腸虚弱や無気力改善に役立つ。
ジャスミン	理気作用。生理痛、うつを解消する。
イカ	補血作用。神経のバランスを整える。
タマネギ	理気、活血、降逆作用。胃の不快感をとり去る。
ラッキョウ	降気、散結作用。胃の不快感や吐き気、冷えの改善。
ピーマン	理気、和胃作用。食欲増進、精神安定効果。
セロリ	清熱、活血作用。熱をとり、頭に上昇した気を降ろす。
セリ	清熱、利水、止帯作用。頻尿など、排尿の不快をとり去る。
かんきつ類	理気作用。胃の働きを助ける。食欲や疲労を回復する。
発芽玄米	津液の巡りをよくする。神経を鎮める。

まとめ 気滞はのどや胃のつかえ、頭痛や肩こりに。気の流れを整える理気作用のある食材を摂る

第5章 東洋医学の食養生 体質別の薬膳⑤ 気滞

東洋医学の食養生

体質別の薬膳⑥ 湿熱

主なキーワード 湿熱 清熱作用 燥湿作用 利水作用 消瘍作用

ドロドロになった熱と水を排出する食材を摂る

湿熱の体質は、本来なら体外に排出されるべき余分な熱と水が結びついて、体の中でドロドロになり、排出されにくい状態になっている。そのつかえが胸焼けや嘔吐感を引き起こす。また体表面では、皮膚の炎症や吹き出物、化膿などの症状となって現われる。

これを改善するには熱をとる清熱作用のある食材と、余分な水をとる燥湿作用のある食材の2つをあわせて摂る必要がある。

さらに余分な水を排出する利水作用のある食材や、消化吸収・排出をスムーズに行えるように、胃腸の働きを助ける食材も加えれば、相乗的により効果を高めることができる。

逆に甘いもの、辛いもの、味付けの濃いもの、脂っぽいものは、体内をドロドロさせる湿熱の原因になるので控えるようにする。

体内の水分が余剰になっているが、熱も溜まっているのでのどの渇きを感じやすく、さらに飲料がほしくなるのも湿熱の特徴。しかし、冷たいジュースなどは湿熱の症状をより悪化させる可能性があるので避けたい。緑茶や菊花茶など、清熱効果のある飲料を摂れば、湿熱の体質改善に効果的だ。

胸焼けや胃もたれ、皮膚炎、吹き出物が湿熱の特徴

体内にドロドロした熱と水が溜まり、血や津液の流れも悪くなっている。湿熱による胸焼けや胃もたれを改善するには、熱を冷ます清熱作用、余分な水をきちんと外へ出す利水作用、たまった湿気を乾かす燥湿作用などがある食材を積極的に摂りたい。

例えばアズキやリョクトウ、ハトムギなどには、利水、清熱作用に加え、熱を体外へ逃がす燥湿作用もあり、湿熱体質にとって最適な食材といえる。

これらの食材を、アズキ茶やハトムギ茶のように飲料として摂れば、のどの渇きを感じやすい湿熱体質にとって一石二鳥の効果がある。冷蔵庫で冷やして飲むのではなく、温かい状態か常温で飲むのが望ましい。

またキウイやパイナップル、メロンなど、南国の果物は清熱作用があり、湿熱体質の改善に役立つ。ただしこうした果物は寒性の作用もあり、食べ過ぎると体を冷やしすぎる場合があるので、注意が必要だ。

皮膚に現われる化膿や吹き出物には、潰瘍を改善する消瘍作用のあるクラゲなどを摂るとよい。

湿熱におすすめの食材と効能

❖ 湿熱の改善に役立つ食材の作用

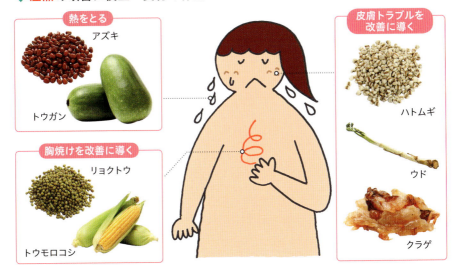

❖ 湿熱におすすめの10の食材

食材	主な作用
ハトムギ	利水、滲湿、清熱作用。小便の不調を改善。美肌効果。
アズキ	利水、滲湿、清熱作用。胸水、腹水、発疹を改善する。
リョクトウ	清熱、利水、解暑作用。胸焼けや汗を抑える。
トウモロコシ	利水、和胃作用。むくみや便秘の改善。血中脂質を抑制。
トウガン	清熱、利水作用。むくみや腹水、口の渇きを改善する。
ウド	燥湿、解表作用。手足の冷え、湿疹を改善する。
ナス	清熱、利水作用。余分な熱をとる。むくみの改善。
クラゲ	化痰、消瘍作用。どろつく黄色い痰、熱をもつ腫れ物の改善。
アサリ	清熱、利水作用。コレステロールの抑制と排泄を助ける。
菊花	清熱、鎮静作用。食用菊ではなく、菊花茶がよい。

まとめ 湿熱は胃もたれ、皮膚の化膿や炎症を引き起こす。余分な熱と水分をとる食材を選ぶ

第5章 東洋医学の食養生　体質別の薬膳⑥ 湿熱

東洋医学の食養生

体質別の薬膳⑦ 血瘀

主なキーワード 血瘀 活血作用 安神作用 補血作用 補気作用 利水作用 通便作用

血の巡りと気の巡りをよくする食生活を心がける

血の巡りが悪く、体の隅々まで栄養を運ぶことができない血瘀。栄養だけでなく熱も末端まで行き届かず、体が冷えている。そのため肌がくすんで黒ずんで見えることが多く、胃腸の働きが鈍いので便秘になりやすい。また冷えと血の巡りの悪さから肩こりにも悩まされ、ひどい時は頭痛も起こる。

こうした血瘀の症状を改善するには、血の巡りをよくする活血作用のある食材が最も必要となる。それに加えて体を温める、血管を拡張するといった、血の巡りを助ける働きがある食材を摂るとなおよい。

ストレスなど精神的な疲労も血の巡りを悪くする原因の1つ。睡眠や気分転換など、休養やリフレッシュも大事で、食生活では神経を鎮める安神作用のある食材も積極的に摂りたい。

血の巡りを妨げるのは、肉の脂身やバターなどの脂肪をはじめとする、体を冷やす食材。調理の際は、塩辛い、甘みが強いなど、濃い味付けは避けよう。特にアイスクリームなどの冷たくて甘く、脂肪が多いものは、症状を悪化させるので極力控える。

体が冷えて肩こりや便秘になるのが血瘀の特徴

血の巡りが悪い血瘀体質に必要な、活血作用のある食材の代表格は青魚。イワシやサンマなど、青魚には活血作用があり、他にも補血作用や補気作用など、血の働きを助ける作用をもっているものが多い。

また黒米や黒酢、黒砂糖など、黒い食材にも活血作用があり、体を温める効果も期待できるので、同じ種類の食材なら黒いものを選ぶとよい。

便秘の改善には胃腸の正常な働きが欠かせない。胃を温めたり、詰まりを開放する作用だけでなく、排泄には適度な水分も必要なので、利水作用のある食材も欠かせない。エノキダケやシメジなど、キノコ類は通便作用があるので、積極的に摂るのがおすすめだ。

血瘀体質の女性は月経痛がひどくなりやすい。血の不足も血瘀の不調を悪化させるので、補血作用のある食材をより多く摂るとよい。

体を温めるのも効果的なので、コショウやトウガラシなどの香辛料や酒粕など、温性や熱性の性質をもつ食材を調理の際に加えると、血瘀の改善効果がさらに高まる。なお、トウガラシには血の巡りを妨げる血中脂質を減少させる効果もある。

血瘀におすすめの食材と効能

❖ 血瘀の改善に役立つ食材の作用

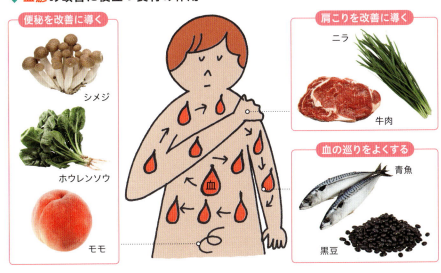

❖ 血瘀におすすめの10の食材

食材	主な作用
青魚	サンマやイワシ、サバなど。活血作用。血栓予防効果。
牛肉	活血、補血、補気作用。倦怠感や貧血を改善する。
黒米	黒酢や黒砂糖などと同じく活血作用。貧血の改善。
タマネギ	活血、和胃作用。体を温める。中性脂肪抑制。
ホウレンソウ	通便作用。貧血を改善に導く。血栓予防効果。
ニラ	活血作用。冷えを解消する。血栓予防効果。
黒豆	活血、利水、補血作用。月経不順を改善する。
キクラゲ	とくに黒キクラゲ。補血作用。貧血を改善。下血を抑える。
シメジ	補血、通便作用。便秘や貧血の改善。コレステロールの抑制。
モモ	活血、潤腸作用。体力回復効果。

まとめ 血瘀は肩こりや便秘、冷えを引き起こす。活血作用があり、体を温める食材を選ぶ

東洋医学の食養生

体質別の薬膳⑧ 湿痰

主なキーワード 湿痰 利水作用 燥痰作用 通便作用

余分な水を溜め込まず、排出を助ける食材を摂る

津液の巡りが悪く、余分な水を排出できずに溜め込んでいる湿痰。体じゅうに水袋を抱えているような状態なので、体はだるく、とくに下半身がむくんでいる。関節にも水が溜まりやすく、冷えて痛む。湿痰の体質改善には、水分の適度な排出を促す利水作用のある食材が欠かせない。

気温の影響を受けやすいので、暑がりで寒がりなのも湿痰の特徴だ。夏場はとくに冷たいものが欲しくなるが、暑く感じているだけで体は冷えているため、冷たい飲食物は厳禁。利尿作用が強いウーロン茶やプーアール茶などの中国茶やハトムギ茶などを、温かい状態で飲むのがよい。

たんぱく質の摂り過ぎも、不調の原因となる。たんぱく質の選び方も大切で、例えば豚なら、肉よりも豚マメやレバーなどの内臓部分の方が、利水作用があるのでおすすめだ。後からのどが乾く味付けの濃いものも避ける。

全身の冷えとむくみ、関節痛が湿痰の特徴

水を溜め込みすぎる湿痰体質には、溜め込んだ水の排出を促し、滞りなく水を体に巡らせる利水作用のある食材で、不調を改善する。

ノリやワカメ、コンブなどの海藻類はその代表格で、利水だけでなく、湿痰体質に出やすい粘り気のある痰をとり除く燥痰作用もある。野菜ではカボチャやダイコン、エノキダケやマッシュルームなどに燥痰作用がある。

トウガンやシロウリ、スイカ、メロンなどにも利水作用があり、余分な水の排出に役立つが、寒性や涼性の性質ももっているので、大量に摂るとかえって冷えを助長して症状の改善を妨げる。

水分の排出は尿だけでなく大便でも行われるので、通便作用のあるゴボウなども積極的に摂るようにする。

たんぱく質を摂るなら、アサリやハマグリなどの貝類やコイやアユ、ナマズなどの淡水魚がおすすめだ。これらの魚介類には利水作用をもつものが多いので、たんぱく質の摂取とともに湿痰体質の改善になる。

湿痰の場合、暴飲暴食と運動不足が重なっている傾向が多い。何を食べるかも重要だが、ゆっくり時間をかけて食事を摂る、不規則な食事時間を改めるなど、食べ方を変えると食材から得られる改善効果がより高まる。津液や血の巡りを促すために、軽い運動もとり入れるといい。

湿痰におすすめの食材と効能

❖ 湿痰の改善に役立つ食材の作用

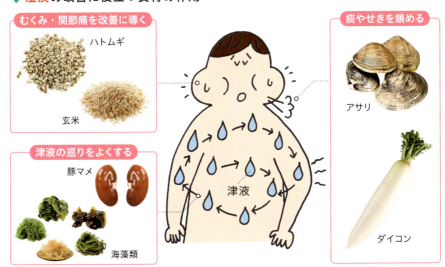

❖ 湿痰におすすめの10の食材

食材	主な作用
アサリ	利水、燥痰作用。粘り気のある痰をとり去る。疲労回復効果。
豚マメ	利水作用。腰痛やむくみの改善。体力回復効果。
海藻類	利水、燥痰作用。便秘やむくみの改善。リンパ節腫予防。
ハトムギ	利水作用。神経痛、リウマチ、むくみを改善する。
玄米	利水、燥痰作用。脚気や便秘を改善する。
ダイコン	燥痰作用。痰の多いせきを鎮める。嘔吐や消化不良を抑える。
カボチャ	燥痰作用。胃弱を改善し疲労を回復する。血行促進。
ゴボウ	通便作用。便秘を改善し、コレステロールを抑制、排泄する。
ブドウ	利水作用。津液の巡りを先導する気を補う。
ウーロン茶	利水作用。肥満予防、脂肪燃焼効果。

まとめ 湿痰はむくみや関節痛を引き起こす。利水作用がある食材で余計な水分をとり去る

東洋医学の食養生
食材のもつ作用

食材はその作用から四気や五味に分けられ、その作用によって、適した体質や不向きの体質がある。
食材の作用を知り、適切な摂取を心がけることが大切だ。

食材の作用と体質タイプ別の適正表

記号の見方 ○⇒適した体質　×⇒不向きな体質

『読体術』仙頭正四郎（農文協）より抜粋引用

四気	分類	食材	五味	脾虚	腎陽虚	血虚	陰虚	気滞	湿熱	血瘀	湿痰	主な作用
熱性	酒	蒸留酒(お湯割り)	辛		○				×	○		適量で体を温め気・血・津液を巡らせる・適量で食欲を増す。
		蒸留酒(ストレート)	辛		○		×	×	×	○		適量で体を温め気・血・津液を巡らせる・適量で食欲を増す。
		日本酒（燗）	辛甘	○	○			×	×	○		適量で体を温め気・血・津液を巡らせる・適量で食欲を増す。
	畜産物	羊肉	甘	○	○	○				×		体を温める・血を増やす・腎を補い、精をつける。
	油香辛料	胡椒	辛	○	○	○	×	○	×	○		胃腸を温める・気を鎮める・血を巡らせる。
		唐辛子(鷹の爪)	辛	○			×		×		○	体を温める・食欲を出す・余分な水をとる・痛みを止める・殺虫作用。
		山椒	辛	○			×	×	×		○	体を温める・余分な水をとる・痛みを止める・殺虫作用。
		シナモン(肉桂)	辛甘	○	○	×	×			○		体を温める・消化を高める・血の巡りをよくする・痛みを止める。
温性	果物類	松の実	甘	○	○	○	○		×			胃腸を丈夫にする・気を増やす・皮膚や肺を潤す・腎を補う。
		梅	酸	○			○					津液を守り、下痢、せき、口渇を鎮める・食欲を増やす・解毒殺菌作用。
		桃	甘酸	○	○	○	○		×	○		気を増やす・血を巡らせる・腸やのどを潤す・鎮静作用。
		リンゴ	甘酸	○							○	消化を促す・津液を調節して口渇、下痢、便秘を解消する・酒毒を消す。
		パイナップル	甘	○					×			口渇を鎮める・消化を促す・肺を潤す。
		クルミ	甘鹹	×	○	○	○					腎を補う・肺を温める・腸を潤す・足腰を丈夫にする。
		ラズベリー	酸甘	○	○	○	×			×		適量で体を温め、気・血・津液を巡らせる・適量で食欲を増す。
		サクランボ	甘	○						○	○	消化を促す・血を増やす・湿をとり痛みを鎮める。
		アンズ	辛苦甘		○		○		×			肺や腸を潤す・せきを鎮め痰をとる・体を温める。
	魚介類	ブリ	甘酸	○		○			×			気・血を増やす。
		サバ	甘	○		○			×	○		気・血を補う・胃腸を丈夫にする・脳血栓を予防する。

230

四気	分類	食材	五味	適した体質・不向きな体質								主な作用
				脾虚	腎陽虚	血虚	陰虚	気滞	湿熱	血瘀	湿痰	
温性	魚介類	アジ	甘	○					×	○		食欲増進・脳血栓を予防する。
		マグロ	甘	○					×	○		体力増強・血尿や帯下を治す・脳血栓を予防する。
		イワシ	甘鹹	○	○					○		筋骨を丈夫にする・胃腸の働きをよくする・脳血栓を予防する。
		エビ	甘		○					×		腎を補い精をつける・足腰を強くする・母乳の出をよくする。
	穀物類	カボチャ	甘	○	○	○					○	胃腸を丈夫にする・母乳の出をよくする・余分な水をとる・解毒作用・虫くだし。
		玄米	甘	×	○				×	○		体を温める・血行をよくする。
		うるち米(もち米)	甘	○	○		○		×		×	胃腸を温め丈夫にする・津液を守る・催乳作用。
	酒	日本酒（冷酒）	辛甘			×						適量で体を温め気・血・津液を巡らせる・適量で食欲を増す。
		赤ワイン	辛酸甘	○	○			○		○		適量で体を温め気・血・津液を巡らせる・適量で食欲を増す・殺菌作用。
		白ワイン	辛酸甘			×		○				適量で体を温め気・血・津液を巡らせる・適量で食欲を増す。
		リキュール類	辛甘	○	○		×	×	×	○		適量で体を温め気・血・津液を巡らせる・適量で食欲を増す。
		蒸留酒(ロック)	辛	○	○			×	×			適量で体を温め気・血・津液を巡らせる・適量で食欲を増す。
	畜産物	牛肉	甘	○	○	○						気・血を増やす・筋骨を強くする・胃腸を丈夫にする。
		鶏肉	甘	○	○	○	○				○	おなかを温める・水分代謝を調節する・血を増やす・気を増やす・腎を補い精をつける。
		鶏レバー	甘		○	○				×		血を増やす・目の働きをよくする・腎を補い精をつける。
		豚レバー	甘苦			○					○	血を増やす・余分な水をとる。
	野菜類	ネギ	辛	○	○		×			×	○	消化を促す・汗を出す・冷えによる腹痛をとる・母乳の出をよくする。
		ニンニク	辛	○	○		×	×	×	○	○	殺菌作用・免疫力を高める・体を温める・胃腸を丈夫にする・末梢血管を広げる。
		ニラ	辛	○	○				×	○		胃腸を温めて働きを調節する・血の巡りをよくする・腎陽を補う。
		パセリ	辛	○	○	○		×			○	発汗発散作用・胃を刺激する・消化吸収を促す・肉や魚の毒を消す・血を増やす。
		カブ	苦辛甘	○	○						○	胃腸を温めて痛みをとる・余分な水をとる・せきを鎮める。
		ラッキョウ	辛	○	○		×	○				気の巡りをよくする・胃腸を丈夫にする・体を温める。
		フキ	苦	○		○						せきを鎮める・痰をとる・胃を強くする・魚の毒を消す。
		ニンジン	甘辛	○	○	○	○					体を温める・体を潤す・血を増やす・胃を丈夫にして胃のつかえをとる。
		シソ(大葉)	辛	○ ※1			×	○				魚介類の毒を中和する・胃腸の働きを整える・気を巡らせる・風邪やせきを治す。

※1⇒少量は適しているが、大量にとるのは不向きである。

第5章 東洋医学の食養生　食材のもつ作用

四気	分類	食材	五味	適した体質・不向きな体質								主な作用
				脾虚	腎陽虚	血虚	陰虚	気滞	湿熱	血瘀	湿痰	
温性	野菜類	ショウガ	辛	○	○		×		×			胃腸を温め食欲を出す・吐き気を鎮める・殺菌作用・風邪を治す・冷えによる痛みを鎮める。
		タマネギ	辛		○			○	○			血圧やコレステロールを下げる・殺菌作用・睡眠をよくする。
	油調味料	酢	酸	○				○	×		×	尿や汗の出すぎや下痢を抑える・気を鎮める・解毒作用。
		味噌	甘鹹									解毒作用・酒の毒を消す。
		ベニバナ油	辛			×		○		○		血を巡らせる・痛みを鎮める。
		菜種油	辛			×			○	○		血の巡りをよくする・腫れをとる・コレステロールを下げる。
平性	加工品	ヨーグルト	酸	○				×				腸の働きをよくする・精神の緊張を持続する・殺菌作用。
	果物類	栗	甘鹹	○	○	○				×	○	適量で胃腸を丈夫にする・腎を補う・気・血を増やす・血を巡らせる。
		スモモ（プルーン）	甘酸			○				○		血を増やす・血の巡りをよくする。
		銀杏（ギンナン）	甘苦			○				×	×	頻尿夜尿を治す・喘息を鎮める。
		ブルーベリー	甘酸							○		下痢を抑える・感染に抵抗する・解毒作用・動脈硬化を防ぐ。
		イチジク	甘	○						○		胃を丈夫にする・腸を整える・便通をよくする・解毒作用。
		レモン	酸	○			○	○				疲労を回復させる・吐き気を消す・口渇を鎮める・酒毒を消す。
		ブドウ	甘酸	○		○					○	気・血を増やす・余分な水をとる。
	魚介類	アワビ	甘鹹		×			○	○		○	目の疲れをとる・余分な熱をとる・利尿作用。
		タコ	甘	×	○	○			×	○		気・血を増やす・筋骨を丈夫にする・血の巡りをよくする。
		ホタテ	甘				○		×		×	津液を増やす・血圧を下げる。
		カツオ	甘	○	○	○			×			気・血を増やし精をつける・胃腸の働きをよくする・筋骨を丈夫にする。
		アユ	甘	○							○	利尿作用・整腸作用。
		タイ	甘	○	○	○			×		○	気・血を増やし精をつける・胃腸を温める・むくみをとる。
		コイ	甘						×		○	むくみをとる・母乳の出をよくする。
		サンマ	甘	○					×	○		胃を丈夫にして食欲を増す・脳血栓を予防する。
		クラゲ	鹹	×	×	×	○	○		○		余分な熱をとる・腸を潤す・気・血の巡りをよくする・血圧を下げる。
		ウナギ	甘			○	○		×			滋養強壮・女性の不正出血を止める・関節痛を鎮める。
		イカ	甘鹹			○						血を増やす。

四気	分類	食材	五味	適した体質・不向きな体質								主な作用
				脾虚	腎陽虚	血虚	陰虚	気滞	湿熱	血瘀	湿痰	
平性	穀物類	サツマイモ	甘	○								胃腸を丈夫にする・便通をよくする。
		ゴマ	甘		○	○	○		×			血を増やす・髪を黒くする・腸を潤す。
		ユリ根	甘				○	○	×			精神を鎮める・不眠を軽くする・空ぜきを鎮める。
		小豆	甘酸				×		○		○	利尿作用・炎症を鎮める・解毒作用。
		トウモロコシ	甘	○					○		○	気力を増やす・出血を止める・余分な水をとる・血圧を下げる。
		うるち米	甘	○								気力を増やす・元気をつける。
		大豆(枝豆)	甘	○	○						○	胃腸を丈夫にする・腎を補う・余分な水をとる・催乳作用。
		ヤマイモ	甘	○	○	○	○		×			気・血の不足を補い、気力・体力を充実させる・尿、精液、帯下などの漏れを治す。
		エンドウ豆	甘	○			○			○	○	胃腸を丈夫にする・余分な水をとる・血行をよくする・口渇を鎮める・催乳作用。
		ジャガイモ	甘	○								胃腸を整える・便通をよくする・消炎鎮痛作用。
		ソラ豆	甘	○							○	胃腸を丈夫にする・余分な水をとる・止血作用。
		サトイモ	甘	○								胃腸を整える・便通をよくする・炎症や痛みを鎮める。
	畜産物	牛乳	甘	○			○	○	×		×	胃を丈夫にする・津液を増やす・口渇を鎮める。
		豚肉	甘鹹			○	○		×		×	血や津液を増やして体を潤す。
		鶏卵(卵白)	甘				○	○			×	気分を鎮める・津液を増やす・せきを鎮める。
		牛レバー	甘			○			×			血を増やす・目の働きをよくする・肝臓の働きをよくする。
		鶏卵(卵黄)	甘			○	○	○	×		×	気分を鎮める・津液や血を増やす。
	野菜類	キャベツ	甘	○								胃腸を丈夫にする・止血作用。
		ブロッコリー	甘	○	○							胃腸を強くする・体を丈夫にする(補腎)。
		シイタケ	甘	○					×			胃腸の力を強める・コレステロールを下げる・抗がん作用。
		シュンギク	辛甘	○				○			○	胃腸を強くする・気分を鎮める・痰をとる・血圧を下げる。
		ダイコン(煮)	甘辛	○								胃の働きを調整する・消化をよくする。
		チンゲンサイ	甘	×	×				○	○		余分な熱をとる・気の巡りをよくする。
		レンコン	甘			○						止血作用・血を増やす・せきや喘息を止める。
		キクラゲ	甘				○	○		○		止血作用・下血、下痢、便秘を治す・血液の粘度を下げる・精をつける。

四気	分類	食材	五味	適した体質・不向きな体質								主な作用
				脾虚	腎陽虚	血虚	陰虚	気滞	湿熱	血瘀	湿痰	
平性	油香辛料	黒砂糖	甘	○			○	○				胃腸の働きを助ける・津液を増やす・血を増やす。
		ハチミツ	甘	○			○	○	○	×		胃腸を助ける・腸や肺を潤す・動悸や不安を鎮める・止痛作用・解毒作用。
涼性	加工品	醤油	鹹			×						炎症を鎮める・解毒作用。
		豆腐	甘			×	○	○	○			胃腸の熱をとる・喉を潤す・気を整える・酒毒を消す。
	果物類	ミカン	酸甘			×					○	乾燥を潤す・肺を潤す（せきや痰を鎮める）・胃の熱を冷ます・酒毒をとる・利尿作用。
		ビワ	甘酸			×		○			×	のどの渇きを鎮める・せきや痰を鎮める。
		イチゴ	甘酸			×	×	○	○		○	余分な水をとる・体を冷やす。
		メロン	甘			×			○	○		血の巡りをよくする・炎症を鎮める。
	穀物類	小麦	甘	○		○	○	○				気分を鎮める・胃腸を丈夫にする・睡眠をよくする・津液を増やす。
	畜産物	鴨肉	甘	○	×						○	胃腸を丈夫にする・血を増やす・余分な水をとる。
	野菜類	レタス	苦甘	×	×		×		○	○	○	余分な熱をとる・利尿作用・催乳作用・血の巡りをよくする・便通をよくする。
		セロリ	甘			×	×	○		○		血圧を下げる・けいれんを鎮める・利尿作用・精神を鎮める・血の巡りをよくする。
		セリ	甘			×	×	○				余分な熱をとる・利尿作用・血圧を下げる・余分な脂肪をとる・興奮を鎮める。
	油香辛料	ゴマ油	甘				○			○		毒を消す・皮膚をきれいにする・便通をよくする。
		オリーブオイル	甘						○	○		血の巡りをよくする・コレステロールを下げる・血圧を下げる。
寒性	果物類	スイカ	甘	×	×			○	○		○	体を冷やす・口湯を軽くする・利尿作用・むくみをとる・酒毒をとる。
		グレープフルーツ	甘	○			○		○			乾燥を潤す・胃の働きを助ける・血糖値を下げる・コレステロールを下げる（袋や外側の白いところ）。
		キウイ	酸甘			×	○					腸の働きをよくする・便通をよくする。
		ナシ	甘	×	×		○	○		×		津液を増やす・肺の熱をとる・肺を潤す・酒毒を消す。
		バナナ	甘			×		○	○			余分な熱をとる・腸を潤し便通をよくする・解毒作用・酒毒をとる・痔を治す。
		柿	甘	×	×		○					胃の熱を冷ます・肺を潤す（せきや痰を鎮める）・止血する・酒毒をとる。
	魚介類	サケ	甘	○	○				×			胃腸を温める。
		カニ	甘鹹			×		○	○			余分な熱をとる・酒毒をとる・気の巡りをよくする。
		ハマグリ	鹹			×		○	○	○		余分な熱をとる・口湯を軽くする・痰をとる・血の巡りをよくする。
		カキ	甘			×	○	○				血を増やす・皮膚をよくする・精神を鎮める・酒毒をとる。

四気	分類	食材	五味	脾虚	腎陽虚	血虚	陰虚	気滞	湿熱	血瘀	湿痰	主な作用
寒性	魚介類	アサリ	甘鹹		×		○	○			○	血圧を下げる・利尿作用・口渇を鎮める・イライラを鎮める。
		シジミ	甘鹹		×		○	○	○		○	肝炎を鎮める・口渇を軽くする・寝汗を止める・酒毒をとる・利尿作用。
		ノリ	甘鹹	×	×	○				○		かたまりや固いものをやわらかくする・色素沈着を防ぐ。
		コンブ	鹹		×					○	○	かたまりや固いものをやわらかくする・むくみをとる・血を増やす。
		ヒジキ	苦鹹		×	○				○	○	かたまりや固いものをやわらかくする・炎症を鎮める・血液の凝固を防ぐ・血圧を下げる・むくみをとる。
	穀物類	大麦（麦茶）	甘		×		○	○	○			体を冷やす・口渇を鎮める・便通を良くする。
		ソバ	甘		×				○	○	○	体を冷やす・解毒作用・利尿作用・胃腸の張りや痛みをとる。
	酒	蒸留酒（水割り）	辛	×	×						×	胃を冷やす。
		ビール	苦辛	×	×						×	胃を冷やす・利尿作用。
	野菜類	ナス	甘		×					○	○	余分な熱をとる・血の巡りをよくする・痛みをとる・化膿や腫れをとる。
		アスパラガス	甘		×			×			○	血圧を下げる・利尿作用。
		トウガン	甘	×	×			×			○	余分な熱をとる・利尿作用。
		ゴボウ	甘		×					○	○	便通をよくする・余分な熱や湿をとる・痛みを鎮める・コレステロールを下げる。
		ミョウガ	苦甘	×		×	○	○		○		余分な熱をとり解毒する・腫れものを治す・血の巡りをよくする。
		ホウレンソウ	甘		×		○	○				便通をよくする・胃腸の熱をとる・口渇を鎮める・血を増やす。
		ダイコン（生）	甘辛	×	×		○	○	○		○	消化をよくする・せきを鎮める・痰を出やすくする・利尿作用・胃やのどの熱をとる。
		キュウリ	甘		×						○	余分な熱をとる・のどの渇きを鎮める・利尿作用・解毒作用。
		モヤシ	甘	×	×						○	気を補う・余分な熱をとる・余分な湿をとる・酒毒を消す。
		トマト	甘		×	×	○				○	余分な熱をとる・のどの渇きを鎮める・血圧を下げる・便通をよくする。
		タケノコ	甘		×						○	便通をよくする・コレステロールを下げる・のどの渇きをとる・利尿作用。
		ハクサイ	甘	×※2	×※3				○		○	余分な熱をとる・酒毒をとる・消化をよくする・利尿作用。
		ニガウリ	苦		×	○					○	余分な熱をとる・気を巡らせる・疲れをとる・視力を回復させる。
	油香辛料	塩	鹹									適量で腎を補う。
		白砂糖	甘	○			○	×	×			胃腸の働きを助ける・津液を増やす・血を増やす。

※2、3⇒どちらも生で食べるのは不向きだが、火を通したものは問題ない。

参考文献

『中薬大辞典』江蘇新医学院編（上海科学技術出版社）、『臨床実用中薬学』顔正華・主編（人民衛生出版社）、『薬膳で健康になる』岡村みどり著（新星出版社）、『台所漢方の事典』根本幸夫著（講談社＋α文庫）、『家庭薬膳のススメ』正岡慧子著（毎日新聞社）、『お年寄りのための食事読本』正岡慧子著（中央法規出版）、『中国医学の秘密』小高修司著（講談社ブルーバックス）、『漢方家庭料理』陳栄千代著（講談社）、『食べるクスリ』ジーン・カーパー著・丸元淑生訳（飛鳥新社）

東洋医学の食養生

薬草茶のもつ作用

薬草茶は、病院に行くほどではない不調を解消する手段として、古くから親しまれている。
人によって向き不向きがあるため、作用を知ってたうえで飲むことが必要だ。

薬草茶の作用と体質タイプ別の適正表

❖ 過剰なものを排泄する・熱を冷ます・解毒する薬草茶

■ 寒性　■ 涼性　■ 平性　■ 温性　■ 四気が不明なもの

記号の見方　○⇒適した体質　×⇒不向きな体質

『読体術』仙頭正四郎（農文協）より抜粋引用

薬草茶の材料	五味	四気	脾虚	腎虚	血虚	陰虚	気滞	湿熱	血瘀	湿痰	一般に有効とされている病気・症状
ドクダミ	辛	寒	×	×				○		○	肺膿瘍、急性腸炎、便秘、痔、膀胱炎、皮膚炎、化膿、水虫、高血圧
アロエ	苦	寒	×	×	×	×	○	○	○	（妊婦は×）	便秘、頭痛、関節痛、イライラ、耳鳴り、湿疹、痔、閉経（子宮収縮作用あり）、口内炎、消化不良
センナ	甘苦	寒		×	×	×	○	○		（妊婦は×）	便秘、過食腹満
クマザサ				×		○		○			過食後の胃もたれ、胃潰瘍、歯槽膿漏、口内炎、口臭、高血圧、糖尿病
オオバコ	甘	寒	×			×		○		○	小便不良、血尿、むくみ、目の充血、せき、痰
スギナ	苦	涼	×			×		○		○	小便不良、せき、喘息、発熱、鼻血、下血、痔出血、高血圧、糖尿病
生ハトムギ	甘	微寒	×			×		○		○	小便不良、むくみ、化膿、関節痛、いぼ、水いぼ
タンポポの根	甘	寒	×			×		○		○	化膿、湿疹、乳腺炎、母乳分泌不良、膀胱炎、尿道炎、黄疸
野菊の花	苦辛	寒	×	×				○		○	化膿、膿瘍、ものもらい、結膜炎、せき、肺炎、胃腸炎、高血圧
菊の花	甘苦	涼	×			○	○	○			頭痛、眩暈（めまい）、視力低下、かすみ目、結膜充血、化膿、感冒、咽頭痛、高血圧
クズ	甘辛	平	×			○		○			肩こり、筋肉痛、頭痛、口渇、風邪、発熱、高血圧、難聴、※花は、二日酔いに有効
ハブ	苦甘	涼	×		○			○			便秘、目の充血、視力異常、夜盲症、高血圧、頭痛、肝炎、腹水、高脂血症
ビワの葉	苦	涼	×				○	○			粘黄痰、せき、鼻血、蓄膿症、口の渇き、口内炎、下痢、吐き気、げっぷ、食中毒、歯槽膿漏、湿疹、あせも
シソの実	辛	温	×				×			○	せき、薄い痰、喘息、便秘
カキのへた	苦	平	×				○				冷飲食によるげっぷ、しゃっくり、せき
センブリ	苦	寒						○			便秘、胃痛、食欲不振、発毛不全、シラミ、ノミ、結膜炎、喉頭炎、骨膜炎
甘茶蔓	苦	寒	×							○	化膿、せき、痰、慢性気管支炎
ギムネマ葉	苦	平	×					○			虫歯、糖尿病（大量に摂取すると、血糖値上昇作用あり）、膿瘍、乳腺炎
甜茶	甘	涼		×		×				○	せき、瘧（おこり：マラリアなどの間歇熱）
タイム(麝香草)				×			○	○			せき、痰、気管支炎、咽喉炎、感冒、歯肉炎、関節痛、神経痛
ソバ茶	甘	涼		×		×				○	過食、胃もたれ、胃痛、むくみ

236

❖ 不足したものを補う・低下した体の働きを高める薬草茶

■寒性　■涼性　■平性　■温性　■四気が不明なもの

薬草茶の材料	五味	四気	脾虚	腎陽虚	血虚	陰虚	気滞	湿熱	血瘀	湿痰	一般に有効とされている病気・症状
炒りハトムギ	甘	微寒	○							○	食欲不振、消化不良、下痢
クコの実	甘	平			○	○	×	×	×		めまい、視力減退、腰痛、口渇、遺尿（失禁や夜尿）
炒りクズ	甘辛	平	○							○	食欲不振、下痢
トチュウ	甘	温	○	○		×	×	×		○	腰痛、陰部のかゆみ、不正性器出血、帯下（おりもの）、習慣性流産、前立腺肥大、性機能障害、高血圧
アシタバ					○	○	×	×			精力減退、母乳分泌不良、高血圧、便秘
ゲンノショウコ			○	○		○		×	○		下痢、胃弱、しもやけ
クローブ・丁字	辛	温				×	×	×	×	○	胃腸の冷えによる嘔吐、腹痛、下痢、消化不良、口臭、歯痛
ヨモギ	苦辛	温	○	○		×	×	×	○	○	腹部の冷え、腹痛、腰痛、下痢、出血、湿疹、下血、帯下（おりもの）、流産

❖ 滞ったものを巡らせる薬草茶

■寒性　■涼性　■平性　■温性　■四気が不明なもの

薬草茶の材料	五味	四気	脾虚	腎陽虚	血虚	陰虚	気滞	湿熱	血瘀	湿痰	一般に有効とされている病気・症状
ベニバナ	辛	温	×		×	×			○		便秘、月経異常、月経痛、筋腫、打撲
ハッカ・ミント	辛	涼		×	×	×	○				感冒、発熱、咽頭痛、歯痛、口内炎、口臭、発疹、皮膚のかゆみ、イライラ、腹痛、自律神経失調症
カキの葉	苦	寒	×	×			○				高血圧、動脈硬化、喀血、出血、せき、消化性潰瘍
シソの葉	辛	温			×	×	○	×		○	風邪、せき、じんましん、吐き気、つわり、習慣性流産
ゆず	酸	涼	○	×		×	○		○	○	吐き気、胸のつかえ感、神経痛、打撲、捻挫、あかぎれ
カミツレ・カモミール	甘	平					○				頭痛、過敏性腸炎、胃潰瘍、口内炎、感冒、扁桃炎、気管支炎、気管支喘息、アレルギー性皮膚炎、痔
セージ（薬用サルビア）				○		×	○		○		月経痛、更年期障害、咽頭炎、胃腸障害
サフラン	甘	平	×						○		月経痛、月経不順、抑うつ状態、胸悶、痛風
ジャスミン	辛甘	温	×			×	○			○	下痢、腹痛、結膜炎、化膿
ローズマリー（迷迭香）	辛	温	○	○		×			○		頭痛、めまい、不眠、動悸、消化不良、胆のう炎、月経異常、更年期障害、関節痛、歯痛、湿疹

第5章　東洋医学の食養生　薬草茶のもつ作用

参考文献

『中薬大辞典』江蘇新医学院編（上海科学技術出版社）、『漢方のくすりの事典』鈴木洋著、米田該典監修（医歯薬出版）、『1010』第7号 P12〜13 仙頭正四郎著（東京都公衆浴場業環境衛生同業組合発行・草隆社）

Column

中医学とアロマテラピー

未病を対象とする東洋と西洋の伝統医学

東洋を代表する伝統医学が中医学なら、西洋を代表する伝統医学の1つはアロマテラピーといえる。近年、この東洋と西洋の伝統医学を融合させた「中医アロマテラピー」が注目され、中医学とアロマテラピーの2つの療法を同時に受けられる施設が少しずつ増えてきている。

アロマテラピーは、植物から抽出した精油(芳香成分)を使って、心身の不調を癒す療法だ。このアロマテラピーと中医学には、大きな共通点がある。

その1つが病気になる前に手当てをし、健康を維持することを目的としている点だ。自然治癒力を高めて、心身のバランスをとるという考え方

も通じるものがある。

また、西洋医学のように症状に対して治療を施す対症療法ではなく、その人の生活習慣や体質などをチェックした上で、治療法を選択する点も共通している。

こうした共通点を活かして、相乗効果をねらうのが、中医アロマテラピーだ。中医学では、漢方薬や鍼灸などを使って治療するだけではなく、生活を工夫して健康を維持する養生法が重視される。そのため、アロマテラピーも養生法の1つとして推奨されることがある。一方、アロマテラピーも専門家の指導のもとであれば、漢方薬との併用が可能だとされている。

中医学的診断をとり入れ施術するアロマテラピー

また、2つの療法をいいとこどりした新しい治療法も登場している。すでにイギリスでは民間療法の1つとしてとり入れられてもいる。

具体的な方法は、中医学的に四診などによって体質をみたてた上で、使用する精油を決める。漢方薬の代わりに精油を使用するというわけだ。こうして選んだ精油を使って経穴や経絡に沿ってマッサージしたり、芳香浴に使用したりする。

中医アロマテラピーは、医師が治療する中医学に比べて気軽にとり入れやすく、香りを楽しむことでリラックス効果も得られるといったメリットがある。

こうした組み合わせによる応用が可能なのは、中医学がしっかりとした理論を基本としているからだ。このため、中医学の理論の上に、さまざまな方法を融合させることができると考えられている。

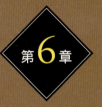

第6章
東洋医学による現代病治療

近年増えている、原因や治療法が不明の現代病。原因がわからないと対処が難しい西洋医学では治療に限界がある中、注目を集めているのが病気ではなく人を診る東洋医学だ。そこで、そうした現代病治療に東洋医学がどう役立つのか、代表的な事例を紹介する。

東洋医学による現代病治療

現代病治療と東洋医学

主なキーワード 未病 望診 切診 問診 四診 多飲 多尿 多食 三多一少 消渇病

西洋医学と東洋医学の検査を融合した人間ドックも

数値や画像で体の状態を捉える検査や、化学物質で作られる西洋薬など、西洋医学の進歩によって多くの病気が早期に発見され、治療できるようになった。一方で、症状はあっても数値や画像には異常が現れない病気や、西洋薬では効果がなかったり副作用が出てしまったりする病気もある。近年、東洋医学が見直されているのは、西洋医学にもそのような限界があることに人々が気づいたからだ。

例えば人間ドックや健康診断では、病気を早期に発見することはできても、病気になる前に病気を見つけることはできない。このため、最近は病気になる前の状態である未病を発見するために、西洋医学的な人間ドックに東洋医学的な診察である望診、切診、問診などの四診を加えている施設も出てきている。

昔は存在しなかった現代病も治療が可能

東洋医学は、現代病の治療にも役立つ。東洋医学では病名によって治療が決まるのではなく、体に現れたあらゆる徴候を捉えて治療する。人の体に現れる徴候の多くは、昔も今も変わらない。このため、東洋医学の基本は3000年以上前にできあがっていたにも関わらず、現代病も治療できるのだ。

例えば生活習慣と関連が深い糖尿病は近年増加している現代病で、血糖値が基準値よりも高くなると診断される。昔は血糖値を調べることはできなかったので、血糖が高くなるという考え方はなかった。しかし、のどが渇いてたくさん飲む（多飲）、小便が多い（多尿）、たくさん食べる（多食）のにやせてくるという現象を「三多一少」と

いい、その病態は消渇病と呼ばれていた。これは、血糖値が非常に高くなったときの糖尿病の症状と似ているので、消渇病の治療は糖尿病にも応用できるのだ。このように現代病といっても昔とは名称が違うだけで、病態を検証していくと、同じような病気が存在していたことがわかる。

ただし、現代では三多一少の状態になる前に健康診断などで血糖値の異常を指摘されて、治療を受ける。このため、現代の糖尿病治療は、消渇病の考え方だけで対応したのでは不十分だ。現代病は西洋医学で明らかにされている病態をふまえて、東洋医学的にも新しい視点から分析し、治療に役立てることが必要だ。

240

西洋医学と東洋医学の検査で病気と未病を発見

西洋医学的な検査の役割

西洋医学的な人間ドックなどの検査では、早期には自覚症状がないような生活習慣病を中心とした病気を早い段階で発見することができる。

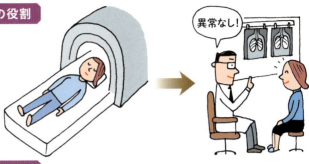

東洋医学的な検査の役割

たとえ西洋医学的な検査で異常はなくても、病気になる前の状態、つまり未病を発見できるのが東洋医学的な検査。病気の予防に役立てることができる。

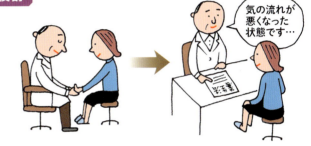

東洋医学で現代病を治療するしくみ

例 糖尿病の場合…

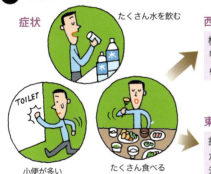

症状
- たくさん水を飲む
- 小便が多い
- たくさん食べるのにやせてくる

西洋医学の場合
検査結果に基づいて「糖尿病」と診断してから治療方法が決まる

東洋医学の場合
症状があれば病名がわからなくても、治療方法が決まる

検査によって病名がついてから治療方法が決まる西洋医学と違って、東洋医学の場合、症状があれば、体質などから治療方法を決めることができる。このため、糖尿病のような東洋医学の古典には登場しない現代病でも治療することができる。

まとめ

病名がわからなくても治療できる東洋医学は、現代病も治療することができる

東洋医学による 現代病治療

現代病治療と東洋医学① 糖尿病

主なキーワード 糖尿病 精(せい) 脾(ひ) 脾虚(ひきょ) 熱 津液(しんえき) 陰虚(いんきょ)

生活習慣が原因の現代病は東洋医学の得意分野

現代病の多くは、生活習慣と関連が深い。東洋医学では、生活を改善することも大切な治療の1つと考えるため、この点からも、東洋医学は現代病治療に役立つといえる。

近年、成人の5人に1人はこの病気の疑いがあるといわれる糖尿病。なかでも生活習慣と関連があることがわかっている「2型糖尿病」が、糖尿病患者の約9割を占めている。糖尿病は、

運動不足と食事の過剰摂取でエネルギーの消費と供給のバランスが崩れ、さらにストレスなどが加わって、体に必要なブドウ糖をうまく利用できなくなっている状態だ。必要な栄養素が足りないので、体はやせていて疲れやすく、たくさん食べたくなる傾向がある。一方、胃腸からとり込まれたブドウ糖は行き場がなくなって血中に大量にとどまり、さまざまな合併症が起きる。

精(せい)を効率よく利用する生活習慣が治療のカギ

東洋医学的に診ると、ブドウ糖は活力を生み出し、体を構成する物質のもとであることから精(せい)に相当する。精は飲食物から胃腸を通してとり込まれ、脾(ひ)の働きによって、体に役立つように処理される。糖尿病とは、この精がうまく利用されずに不足したり、過剰になったりした状態と捉えることができる。これは体に必要なものをとり出す脾の働きが低下する脾虚(ひきょ)の状態で、余分な精が溜まって熱に代わると津液(しんえき)が奪われて陰虚(いんきょ)の状態になる。すると疲れやすい、かぜを引きやすいといった生命力の低下につながる。

東洋医学の治療では、こうした脾虚、陰虚といった状態や合併症の状態に応じて治療方針を立てていく。さらに生

活習慣の改善も不可欠だ。精を効率よく利用するには、日中の運動で余分なエネルギーの消費を促すことが必要になる。エネルギーの蓄えを減らすために、摂取したものを体に溜め込みやすい夜間の飲食を控えめにすることも心がける。また、ストレスや過労はブドウ糖の有効利用を妨げるため、日中は体を使ってしっかりと活動し、夜十分な睡眠をとることが、ストレスや過労を減らすことにつながる。

このように単に血糖値を下げるだけではなく、崩れた体のバランスを調整することが東洋医学的な治療の考え方だ。ただし多くの場合、定期的な検査や血糖降下剤などの西洋薬との併用も必要となる。

糖尿病は精がうまく利用されなくなった状態

糖尿病の病態

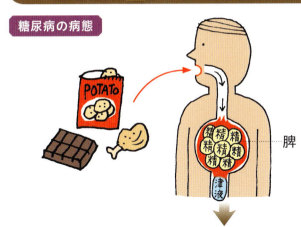

糖尿病の病態は東洋医学的に診ると、カロリーの過剰摂取などによって、精が余分なものとして溜まり、熱になった状態と考える。熱が過剰になったことで、津液が奪われ、疲れやすいといった症状が出る。

治療を受けるほか、生活を工夫する

 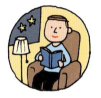
夜はゆったりと休息する

昼は体を動かして活動する

精が効率よく利用された状態

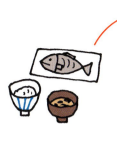
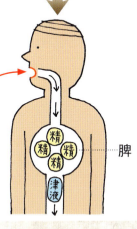

カロリーの過剰摂取を避け、日中は運動して、夜間は休息するなど、規則正しい生活を送ることによって、精が効率よく利用され、津液が十分に巡るようになり、病態が改善する。

まとめ 東洋医学では糖尿病は精が余分に溜まり、熱となって津液が不足した状態と考える

第6章 東洋医学による現代病治療　現代病治療と東洋医学① 糖尿病

東洋医学による現代病治療

現代病治療と東洋医学② アレルギー疾患

{ 主なキーワード } アレルギー疾患 肺 気 津液 血 衛気 肝 脾 腎

肺を舞台にして起きる3大アレルギー疾患

　気管支喘息やアレルギー性鼻炎、アトピー性皮膚炎などのアレルギー疾患は、近年増加し続けている現代病だ。西洋医学では、抗アレルギー剤や気管支拡張剤、ステロイド剤などによって治療するが、症状が緩和するだけで体の根本の状態が改善するわけではなく、治療は長期間に及びやすい。

　アレルギー反応は、体をとり巻く環境の変化に対応する働きや外から侵入するものを阻止する働きが、異常に反応してしまう現象だ。東洋医学では、外部から身を守る働きは肺が担うとされているので、アレルギー疾患が起きている病位は肺であると考えることができる。気管支喘息は呼吸、アレルギー性鼻炎は鼻、アトピー性皮膚炎は皮膚に症状が出るが、肺は、呼吸、鼻、皮膚のいずれにも関係している。このことからも、アレルギーが肺を舞台とする疾患であることがわかる。肺は、外敵を外に追い返す形で体を守る。その防衛機能によって気が外に瞬発的に向かうとくしゃみやせきに、津液が外に向かうと鼻水や涙などの分泌液に、気・血・津液が軽度に滞るとかゆみに、血や熱が表層に過剰に集まると発赤や充血となる。このような防衛機能の過剰反応がアレルギー疾患となる。

　アレルギーの漢方治療の原則は、体の最も表層にある肺と体の深部との連絡を、正常にすることが目的となる。

生活習慣の改善がアレルギー疾患の根本的解決に

　また、体を守る防衛機能は、血管の外をくまなく流れる衛気の働きでもある。衛気の働きは津液によって支えられている。このためアレルギーは、津液の異常が関連していると捉えることもできる。衛気を体表部に広げる役割を持つ肺の異常だけでなく、津液の運搬役としての肝の異常や、気や津液を作る脾や腎の異常でもあると考えることができる。肝、脾、腎の働きの乱れが複雑な状態を作り、それが肺に集中してアレルギー症状が出現してしまうのだ。

　脾の働きは、過食や冷たいものを摂ることで低下する。腎は、冷たい飲食物を摂るほか、薄着によって体を冷やしたり、過労や睡眠不足になったりすると機能が低下する。肝はストレスによって働きが乱れる。このためアレルギー疾患は生活習慣を改善して脾、腎、肝の働きを正常に戻すことが、根本的な解決につながるのだ。

肺の防衛機能が異常に反応し、アレルギーが起こる

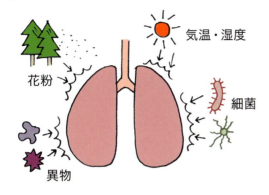

外部から身を守る肺の働き

肺は外の環境の変化に対応する機能や外界からの異物の侵入を阻止する働きがある。アレルギーはこうした防衛機能の異常な反応によって、起きる。

気・血・津液の異常により症状が出る

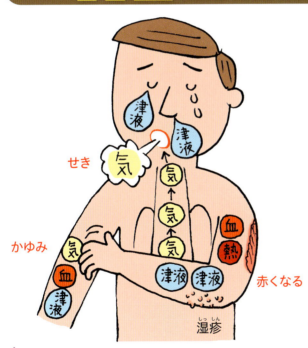

気・血・津液の異常によるアレルギー症状

気が外に瞬発的に向かうとくしゃみやせきに、津液が外に向かうと鼻水や涙などの分泌物に、気・血・津液が滞るとかゆみに、血や熱が表層に過剰に集まると発赤や充血に、津液が滞ると湿疹ができる。

まとめ
病気の舞台となる肺と体の深部との連絡を正常にすることが、アレルギー治療の基本

第6章 東洋医学による現代病治療 現代病治療と東洋医学② アレルギー疾患

東洋医学による現代病治療

女性の病気と東洋医学

主なキーワード 女性ホルモン　自律神経系　月経前症候群　更年期障害　卵胞ホルモン

細かく変化する女性の体は漢方薬の効果が出やすい

「漢方薬は女性にやさしい」「東洋医学は女性の病気に有効」などといわれるが、それは東洋医学が「体は絶えず変化している」という健康観に基づいており、体の細かい変化に対応できる医療であることが関係している。

女性の体は、初潮、妊娠、出産、閉経と、さまざまな変化を遂げていく。さらに月経周期の中でも、女性ホルモンの影響によって低温期と高温期が繰り返される。そのため女性は体の変化に敏感であり、体の変化に対応する漢方薬の効果も感じやすいのだ。

また、女性ホルモンの変化によって起こる症状は自律神経系と関連が深い。漢方薬には自律神経系に作用するものが多いことも、女性の不調に漢方薬が効果的だといわれるゆえんだ。

漢方治療が有効な月経前症候群と更年期障害

とくに女性ホルモンの変化に影響を受け、自律神経系の失調症状が出やすいのが、月経前症候群と更年期障害だ。月経前症候群は月経前3～10日の間に続く精神的・身体的症状のことで、月経がくると症状は消失する。イライラ、のぼせ、乳房痛などの症状がある。

月経前のこの時期は、骨量を維持したり血管を強くしたりする女性ホルモン、卵胞ホルモン（エストロゲン）の分泌量が減り始め、ストレスに弱い時期。この時期に夜更かしをしたりストレスを受けたりすると、肝や心の調整機能が崩れる。また、この時期の不養生によって脾、肺、腎の働きが乱れる。

また、閉経する5年くらい前から卵胞ホルモンは急激に減少していく。このため、更年期（45～55歳、閉経をはさんだ前後の5年）にはのぼせやほてり、汗をかきやすい、動悸、冷え、不眠やイライラ、不安などの症状が出やすくなり、日常生活に支障が出たときは、更年期障害となる。

実は東洋医学的に診ると、こうした更年期障害の症状は月経前症候群の症状と同じなのである。月経前は体温が高くなる高温期にあたるため、熱が体内にこもりやすい時期である。一方更年期も、新陳代謝が悪くなって熱が体内にこもった状態にある。こうした状態の時に過食したり、睡眠不足だったりすると、さらに熱がこもり、症状が出やすくなるのだ。そのため、月経前や更年期は多飲、過食を避け、夜更かしをしない生活を送ることが大切だといえるのである。

急激な**ホルモン**の変化と**熱**によって不調が起こる

**月経周期と
エストロゲン分泌の変化**

月経開始直前から、エストロゲン（卵胞ホルモン）の分泌量が減り始める。さらに月経前は体温が高く、熱が体内にこもりやすいので、このタイミングでストレスを受けたり、多飲や過食をしたりすると、心身に不調が起きやすい。

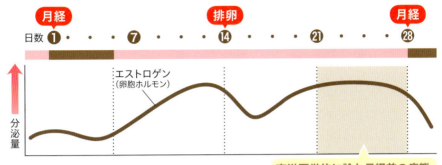

東洋医学的に診た月経前の病態
体温が高くなり、熱が体内にこもりやすい

**女性のライフサイクルと
エストロゲン分泌の変化**

月経直前と同様に、閉経前からエストロゲン（卵胞ホルモン）の分泌量が急激に減る。さらに熱が体内にこもりやすく、このタイミングでストレスを受けたり、年齢に合わせて食事の量を減らすなどしなかったりすると、心身に不調が起きやすい。

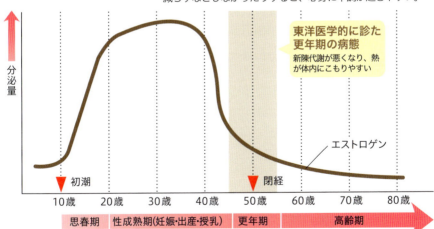

東洋医学的に診た更年期の病態
新陳代謝が悪くなり、熱が体内にこもりやすい

まとめ 女性ホルモンの変化による自律神経系の失調症状には、東洋医学の治療が役立つ

東洋医学による現代病治療

女性の病気と東洋医学 不妊・子宮の病気

主なキーワード 不妊 腎 子宮筋腫 子宮内膜症 子宮頸がん 子宮体がん 安胎薬

冷えだけではなく多飲や過食も不妊の原因に

女性の結婚年齢が高くなっていることなどから、不妊に悩む人が増え、不妊治療を受ける人が多くなっている。しかし、人工授精や体外受精などの西洋医学的な不妊治療は金銭的、精神的な面などでの負担が大きい上、治療を受けても必ずしも妊娠が成立するとは限らない。

東洋医学では不妊症を、体の中で生命力を作り出す腎の働きが低下したために熱が不足して体が冷え、気や血の流れが悪くなると捉える。このため、腎を温めることが治療の基本となる。

しかし近年は、逆に熱が体内にこもって不妊になる女性が増えている。

栄養を過剰に摂取したり夜更かしをしたりすると、体内に熱がこもり、血や津液が消耗されて不足した状態になる。すると月経周期が乱れ、悪化すると無月経になって妊娠しにくくなるのだ。不妊治療で使用する黄体ホルモン剤には、熱をもたらすものが多いため、熱がこもって不妊になっている女性がこうした不妊治療を受けても、悪循環になることがある。

このように不妊症には、さまざまな病態が関与していて、東洋医学ではその病態を改善することが主体となる。

また、最近は出産の高齢化などにより、子宮筋腫や子宮内膜症、子宮頸がん、子宮体がんといった子宮の病気が増加している。腫瘍のように形に現れた異常の場合は、東洋医学的な治療だけで消失させたり、小さくしたりすることは難しい。ただし、子宮筋腫や子宮内膜症によって引き起こされる症状を和らげる目的には、東洋医学的な治療が有効なことが多い。

妊娠中は漢方薬でも慎重に使用すべきものがある

西洋医学では、妊娠中の薬の服用による副作用が問題視され、妊婦は薬を極力避けるのが基本だ。その点漢方薬は安全な薬が多く、安胎薬といって妊娠中に起こる流産などの異常を予防する漢方薬さえある。ただし、妊娠4〜12週の時期は、漢方薬でも服用しないのが原則だ。また、芒硝などの下剤や、附子、牡丹皮、桃仁など、妊娠中は慎重に使用すべきとされている生薬もある。服用する際には必ず主治医に相談することが肝要だ。

東洋医学による治療は、漢方薬を使うものだけではないので、妊娠中で薬を使えなくても、養生法や経穴を刺激することなどによって、代替できる。

248

熱の過不足が不妊の原因に

東洋医学的に診た不妊の原因

熱が不足した状態

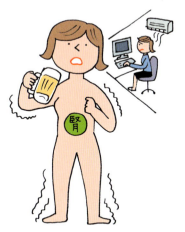

体を冷やすなどの原因で腎の働きが低下し、熱が不足して月経周期が乱れる。

熱が過剰になった状態

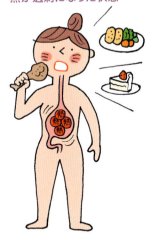

多飲、過食によって胃腸がオーバーワークになると、熱が過剰に発生し、月経周期が乱れる。

どちらも不妊の原因に

妊娠中は漢方薬の服用も注意が必要

妊娠中は慎重に使用するべき主な漢方薬

- 温経湯（うんけいとう）
- 乙字湯（おつじとう）
- 桂枝加朮附湯（けいしかじゅつぶとう）
- 桂枝茯苓丸（けいしぶくりょうがん）
- 真武湯（しんぶとう）
- 疎経活血湯（そけいかっけつとう）
- 大黄牡丹皮湯（だいおうぼたんぴとう）
- 大柴胡湯（だいさいことう）
- 桃核承気湯（とうかくじょうきとう）
- 八味丸（はちみがん）
- 防風通聖散（ぼうふうつうしょうさん）
- 麻黄附子細辛湯（まおうぶしさいしんとう）
- 麻子仁丸（ましにんがん）
- 六味丸（ろくみがん）

まとめ 不妊は腎の働きが低下して熱が不足したり、逆に過剰になったりして起きると考える

第6章 東洋医学による現代病治療　女性の病気と東洋医学　不妊・子宮の病気

さくいん

あ

- 足厥陰肝経（あしけついんかんけい） …… 172
- 足三里（あしさんり） …… 181
- 足少陰腎経（あししょういんじんけい） …… 170
- 足少陽胆経（あししょうようたんけい） …… 172
- 足太陰脾経（あしたいいんひけい） …… 168
- 足太陽膀胱経（あしたいようぼうこうけい） …… 170
- 足陽明胃経（あしようめいいけい） …… 168
- 阿是穴（あぜけつ） …… 176
- 圧迫法（あっぱくほう） …… 194、198
- アレルギー疾患（あれるぎーしっかん） …… 244
- 安神作用（あんしんさよう） …… 226
- 安胎薬（あんたいやく） …… 248
- 安中散（あんちゅうさん） …… 150
- 按摩（あんま） …… 10、192、194
- 安眠（あんみん） …… 179

い

- 胃（い） …… 64
- 以形補形（いけいほけい） …… 216
- 意守法（いしゅほう） …… 208
- 一念代万念（いちねんだいまんねん） …… 208
- 異病同治（いびょうどうち） …… 112
- 胃兪（いゆ） …… 179
- 色眼鏡をかける（いろめがねをかける） …… 70、72、84
- 陰虚（いんきょ） …… 34、38、128、144、220、242
- 陰経（いんけい） …… 166
- 陰証（いんしょう） …… 16、93
- 飲食不節（いんしょくふせつ） …… 104
- 茵蔯五苓散（いんちんごれいさん） …… 150
- 陰陽（いんよう） …… 16、88、90、93
- 淫羊藿（いんようかく） …… 130
- 陰陽論（いんようろん） …… 14、16、18
- 陰陵泉（いんりょうせん） …… 181

う

- 裏内庭（うらないてい） …… 181
- 運化作用（うんかさよう） …… 48、214
- 温経湯（うんけいとう） …… 150
- 運動法（うんどうほう） …… 194

え

- 翳風（えいふう） …… 177
- 液（えき） …… 22、32
- 衛気（えき） …… 56、140、244
- エキス剤（えきすざい） …… 114、116、118
- 益気昇提（えっきしょうてい） …… 26
- 越婢加朮湯（えっぴかじゅつとう） …… 150
- 延胡索（えんごさく） …… 156
- 円皮鍼（えんぴしん） …… 186

お

- 押圧操作（おうあつそうさ） …… 196
- 黄耆（おうぎ） …… 122、136、156
- 黄芩（おうごん） …… 124、156
- 黄柏（おうばく） …… 124、156
- 黄連（おうれん） …… 124、138、156
- 黄連解毒湯（おうれんげどくとう） …… 150
- 乙字湯（おつじとう） …… 150
- 温煦・気化作用（おんく・きかさよう） …… 24
- 遠志（おんじ） …… 138、156
- 温性（おんせい） …… 120、212
- 温補（おんぽ） …… 214
- 温陽薬（おんようやく） …… 124

か

- 火（か） …… 14、18、20
- 外関（がいかん） …… 180
- 外気功（がいきこう） …… 200、202
- 外邪（がいじゃ） …… 102、106
- 外邪が内邪を揺り動かす（がいじゃがないじゃをゆりうごかす） …… 106
- 艾葉（がいよう） …… 188
- 膈（かく） …… 80
- 膈兪（かくゆ） …… 179
- 臥式（がしき） …… 204
- 何首烏（かしゅう） …… 126、156
- 化生作用（かせいさよう） …… 24、48、214
- 活血（かっけつ） …… 30
- 活血作用（かっけつさよう） …… 216、218、226
- 活血薬（かっけつやく） …… 126
- 葛根（かっこん） …… 136、156
- 葛根湯（かっこんとう） …… 150
- 加味帰脾湯（かみきひとう） …… 150
- 加味逍遙散（かみしょうようさん） …… 142、150
- 肝（かん） …… 40、52、54、134、244
- 関（かん） …… 78
- 寒（かん） …… 106
- 甘（かん） …… 120
- 鹹（かん） …… 120
- 肝気鬱結（かんきうっけつ） …… 54
- 乾姜（かんきょう） …… 132
- 肝血虚（かんけっきょ） …… 54
- 間欠呼吸法（かんけつこきゅうほう） …… 206
- 関元（かんげん） …… 178
- 間使（かんし） …… 180
- 寒邪（かんじゃ） …… 102
- 寒証（かんしょう） …… 82、88、92
- 管鍼法（かんしんほう） …… 184、186
- 寒性（かんせい） …… 120、212
- 間接灸（かんせつきゅう） …… 188
- 甘草（かんぞう） …… 156
- 寒熱（かんねつ） …… 82、88、90、92、94
- 甘麦大棗湯（かんばくたいそうとう） …… 150
- 漢方薬（かんぽうやく） …… 10、114、116
- 甘味（かんみ） …… 212
- 鹹味（かんみ） …… 212
- 肝兪（かんゆ） …… 179

250

き

- 気（き） …………………… 22、24、26、30、122、244
- 喜（き） ………………………………………………… 104
- 気海（きかい） ………………………………………… 178
- 気陥（きかん） ………………………………………… 26
- 気逆（きぎゃく） ……………………………………… 26
- 気虚（ききょ） ……………………………………… 26、30
- 桔梗（ききょう） ………………………………… 136、156
- 奇経（きけい） ………………………………………… 173
- 奇経八脈（きけいはちみゃく） ……………… 164、173
- 奇穴（きけつ） …………………………………… 176、182
- 気功（きこう） ………………………………………… 200
- 気至（きし） …………………………………………… 186
- 枳実（きじつ） ………………………………………… 157
- 気滞（きたい） …………… 26、30、39、140、142、144、146、222
- 菊花（きっか） ………………………………………… 157
- 気場帯功式（きばたいこうしき） ………………… 202
- 期門（きもん） ………………………………………… 178
- 逆相克（ぎゃくそうこく） …………………………… 40
- 逆腹式呼吸法（ぎゃくふくしきこきゅうほう） … 206
- 灸（きゅう） ……………………………………… 10、188
- 芎帰調血飲（きゅうきちょうけついん） ………… 151
- 恐（きょう） …………………………………………… 104
- 驚（きょう） …………………………………………… 104
- 行気（ぎょうき） ……………………………………… 26
- 行気薬（ぎょうきやく） ………………………… 122、134
- 胸脇部（きょうきょうぶ） …………………………… 80
- 強擦法（きょうさつほう） …………………………… 198
- 胸式呼吸法（きょうしきこきゅうほう） ………… 206
- 杏仁（きょうにん） …………………………………… 157
- 行歩式（ぎょうほしき） ……………………………… 204
- 曲池（きょくち） ……………………………………… 180
- 曲手（きょくで） ……………………………………… 194
- 虚実（きょじつ） ………………… 82、88、90、93、94
- 虚証（きょしょう） …………………… 54、82、88、93

く

- 苦（く） ………………………………………………… 120
- 枸杞子（くこし） ………………………………… 130、157
- 苦味（くみ） …………………………………………… 212
- 九味檳榔湯（くみびんろうとう） …………………… 151
- 君薬（くんやく） ……………………………………… 114

け

- 荊芥（けいがい） ……………………………………… 157
- 荊芥連翹湯（けいがいれんぎょうとう） ………… 151
- 経穴（けいけつ） …………… 10、164、174、176、182、184、186、188
- 迎香（げいこう） ……………………………………… 177
- 軽擦法（けいさつほう） ………………………… 194、198
- 桂枝（けいし） ………………………………………… 157
- 桂枝加朮附湯（けいしかじゅつぶとう） ………… 151
- 桂枝湯（けいしとう） ………………………………… 151
- 桂枝茯苓丸（けいしぶくりょうがん） ………… 146、151
- 経脈（けいみゃく） …………………………………… 164
- 経絡（けいらく） …………… 10、164、174、184

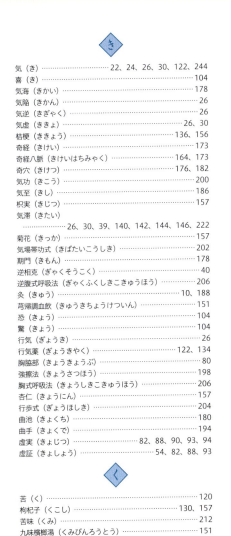

- 下関（げかん） ………………………………………… 177
- 解暑作用（げしょさよう） …………………………… 220
- 血（けつ） ………………………… 22、28、30、126、244
- 血圧点（けつあつてん） ……………………………… 179
- 血瘀（けつお） …………… 30、39、126、142、146、226
- 血海（けっかい） ……………………………………… 181
- 血虚（けっきょ） ………… 30、38、126、144、218
- 月経前症候群（げっけいまえしょうこうぐん） … 246
- 血熱（けつねつ） ……………………………………… 30
- 原穴（げんけつ） ……………………………………… 176
- 健康観（けんこうかん） ……………………………… 12
- 肩井（けんせい） ……………………………………… 179
- 健脾（けんぴ） ………………………………………… 214
- 健脾薬（けんぴやく） ………………………………… 132

こ

- 紅花（こうか） ………………………………………… 157
- 降気（こうき） ………………………………………… 26
- 候気（こうき） ………………………………………… 186
- 硬気功（こうきこう） ………………………………… 200
- 降気作用（こうきさよう） …………………………… 222
- 後谿（こうけい） ……………………………………… 180
- 合谷（ごうこく） ……………………………………… 180
- 孔最（こうさい） ……………………………………… 180
- 恒常性（こうじょうせい） …………………………… 12
- 香蘇散（こうそさん） …………………………… 140、151
- 叩打法（こうだほう） …………………………… 194、198
- 後天の気（こうてんのき） …………………………… 24
- 後天の精（こうてんのせい） ……………………… 44、216
- 後天の本（こうてんのほん） ………………………… 48
- 更年期障害（こうねんきしょうがい） …………… 246
- 口鼻式呼吸法（こうびしきこきゅうほう） ……… 206
- 香附子（こうぶし） ……………………………… 122、134
- 厚朴（こうぼく） ……………………………………… 157
- 牛黄（ごおう） ………………………………………… 138
- 五行（ごぎょう） ……………………………………… 18
- 五行学説（ごぎょうがくせつ） ……………… 14、18、20
- 五行色体表（ごぎょうしきたいひょう） …………… 20
- 牛膝（ごしつ） …………………………………… 130、157
- 呉茱萸（ごしゅゆ） ……………………………… 134、157
- 固摂作用（こせつさよう） …………………………… 24
- 五臓（ごぞう） …………………………………… 20、40
- 五味（ごみ） ……………………………………… 120、212
- 五味子（ごみし） ……………………………………… 138
- 五苓散（ごれいさん） ………………………………… 142
- 金（こん） ………………………………………… 14、18、20
- 崑崙（こんろん） ……………………………………… 181

さ

- 臍下部（さいかぶ） …………………………………… 80
- 柴胡（さいこ） …………………………………… 134、158
- 柴胡加竜骨牡蠣湯（さいこかりゅうこつぼれいとう） … 151
- 柴胡清肝湯（さいこせいかんとう） ………………… 151
- 臍上部（さいじょうぶ） ……………………………… 80
- 細辛（さいしん） ………………………… 124、136、158
- 臍傍部（さいぼうぶ） ………………………………… 80
- 坐式（ざしき） ………………………………………… 204
- 佐薬（さやく） ………………………………………… 114
- 酸（さん） ……………………………………………… 120

251

三陰交（さんいんこう）……………………181
山梔子（さんしし）……………………158
山茱萸（さんしゅゆ）………………130、158
三焦（さんしょう）……………………64
酸棗仁（さんそうにん）……………138、158
酸棗仁湯（さんそうにんとう）………………151
三多一少（さんたいっしょう）………………240
攅竹（さんちく）……………………177
三調（さんちょう）………………200、202
酸味（さんみ）……………………212
山薬（さんやく）……………………158

し

思（し）……………………104
指圧（しあつ）………………10、192、196
滋陰降火湯（じいんこうかとう）………144、152
滋陰薬（じいんやく）……………………128
地黄（じおう）………………128、158
止渇作用（しかつさよう）……………………220
四気（しき）………………120、212
子宮筋腫（しきゅうきんしゅ）………………248
子宮頸がん（しきゅうけいがん）………………248
子宮体がん（しきゅうたいがん）………………248
子宮内膜症（しきゅうないまくしょう）………248
支溝（しこう）……………………180
歯痕（しこん）……………………74
止瀉薬（ししゃやく）……………………132
滋潤作用（じじゅんさよう）………………28、32
四診（ししん）………………68、70、240
四診合参（ししんがっさん）……………………68
自然治癒力（しぜんちゆりょく）………………110
七情（しちじょう）……………………104
湿（しつ）………………34、106、128
湿邪（しつじゃ）……………………102
実証（じっしょう）………………54、82、88、93
湿痰（しつたん）………39、142、146、148、228
湿熱（しつねつ）……34、39、106、128、148、224
湿肥（しっぴ）……………………148
失眠（しつみん）……………………181
邪（じゃ）……………………140
邪気（じゃき）………………100、102、140、164
使薬（しやく）……………………114
尺（しゃく）……………………78
尺沢（しゃくたく）……………………180
芍薬（しゃくやく）……………………158
瀉下薬（しゃげやく）……………………132
邪正闘争（じゃせいとうそう）………………100
瀉法（しゃほう）……………………98
手陰経（しゅいんけい）……………………166
十全大補湯（じゅうぜんたいほとう）…144、152
揉捏法（じゅうねつほう）………………194、198
十味敗毒湯（じゅうみはいどくとう）………152
十四経穴（じゅうよんけいけつ）………………176
手技療法（しゅぎりょうほう）………………10、192
粛降（しゅくこう）……………………32、42
粛降作用（しゅくこうさよう）………………56
手経（しゅけい）……………………166
取穴（しゅけつ）……………………182
手掌圧（しゅしょうあつ）……………………196
主訴（しゅそ）………………70、84

手陽経（しゅようけい）……………………166
濡養作用（じゅようさよう）……………………32
証（しょう）………68、70、72、112、116
消渇病（しょうかつびょう）……………………240
承泣（しょうきゅう）……………………177
生姜（しょうきょう）……………………158
上下（じょうげ）……………………90
小柴胡湯（しょうさいことう）………………152
承山（しょうざん）……………………181
少商（しょうしょう）……………………180
昇清作用（しょうせいさよう）………48、50、214
小青竜湯（しょうせいりゅうとう）…………152
小腸（しょうちょう）……………………64
小麦（しょうばく）……………………158
消風散（しょうふうさん）……………………152
升麻（しょうま）……………………136
生薬（しょうやく）……………………114
消瘍作用（しょうようさよう）………………224
女膝（じょしつ）……………………181
暑邪（しょじゃ）……………………102
女性ホルモン（じょせいほるもん）…………246
自律神経系（じりつしんけいけい）…………246
津（しん）………………22、32
心（しん）………40、42、60、62、138
神（しん）……………………60
辛（しん）……………………120
腎（じん）………40、42、44、46、130、244、248
辛夷（しんい）……………………159
辛夷清肺湯（しんいせいはいとう）…………152
心陰（しんいん）………………62、138
腎陰（じんいん）………………32、42、46
心陰虚（しんいんきょ）……………………62
腎陰虚（じんいんきょ）……………………46
津液（しんえき）……22、32、34、42、128、242、244
心下部（しんかぶ）……………………80
鍼管（しんかん）……………………186
心気（しんき）………………62、138
心気虚（しんききょ）……………………62
鍼灸治療（しんきゅうちりょう）………………174
心血（しんけつ）……………………62
心血虚（しんけっきょ）……………………62
腎精（じんせい）………………28、44
振せん法（しんせんほう）………………194、198
参蘇飲（じんそいん）………………140、152
神秘湯（しんぴとう）……………………152
真武湯（しんぶとう）………………148、152
辛味（しんみ）……………………212
神明（しんめい）……………………60
神門（しんもん）……………………180
臣薬（しんやく）……………………114
心兪（しんゆ）……………………179
腎兪（じんゆ）……………………179
心陽（しんよう）……………………62
腎陽（じんよう）………………32、42、46
心陽虚（しんようきょ）……………………62
腎陽虚（じんようきょ）……38、46、140、142、148、216

す

水（すい）………………14、18、20
水穀の気（すいこくのき）………………28、214

水穀の精微（すいこくのせいび）……………28
随証加減（ずいしょうかげん）……………116
随息法（ずいそくほう）……………………208
推動作用（すいどうさよう）…………………24
数息法（すうそくほう）……………………208
寸（すん）……………………………………78

せ

精（せい）………………………………44、242
清営涼血（せいえいりょうけつ）……………30
清気（せいき）………………………………28
正気（せいき）………………100、102、164
正経十二経脈（せいけいじゅうにけいみゃく）
………………………………164、166、176
静功（せいこう）………………………202、204
清上防風湯（せいじょうぼうふうとう）……153
整体観（せいたいかん）…………………14、16
清熱（せいねつ）……………………………34
清熱作用（せいねつさよう）…………220、224
清熱薬（せいねつやく）……………………124
睛明（せいめい）……………………………177
舌下静脈（ぜっかじょうみゃく）……………74
石膏（せっこう）……………………………159
接触式（せっしょくしき）…………………202
切診（せっしん）……………………68、240
舌診（ぜっしん）………………………68、74
舌苔（ぜったい）……………………………74
川芎（せんきゅう）…………………126、159
潜呼吸法（せんこきゅうほう）……………206
宣散（せんさん）……………………………32
宣散作用（せんさんさよう）…………56、58
煎じ薬（せんじやく）…………………114、118
先天の気（せんてんのき）…………………24
先天の精（せんてんのせい）…………44、216
先天の本（せんてんのほん）…………42、46

そ

素因（そいん）………………………………100
燥（そう）……………………………………106
桑寄生（そうきせい）………………………130
壮筋骨薬（そうきんこつやく）……………130
蔵血作用（ぞうけつさよう）…………52、54
相克（そうこく）……………………………18
燥湿（そうしつ）……………………………90
燥湿作用（そうしつさよう）………………224
燥邪（そうじゃ）……………………………102
臓象学説（ぞうしょうがくせつ）……………40
相生（そうせい）……………………………18
燥痰作用（そうたんさよう）………………228
疏肝（そかん）………………………………98
疏肝薬（そかんやく）………………………134
足陰経（そくいんけい）……………………166
足経（そくけい）……………………………166
足陽経（そくようけい）……………………166
疎経活血湯（そけいかっけつとう）………153
疏泄作用（そせつさよう）……………52、54
蘇葉（そよう）………………………136、159
存想法（ぞんそうほう）……………………208

た

大黄（だいおう）……………126、132、159
太谿（たいけい）……………………………181
大建中湯（だいけんちゅうとう）…………153
大柴胡湯（だいさいことう）…………146、153
太衝（たいしょう）…………………………181
大棗（たいそう）……………………132、159
大腸（だいちょう）…………………………64
大椎（だいつい）……………………………179
太白（たいはく）……………………………181
大防風湯（だいぼうふうとう）……………153
多飲（たいん）………………………………240
沢瀉（たくしゃ）……………………128、159
多食（たしょく）……………………………240
多尿（たにょう）……………………………240
WHO［世界保健機構］（だぶるえいちおー）……174
胆（たん）……………………………………64
痰飲（たんいん）……………………………34

ち

治則（ちそく）………………………………98
中脘（ちゅうかん）…………………………178
中極（ちゅうきょく）………………………178
中取（ちゅうしゅ）…………………………78
中府（ちゅうふ）……………………………178
聴会（ちょうえ）……………………………177
調身（ちょうしん）…………………200、202、204
調心（ちょうしん）…………………200、202、208
調息（ちょうそく）…………………200、202、206
釣藤鈎（ちょうとうこう）……………134、159
釣藤散（ちょうとうさん）…………………153
直接灸（ちょくせつきゅう）………………188
猪苓（ちょれい）……………………………159
猪苓湯（ちょれいとう）……………………153
沈取（ちんしゅ）……………………………78
陳皮（ちんぴ）………………………122、159

つ

通便作用（つうべんさよう）…………226、228
通里（つうり）………………………………180

て

定喘（ていぜん）……………………………179
手厥陰心包経（てけついんしんぽうけい）……171
手三里（てさんり）…………………………180
手少陰心経（てしょういんしんけい）……169
手少陽三焦経（てしょうようさんしょうけい）……171
手太陰肺経（てたいいんはいけい）………167
手太陽小腸経（てたいようしょうちょうけい）……169
手陽明大腸経（てようめいだいちょうけい）……167
天枢（てんすう）……………………………178

と

土（ど）…………………………14、18、20
怒（ど）………………………………………104

導引按蹻（どういんあんきょう）⋯⋯⋯⋯⋯⋯ 194
桃核承気湯（とうかくじょうきとう）⋯⋯⋯⋯⋯ 153
当帰（とうき）⋯⋯⋯⋯⋯⋯⋯⋯⋯ 126、160
当帰飲子（とうきいんし）⋯⋯⋯⋯⋯⋯⋯⋯ 153
当帰四逆加呉茱萸生姜湯
　（とうきしぎゃくかごしゅゆしょうきょうとう）⋯⋯⋯ 153
当帰芍薬散（とうきしゃくやくさん）⋯⋯⋯ 142、154
統血作用（とうけつさよう）⋯⋯⋯ 24、48、50、214
動功（どうこう）⋯⋯⋯⋯⋯⋯⋯⋯ 202、204
糖尿病（とうにょうびょう）⋯⋯⋯⋯⋯⋯⋯ 242
桃仁（とうにん）⋯⋯⋯⋯⋯⋯⋯⋯⋯⋯ 160
同病異治（どうびょういち）⋯⋯⋯⋯⋯⋯⋯ 112
督脈（とくみゃく）⋯⋯⋯⋯⋯⋯⋯ 173、176
杜仲（とちゅう）⋯⋯⋯⋯⋯⋯⋯⋯⋯⋯ 160
得気（とっき）⋯⋯⋯⋯⋯⋯⋯⋯⋯⋯ 186

な

内外（ないがい）⋯⋯⋯⋯⋯⋯⋯⋯⋯⋯ 90
内関（ないかん）⋯⋯⋯⋯⋯⋯⋯⋯⋯⋯ 180
内気功（ないきこう）⋯⋯⋯⋯⋯⋯⋯ 200、202
内邪（ないじゃ）⋯⋯⋯⋯⋯⋯⋯⋯ 104、106
内庭（ないてい）⋯⋯⋯⋯⋯⋯⋯⋯⋯⋯ 181
軟気功（なんきこう）⋯⋯⋯⋯⋯⋯⋯⋯⋯ 200

に

二朮湯（にじゅつとう）⋯⋯⋯⋯⋯⋯⋯⋯ 146
入静（にゅうせい）⋯⋯⋯⋯⋯ 202、204、208
女神散（にょしんさん）⋯⋯⋯⋯⋯⋯⋯⋯ 154
人参（にんじん）⋯⋯⋯⋯⋯⋯ 122、132、160
人参湯（にんじんとう）⋯⋯⋯⋯⋯⋯⋯⋯ 154
人参養栄湯（にんじんようえいとう）⋯⋯⋯⋯ 154
任脈（にんみゃく）⋯⋯⋯⋯⋯⋯⋯ 173、176

ね

熱（ねつ）⋯⋯⋯⋯⋯⋯ 16、106、124、242
熱邪（ねつじゃ）⋯⋯⋯⋯⋯⋯⋯⋯⋯⋯ 102
熱証（ねっしょう）⋯⋯⋯⋯⋯⋯ 82、88、92
熱性（ねっせい）⋯⋯⋯⋯⋯⋯⋯⋯ 120、212
熱肥（ねっぴ）⋯⋯⋯⋯⋯⋯⋯⋯⋯⋯ 148

は

肺（はい）⋯⋯⋯⋯⋯ 40、42、56、58、136、244
肺陰虚（はいいんきょ）⋯⋯⋯⋯⋯⋯⋯⋯ 58
肺気虚（はいききょ）⋯⋯⋯⋯⋯⋯⋯⋯⋯ 58
肺兪（はいゆ）⋯⋯⋯⋯⋯⋯⋯⋯⋯⋯ 179
背兪穴（はいゆけつ）⋯⋯⋯⋯⋯⋯⋯⋯⋯ 176
白扁豆（はくへんず）⋯⋯⋯⋯⋯⋯⋯⋯⋯ 132
麦門冬（ばくもんどう）⋯⋯⋯⋯⋯⋯ 128、160
麦門冬湯（ばくもんどうとう）⋯⋯⋯⋯⋯⋯ 154
八味丸（はちみがん）⋯⋯⋯⋯⋯⋯⋯⋯⋯ 154
八味（地黄）丸（はちみ〔じおう〕がん）⋯⋯⋯ 142
薄荷（はっか）⋯⋯⋯⋯⋯⋯⋯⋯ 134、160
八綱（はっこう）⋯⋯⋯⋯⋯⋯⋯⋯⋯⋯ 88
八綱弁証（はっこうべんしょう）⋯⋯⋯⋯ 88、94
発散解表薬（はっさんげひょうやく）⋯⋯⋯⋯ 136
鍼（はり）⋯⋯⋯⋯⋯⋯⋯⋯⋯⋯ 10、184
半夏（はんげ）⋯⋯⋯⋯⋯⋯⋯⋯⋯⋯ 160

半夏厚朴湯（はんげこうぼくとう）⋯⋯⋯⋯⋯ 154
半夏瀉心湯（はんげしゃしんとう）⋯⋯⋯⋯⋯ 154
半夏白朮天麻湯（はんげびゃくじゅつてんまとう）⋯⋯⋯ 154
反証（はんしょう）⋯⋯⋯⋯⋯⋯⋯⋯⋯⋯ 70
胖大（はんだい）⋯⋯⋯⋯⋯⋯⋯⋯⋯⋯ 74
半表半裏（はんひょうはんり）⋯⋯⋯⋯⋯⋯ 90

ひ

脾（ひ）⋯⋯⋯⋯⋯ 40、48、50、132、242、244
悲（ひ）⋯⋯⋯⋯⋯⋯⋯⋯⋯⋯⋯⋯ 104
脾気虚（ひききょ）⋯⋯⋯⋯⋯⋯⋯⋯⋯⋯ 50
脾気下陥（ひきげかん）⋯⋯⋯⋯⋯⋯⋯⋯ 50
脾虚（ひきょ）⋯⋯⋯⋯⋯ 38、140、144、214、242
非接触式（ひせっしょくしき）⋯⋯⋯⋯⋯⋯ 202
脾不統血（ひふとうけつ）⋯⋯⋯⋯⋯⋯⋯⋯ 50
百会（ひゃくえ）⋯⋯⋯⋯⋯⋯⋯⋯ 177、179
白朮（びゃくじゅつ）⋯⋯⋯⋯⋯⋯⋯ 122、160
百労（ひゃくろう）⋯⋯⋯⋯⋯⋯⋯⋯⋯ 179
脾兪（ひゆ）⋯⋯⋯⋯⋯⋯⋯⋯⋯⋯⋯ 179
病因（びょういん）⋯⋯⋯⋯⋯⋯⋯⋯⋯ 100
脾陽虚（ひようきょ）⋯⋯⋯⋯⋯⋯⋯⋯⋯ 50
表証（ひょうしょう）⋯⋯⋯⋯⋯⋯⋯ 88、92
標証（ひょうしょう）⋯⋯⋯⋯⋯⋯⋯⋯⋯ 96
標治（ひょうち）⋯⋯⋯⋯⋯⋯⋯ 96、98、112
標本同治（ひょうほんどうち）⋯⋯⋯⋯⋯⋯ 96
病脈（びょうみゃく）⋯⋯⋯⋯⋯⋯⋯⋯⋯ 78
表裏（ひょうり）⋯⋯⋯⋯ 64、88、90、92、94
檳榔子（びんろうじ）⋯⋯⋯⋯⋯⋯⋯⋯⋯ 160

ふ

風（ふう）⋯⋯⋯⋯⋯⋯⋯⋯⋯⋯⋯⋯ 106
風寒塞肺（ふうかんそくはい）⋯⋯⋯⋯⋯⋯ 58
風邪（ふうじゃ）⋯⋯⋯⋯⋯⋯⋯⋯⋯⋯ 102
風池（ふうち）⋯⋯⋯⋯⋯⋯⋯⋯⋯⋯⋯ 177
風熱閉肺（ふうねつへいはい）⋯⋯⋯⋯⋯⋯ 58
風門（ふうもん）⋯⋯⋯⋯⋯⋯⋯⋯⋯⋯ 179
腹式呼吸法（ふくしきこきゅうほう）⋯⋯⋯⋯ 206
腹診（ふくしん）⋯⋯⋯⋯⋯⋯⋯ 68、76、80
復溜（ふくりゅう）⋯⋯⋯⋯⋯⋯⋯⋯⋯ 181
茯苓（ぶくりょう）⋯⋯⋯⋯⋯⋯⋯ 128、160
附子（ぶし）⋯⋯⋯⋯⋯⋯⋯ 124、130、161
浮取（ふしゅ）⋯⋯⋯⋯⋯⋯⋯⋯⋯⋯⋯ 78
不妊（ふにん）⋯⋯⋯⋯⋯⋯⋯⋯⋯⋯⋯ 248
聞診（ぶんしん）⋯⋯⋯⋯⋯⋯⋯⋯ 68、82

へ

平性（へいせい）⋯⋯⋯⋯⋯⋯⋯⋯ 120、212
平脈（へいみゃく）⋯⋯⋯⋯⋯⋯⋯⋯⋯⋯ 78
弁証（べんしょう）⋯⋯⋯⋯⋯⋯ 68、70、84
変動性（へんどうせい）⋯⋯⋯⋯⋯⋯⋯⋯ 12

ほ

補陰（ほいん）⋯⋯⋯⋯⋯⋯⋯⋯⋯ 34、98
補陰作用（ほいんさよう）⋯⋯⋯⋯⋯⋯⋯ 220
防已（ぼうい）⋯⋯⋯⋯⋯⋯⋯⋯⋯⋯⋯ 161
防已黄耆湯（ぼういおうぎとう）⋯⋯⋯⋯ 148、154
防衛作用（ぼうえいさよう）⋯⋯⋯⋯⋯⋯⋯ 24

膀胱（ぼうこう）‥‥‥‥‥‥‥‥‥‥ 64
方剤（ほうざい）‥‥‥‥‥‥‥‥‥ 114
芒硝（ぼうしょう）‥‥‥‥‥‥‥‥ 132
望診（ぼうしん）‥‥‥‥ 68、72、74、76、240
防風通聖散（ぼうふうつうしょうさん）‥‥‥ 148、155
補気（ほき）‥‥‥‥‥‥‥‥‥ 26、98
補気作用（ほきさよう）‥‥‥‥‥‥ 226
補気薬（ほきやく）‥‥‥‥‥‥‥‥ 122
募穴（ぼけつ）‥‥‥‥‥‥‥‥‥‥ 176
補血作用（ほけつさよう）‥‥‥‥ 218、226
母指圧（ぼしあつ）‥‥‥‥‥‥‥‥ 196
補瀉（ほしゃ）‥‥‥‥‥‥‥‥‥‥ 186
補腎陰薬（ほじんいんやく）‥‥‥‥ 130
補腎陽薬（ほじんようやく）‥‥‥‥ 130
牡丹皮（ぼたんぴ）‥‥‥‥‥‥ 126、161
補中益気湯（ほちゅうえっきとう）‥‥ 144、155
補肺薬（ほはいやく）‥‥‥‥‥‥‥ 136
補法（ほほう）‥‥‥‥‥‥‥‥‥‥ 98
牡蠣（ぼれい）‥‥‥‥‥‥‥‥‥‥ 161
本証（ほんしょう）‥‥‥‥‥‥‥‥ 96
本治（ほんち）‥‥‥‥‥‥‥ 96、98、112

ま

麻黄（まおう）‥‥‥‥‥‥‥‥ 136、161
麻黄湯（まおうとう）‥‥‥‥‥‥‥ 155
麻黄附子細辛湯（まおうぶしさいしんとう）‥‥‥ 140、155
麻杏甘石湯（まきょうかんせきとう）‥‥‥ 155
麻子仁（ましにん）‥‥‥‥‥‥‥‥ 161
マッサージ（まっさーじ）‥‥‥‥ 192、198

み

未病（みびょう）‥‥‥‥‥‥‥ 110、240
脈位（みゃくい）‥‥‥‥‥‥‥‥‥ 78
脈形（みゃくけい）‥‥‥‥‥‥‥‥ 78
脈診（みゃくしん）‥‥‥‥‥ 68、76、78
脈律（みゃくりつ）‥‥‥‥‥‥‥‥ 78

め

命門（めいもん）‥‥‥‥‥‥‥‥‥ 179
免疫機能（めんえききのう）‥‥‥‥ 56

も

木（もく）‥‥‥‥‥‥‥‥‥ 14、18、20
もぐさ（もぐさ）‥‥‥‥‥‥‥‥‥ 188
木香（もっこう）‥‥‥‥‥‥‥‥‥ 134
問診（もんしん）‥‥‥‥ 68、84、106、240

や

薬膳（やくぜん）‥‥‥‥‥‥‥ 10、212

ゆ

憂（ゆう）‥‥‥‥‥‥‥‥‥‥‥‥ 104
誘因（ゆういん）‥‥‥‥‥‥‥‥‥ 100
湧泉（ゆうせん）‥‥‥‥‥‥‥‥‥ 181

よ

養営作用（ようえいさよう）‥‥‥‥ 28
陽経（ようけい）‥‥‥‥‥‥‥‥‥ 166
養血（ようけつ）‥‥‥‥‥‥‥ 30、98
養血薬（ようけつやく）‥‥‥‥‥‥ 126
陽証（ようしょう）‥‥‥‥‥‥ 16、93
養生法（ようじょうほう）‥‥‥‥‥ 10
養心（ようしん）‥‥‥‥‥‥‥‥‥ 98
腰腿点（ようたいてん）‥‥‥‥‥‥ 180
陽陵泉（ようりょうせん）‥‥‥‥‥ 181
薏苡仁（よくいにん）‥‥‥‥‥‥‥ 161
抑肝散加陳皮半夏（よくかんさんかちんぴはんげ）
‥‥‥‥‥‥‥‥‥‥‥‥‥ 144、155

ら

落枕（らくちん）‥‥‥‥‥‥‥‥‥ 180
絡脈（らくみゃく）‥‥‥‥‥‥‥‥ 164
卵胞ホルモン（らんぽうほるもん）‥‥ 246

り

理気（りき）‥‥‥‥‥‥‥‥‥ 26、98
理気作用（りきさよう）‥‥‥‥‥‥ 222
理気薬（りきやく）‥‥‥‥‥‥‥‥ 122
六淫（りくいん）‥‥‥‥‥‥‥‥‥ 102
利湿（りしつ）‥‥‥‥‥‥‥‥‥‥ 34
利湿薬（りしつやく）‥‥‥‥‥‥‥ 128
裏証（りしょう）‥‥‥‥‥‥‥ 88、92
利水（りすい）‥‥‥‥‥‥‥‥‥‥ 214
利水作用（りすいさよう）
‥‥‥‥ 216、220、222、224、226、228
六君子湯（りっくんしとう）‥‥‥‥ 155
立式（りっしき）‥‥‥‥‥‥‥‥‥ 204
竜眼肉（りゅうがんにく）‥‥‥‥‥ 138
竜骨（りゅうこつ）‥‥‥‥‥‥ 138、161
竜胆（りゅうたん）‥‥‥‥‥‥‥‥ 161
竜胆瀉肝湯（りゅうたんしゃかんとう）‥‥ 155
苓桂朮甘湯（りょうけいじゅつかんとう）‥‥ 155
涼血作用（りょうけつさよう）‥‥‥ 220
涼性（りょうせい）‥‥‥‥‥‥ 120、212

る

羸痩（るいそう）‥‥‥‥‥‥‥‥‥ 74

れ

列欠（れっけつ）‥‥‥‥‥‥‥‥‥ 180
裂紋（れつもん）‥‥‥‥‥‥‥‥‥ 74
連翹（れんぎょう）‥‥‥‥‥‥‥‥ 161
練功（れんこう）‥‥‥‥‥‥‥‥‥ 202
蓮子（れんし）‥‥‥‥‥‥‥‥‥‥ 132

ろ

労逸過度（ろういつかど）‥‥‥‥‥ 104
六味丸（ろくみがん）‥‥‥‥‥‥‥ 155
六腑（ろっぷ）‥‥‥‥‥‥‥‥ 20、64

255

監修者 **仙頭正四郎**（せんとう せいしろう）

医師・医学博士。仙頭クリニック院長。東京医科歯科大学医学部卒、同大学院修了。同大医学部非常勤講師や臨床准教授なども担当。中医学的な発想を活かして、一人ひとりに適した最善の治療法を工夫している。日本東洋医学会漢方専門医。著書に『読体術 体質判別・養生編』（農文協）、『標準東洋医学』（金原出版）など。

監修協力	**瀬尾港二**［せお こうじ］（「経穴・鍼灸・手技療法」監修）
	はり師、きゅう師、按摩マッサージ指圧師。アキュサリュート高輪院長。
	羽根善弘［はね よしひろ］（「気功」監修）
	療術師。小石川整体・気功院院長。
	中村きよみ［なかむら きよみ］（「薬膳」監修）
	国際中医薬膳師。日本中医食養学会最高顧問。中村薬膳研究会、中村きよみ薬膳教室主宰。
	山本淑子［やまもと よしこ］（「中医学とアロマテラピー」監修）
	AEAJ認定アロマテラピープロフェッショナル。山本淑子ハーブ・アロマアカデミー校長。
	頼 建守［らい けんしゅ］（「女性の病気と東洋医学」監修）
	産婦人科医師。新宿海上ビル診療所副院長・つるかめ漢方センター所長。
	仲山真由美［なかやま まゆみ］
	中医学美容研究家。はり師、きゅう師、按摩マッサージ指圧師。漢方アロマ「ファンソンファン」主宰。
	岡崎昌典［おかざき まさのり］
	はり師、きゅう師。東京医療専門学校鍼灸科講師。キネシオテーピング協会関東支部指導員。

イラスト	江口修平、BACK BONE WORKS、シュクヤフミコ、吉田たつちか
写真協力	栃本天海堂、Getty Images
デザイン・DTP	村口敬太 菅沼祥平（スタジオダンク）
執筆協力	石井典子、郡 麻江、中寺暁子、名取裕美、山内リカ、湊屋一子
webコンテンツ制作協力	いいな（iiner.com）
編集協力	コランヴァ

※本書は、当社ロングセラー『カラー図解 東洋医学 基本としくみ』（2011年7月発行）を再編集し、書名・価格等を変更したものです。

最新 カラー図解 東洋医学 基本としくみ

監修者	仙頭正四郎
発行者	若松和紀
発行所	**株式会社 西東社**
	〒113-0034　東京都文京区湯島2-3-13
	https://www.seitosha.co.jp/
	電話　03-5800-3120（代）
	※本書に記載のない内容のご質問や著者等の連絡先につきましては、お答えできかねます。

落丁・乱丁本は、小社「営業」宛にご送付ください。送料小社負担にてお取り替えいたします。
本書の内容の一部あるいは全部を無断で複製（コピー・データファイル化すること）、転載（ウェブサイト・ブログ等の電子メディアも含む）することは、法律で認められた場合を除き、著作者及び出版社の権利を侵害することになります。代行業者等の第三者に依頼して本書を電子データ化することも認められておりません。

ISBN 978-4-7916-2662-5